보행 운동학

근막 효율성과 움직임

김 명 준 외 옮김

Born to Walk

Myofascial Efficiency and the Body in Movement

James Earls

lotus publishing
Chichester, England

North Atlantic Books
Berkeley, California

영 문 출 판 사

■ **옮긴이** (가나다 순)

김명준 경동대학교 물리치료학과 교수
김항진 MPI 모던필라테스 대표
김혜진 동덕여자대학교 모델과 교수
김효철 원광디지털대학교 한방미용예술학과 교수
남종철 한국보건운동협회 회장, N트레이닝센터 소장
배웅열 소메틱필라테스협회 대표이사
성기석 경희대학교 체육대학원 겸임교수
성학수 Hoospine Center, CEO/Somapilates Academy Instructor
장완성 서울시 걷기연맹 교육분과 위원장
최운호 선린대학교 물리치료과 외래교수
송홍화 (宋洪花) 료녕성장애인재활병원 정형재활통증센터 과장
송철 (宋哲) 중국료녕중의대학 현대재활병원센터 과장

Born to Walk Myofascial Efficiency and the Body in Movement
by JAMES EARLS

Translation and adaptation of first English language edition

「보행 운동학」은 다양한 과학, 사회 예술분야를 연결하는 교육과 문화적 전망을 개발할 목적으로 설립된 비영리교육법인인 토착예술 (Native Arts)과 과학연구학회의 후원을 받아 심신과 자연의 관련한 문헌을 출판하여 배포한다.

보행 운동학

2017년 2월 24일 초판인쇄
2017년 3월 10일 초판발행

지은이 : JAMES EARLS
옮긴이 : 김 명 준 외
발행인 : 박 병 조
발행처 : 도서출판 영문출판사
등 록 : 1987년 12월 21일 제2-419호
주 소 : 서울시 강남구 삼성동 69-1
전 화 : (02) 514-5590, 776-5590
팩 스 : (02) 756-8943
홈페이지 : www.ymsbook.net
E-mail : yeongmunsa@empal.com
정 가 : 30,000원
ISBN 978-89-7224-400-4 93510

※ 파본은 교환해 드립니다.

목차

서문

독자들에게 명쾌한 발상을 소개한다는 것은 무한한 즐거움이다. James Earls은 사려깊은 발상가이다; 그가 자신의 관점을 걷기에 두었을 때, 그 결과물은 당연히 읽어보고 이해할만한 가치가 있다. 이것은 본 투 워크의 진실이며, 여기에서 그의 풍부한 상상력의, 그럼에도 너무도 현실적인 치료방법으로 인간의 발바닥걸음 자세와 두발걷기에 설명되어졌다.

1997년에 처음 출간된 해부학적 연결선의 착상이 이렇게도 상상력인 풍부한 작업으로 이어지며 확장한 것을 보게 됨은 당연히 내게 무한한 개인적인 즐거움이다. 해부학적 연결선이란 근육근막의 연결선을 걷기의 그 역동성(그것이 본래 임상치료에서 받았듯이 자세의 보상적인 패턴 이상의) 으로 엮어냄은 해부학적 연결선 모델에 대한 흥미로운 새로운 방향설정이다.

우리는 두 가지의 중대한 전환점에 도달한 역동적인 시대를 살고 있다. 하나는 "구식"해부학 – 우리가 그것을 Vesalius 이래로 이해하고 있듯이 근골격계의 압축적인 해부학 –과 해부학적 연결선 모델, 프랙탈 수학, 체계이론 그리고 근육근막의 힘 전달에 대한 최근 연구의 주제에 의하여 의미한, 보다 "전체론적인" 관점 사이에서의 그 역동성이다. 해부학적 연결선에서의 시도이며 분명하게 이 책의 시도이기도 한 것은 이러한 두 극단을 구부려서 결국 그것들이 만나도록 만드는 것이다.

"미립자"해부학 – "이러한 근육은 이는곳에서 닿는곳으로 진행하며 그러므로 이러한 일련의 작용을 시행한다" –은 일상의 조화로운 움직임 중 어떤 일이 생기고 있는가를 설명함에 확실하게 부적합하다. 다른 한편으로, 전체론적인 전제 – "모든 것은 다른 모든 것과 연결된다" –는 진실인 한편 모든 것이 가능한 공허의 세상으로 그 질문자를 끌고간다. 그러면 우리는 어떻게 전략을 세워야하는가? 우리는 어디로 가야할지 그리고 한 가지를 완수했을 때 다음에는 무엇을 할 것인가 어떻게 결정할 것인가?

"부분적" 관점과 전체론적 관점은 반드시 결합되어야 하며, *보행운동학* 이 비록 그 두 가지의 웨딩마치에 이르지 못할지라도, 최소한 약혼식으로 이끌고 간다. 물리치료사들은 이 책에서 상세한 의미로 깊이 파고들어가야 하며, 오작동의 부위를 알아보기 위한 검사들을 감별하는 많은 내용을 보게 될 것이며, 그 모델은 고전적인 보행의 이론 위에서 만들어졌다. 전체론적인 치료사도 비슷하게 동작에서 전체 사람을 살펴보고, 평가하며 치료하는 그 방법에 대한 실질적인 조언과 함께 "모든 것이 연결된" 비유에서 채워야 할 많은 내용을 찾게 될 것이다.

21세기의 이러한 이른 시기에 우리 앞에 놓여있는 그 두 번째의 전환점은 우리가 우리의 휴대전화 문자작성에 빠진 젊은이와, 우리의 좌식생활 노동자 그리고 우리의 쇠약한 노인들에게서 보는 육체적 소외감과 "감각－운동의 기억상실"의 증가하는 상태이다. 분명하게, 우리는 단지 도시거주자 이상을 포함하는 집단인 우리의 도시화된 대중들에게 "KQ"(운동학적 지능 [Kinesthetic Intelligence], 움직임 사용능력)에 대한 통합된 접근법을 필요로 한다. 나는 미국의 교외지역에서, 사랑이 넘치는 육백여명의 영혼들의 작은 읍에 살고 있지만, 나 역시 여전히 "도시화된" 삶의 방식을 살고 있다.

현재의 그리고 다가올 세대를 교육하는 것과 별개로, 우리는 우리의 직업적인 동업자들을 교육할 필요도 있다. "공간 의학"－ 그 사람을 변화시키기 위해서 몸의 자세나 움직임을 변화시키는 것 －의 새롭게 부상하는 분야는 정형적인 의사들, 물리요법사들, 물리치료사들, 정골의사들, 카이로프랙터들, 퍼스널 트레이너, 필라테스 그리고 요가 강사들, 모든 종류의 신체 치료사와 도수치료사들, 그리고 알렉산더 치료법 강사와 펠덴크라이즈 임상가와 같은 육체적 교육자들을 함께 모으게 될 것이다. 나의 경험을 통해서, 우리들 각각은 모든 이러한 치료방식으로부터 배워야 할 내용이 존재하며, 각각의 분야도 전체 분야에 제공해야 할 그 어떤 것을 보유하며, 개별적인 분리된 학파들도 그 분야의 다른 학파들로부터 배워야 할 많은 것을 갖는다.

다음 세대를 넘어서, 모든 이러한 연약한 "싹"은 한 사람의 개인적인 상황이 어떠한가에 관계없이, 결국 인류학적 발달, 생체역학, 물리적 교육, 재활치료 그리고 기능적인 신체를 증진시킬 기술의 존속 등의 강력하고 포괄적인 이론으로 합쳐질 것이다. 우리가 산업혁명의 자취를 넘어서 전자시대의 입구에 들어가면서, 우리 아이들은 자연과의 연결이 줄어들고 "가상현실"이 점점 덜 가상적이며 좀 더 만져질 수 있는 실체가 되어가므로, 다른 접근방식에서의 가치를 이해하려고 다가가려는, 그리고 그 결과를 웅장한 이론으로 적용하려는 이러한 노력은 점점 더 큰 중요성을 갖게 될 것이다.

*보행 운동학*은 이러한 여정의 중요한 발걸음이며, 실제적이며 환상적인, 과학적이며, 시적인 바탕을 갖추며 고양시키는, 두 가지 모두가 존재하는 의미에서 인간보행의 독창성을 이해하기 위한 전체론적인 그리고 고전적인 관점을 함께 모아준다.

나는 당신이 손에 쥐고 있는 이 책을 즐겁게 읽었으며, 여러분들 역시 그러리라 기대한다.

Thomas Myers
Maine 주, Clarks Cove에서
2013년 11월 11일

역자 서문

인간이 걸을 수 있는 것을 두고 기적에 비유하는 사람도 있다.

물론 4발로 걷는 안정성과 효율성에 대한 이야기는 말하나 마나이다. 하지만 인간이 두 발로 걷는 순간, 손의 자유로움이라는 축복이 생겼고 그 손으로 인류의 진화와 발달은 급진전 되었다. 그래서 의학자와 과학자들은 어떻게 인간이 걸을 수 있는가 하고 연구를 하기 시작했다. 걷기를 연구할수록 시스템의 복잡성과 놀라움으로 감탄을 하였다. 이러한 집요한 의학적 발전과 과학의 발전이 일어서지도 못하던 사람을 세우고 또 걷게 하고 있다. 이제 21세기의 과학은 제 4차 산업으로 그 끝이 어딘지 모르게 치닫고 있다. 인간의 마지막 진화라고 말하고 있는 4차 산업을 지금 우리가 상상이라도 가능한 것일까?

이 책은 인간보행의 독창성을 이해하기 위한 고전적, 전반적 이해와 더불어 의과학적 개념의 총체를 다루고 있다고 볼 수 있다. 변화된 몸을 자세나 움직임을 통화여 변화시키는데 관련된 정형외과의, 물리치료사, 정골의사, 카이로프랙터, 퍼스널트레이너, 필라테스 그리고 요가 등 모든 임상가의 교육에 필요한 포괄적인 개념을 다루고 있다고 볼 수 있다. 두 다리로 걷는 것은 엄청난 조절과 균형이 필요하다. 더구나 걷기는 오직 한 발로만 접촉하고, 체중 이동과 추진력을 불안정한 구조물의 평형으로 일관성을 유지해야만 한다. 인간은 이러한 문제를 선천적으로 해부학적 시스템으로 구조화 하고 있으며, 신체의 신경-근육-근막-골격-전정계의 시스템을 시시 각각 분석하므로써 협동작용을 하고 있다. 이 사이를 넘나들고 있는 근막이란 요소는 최근 많은 관심과 그 역학에 대하여 새로운 궁금증이 높아지고 있다. 바로 걷도록 만들어진 인간의 능력에 대한 내용이 고전적 개념으로부터 과학적 개념으로 쓰여져 있다.

역학적 사슬을 형성하는 골격과 관절 그리고 근육, 이 사이를 물과 같이 유동적인 근막의 연속성 존재를 설명하고 그 기능의 효율에 집중하고 있다.

독자 여러분도 이렇게 걷기의 총체적인 존재를 궁금해 할 것이다.

이 책을 통해서 인간의 몸을 이해하고 올바른 걷기 습관을 갖는데 도움이 되길 바랍니다.

대표 역자 김 명 준 (경동대학교 물리치료학과 교수)

개요

인간은 세상의 모범이다
— Leonardo da Vinci c. 1480

인간의 신체비율에 대한 Leonardo da Vinci의 한 눈에 알 수 있는 스케치인 "Vitruvian Man은 건축설계와 해부학 사이의 연관성을 보여주는 강력한 상징이며 수 세기에 걸쳐서 예술가와 건축가들을 위한 영감의 발원이었다(**그림 0.1**). 여전히 그것은 지난 3,700년에 걸친 해부학연구에서, 우리의 한계에 대한 이유의 가장 명료한 표현의 한 가지이기도 하다.

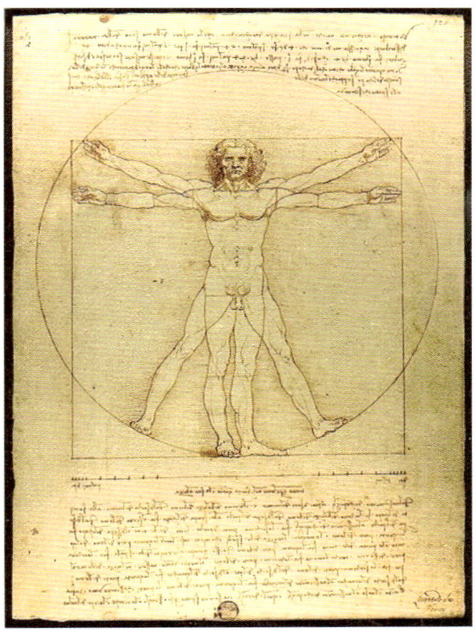

그림 0.1
1487년 Leonardo da Vinci에 의한 "Vitruvian Man"
수록된 글자와 함께, 이것은 이상적인 인간의 비율을 개략적으로 보여주며 때로는 "비율의 표준" 또는 "인간의 비율"로도 언급된다.

아무튼, 우리는 Leonardo를 진심으로 비난할 수 없다. 그 상징은 우리가 그 이상을 알 수 없는 인간 역사의 시기에 그려진 것이다. 사실 이 스케치는 아마도 르네상스 시대의 동 시대적 사고의 전형이었을 것이다. Da Vinci는 Vitruvius에 의하여 묘사된 것처럼 인간 해부학, 신, 그리고 우주 사이의 구체적인 그리고 가시적인 이상적인 연관성을 만들었다.

대략 BC 20년 경의 저술에서, Vitruvius는 포위된 로마제국을 재설계하도록, 재구성하도록 그리고 다시 소생시키도록 황제인 Augustus에 의하여 임명되었다. Vitruvius는 도시와 건물들의 설계를 위한 새로운 형식을 확립하길 원했고, Augustus는 일종의 "집대성", 말 그대로 "제국의 대부분"의 재편성을 포괄할 다수의 작품을 원했다. Vitruvius의 De architectura libri decum(건축학의 열권의 책: 건축십서)는 그 결과물이었다. 이것은 건축가의 역할과 소망을 요약한 첫 번째 작품이었으며, 건축학의 많은 필수적인 요소를 정의한 것으로 간주되었다.

Vitruvius의 기본적인 견해는 생물학에서 "자연의 힘이 건축가로서 작용했다"는 것이었으며: 자연의 보편적인 법칙은 인간해부학을 만들었으며 그러므로 우리 몸의 설계 내부에서 우리는 대우주의 지도를 보유했다. 인체는 말 그대로 minor mundus 즉, "작은 세상"이며, 그럼에 의하여 우주를 반영한다. 그 의미는 건축가가 건축학적 설계와 창조에 대하여 인간 설계의 지혜와 비율을 반드시 적용해야 한다는 것이었다: "어떤 사원도 그것이 올바른-모양의 인간 한 사람에 연관된 원리에 정확하게 일치하지 않는다면, 대칭성과 비율이 없이 일관성있게 함께 놓일 수 없을 것이다."

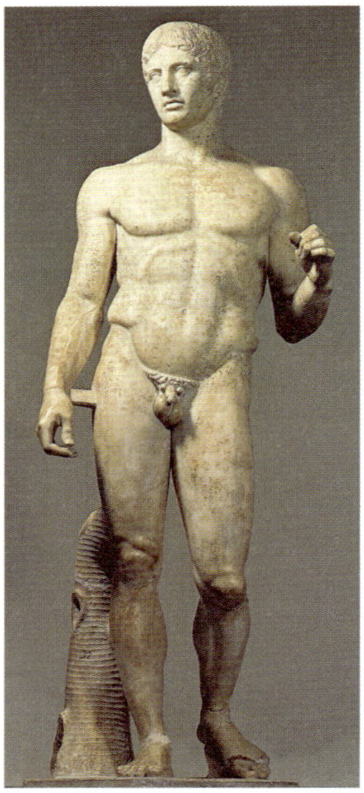

그림 0.2 그리스 조각가 Polykleitos에 의한 창을 든 사람의 조각상은 본래 BC 450-400년경에 만들어졌다. Vitruvius에 의한 그리고 결국 da Vinci에 의한 것과 함께, 이 조각상은 인간의 이상적인 비례의 모범으로서 600년 이후에 엄청난 영향력을 갖은 의사인 Galen을 포함해서, 많은 사람들에 의하여 참조되었다.

Vitruvian Man을 그릴 때, da Vinci는 자신의 기술적인 그리고 건축학적인 역량과 함께, 자기의 해부학의 완벽함과 신에 대한 이해를 드러내길 원했다. 원과 사각형 안에서 인간 형태를 대표함으로, 그는 신과 인체의 세속적인 연관성을 보여주고 있었으며, 원의 약간 위쪽으로 이동은 배꼽이 생리학적인 중심과 함께 기하학적인 중심이 되는 것을 허용한다. 문제는 그가 그 당시의 도구를 사용했다는 것이다: 한 세트의 T-자와 콤파스. 그렇게 함으로 Leonardo는 아마도 15세기 건축학의 도구와 방법과 연관이 있을 해부학의 기하학적인 완벽함을 만들어냄에 의하여, 현대세계에서 해부학적 오해의 초석을 깔았다.

건축학에 대한 모델로서 인간신체의 사용은 수 세기 동안 이어졌다. 인체는 건축학에 영감을 주도록 사용되었고, 그 반대로도 역시 적용되었고, 벽돌과 모르타르의 착상과 건축학으로 해부학의 이해를 구축하도록 사용되고 있다. 여기에서 우리의 전통적인 해부학 분석에서의 문제가 놓여있다.

우리는 자연적으로 벽돌 위에 다른 벽돌을 쌓아감의 진행과정을 이해하며—우리 대부분은 우리가 처음으로 앉고 블록으로 놀이를 시작한 이래로 그 시도를 이어왔다. 그것은 세상에 대한 우리의 첫 번째 학습된 불변성의 하나이다: 중력, 관성 그리고 균형 사이에서 연관성. 우리가 건축학에 정보를 제공하도록 인체를 사용했던 것처럼, 수 세기에 걸쳐서 우리는 건축학에 대한 우리의 이해를 인체에 대한 우리의 실험에 정보를 제공하도록 사용해왔다. 우리는 서로에게 정보를 제공하는 한가지 훈련으로 상호 영향의 관계를 이어왔다.

많은 해부학 책들은 여전히 인간 형태를 추상화하도록 블록형태의 이미지를 사용한다. 이것은 그 고안자인 Dr. Ida Rolf에 의하여 채용된 후, 여전히 우리 자신의 전문분야인 구조적 통합치료 내에서도 인기 있는 묘사방법이다. 공학의 용어는 지렛대받침, 칸틸레버(외팔보), 짝힘, 지지대 그리고 부착부의 사용과 함께 해부학적 용어목록에 들어왔다. 그러므로 우리는 우리 주위의 인간이 만든 세상을 조사할 때 사용하는 동일한 시각으로 해부학을 살펴보도록 자연스럽게 오도되었다.

Da Vinci가 인체의 이러한 잘못 알려진 관점의 근원이 되는 반면, 그는 또한 인체에 관한 사고의 새로운 방식을 위한 영감도 되었다. 15세기 말의 사고는 자연과 종교적인 세계의 아리스토텔레스적 교육에 의하여 그리고 성경에 의하여 지배되었다. Galen의 저술은 아무런 의문도 없이 거의 보편적으로 수용되었다. Da Vinci도 관찰가능하고 설명할 수 있는 사실로부터 교리를 분리시키는, 이러한 전통을 퍼뜨리기 시작한 사람들 중에 한 사람이었다. 원(신)과 사각형(지구)라는 Vitruvian Man 내부의 이러한 두 요소를 분리시킴에 의하여, 그는 이어지는 몇 세기 동안 세상을 통해서 발달하게 될 그 변화에 참여했다.

그 자신을 해부학 안에 몰입함과 이러한 과정에서 해부학적 묘사를 혁신함으로, da Vinci는 많은 해부학적 특성이 1,200년 전 Galen에 의하여 설명되지 않았다는 것을 알기 시작했다. 이러한 실수의 대부분은 여전히 여러 대학에서 교육되고 있었으며, 자신의 동시대의 해부학자들의 "지혜"를 신뢰하기보다, da Vinci는 다수의 자기 자신의 해부실습을 수행했으며, 그것들의 스케치가 영국의 왕립 박물관의 일부분으로 남아있다.

Da Vinci는 그의 발자취를 따르는 많은 과학자들에게 영감을 주었다. 벨기에의 해부학자인 Vesalius(1514–1564)는 Galen식 전통에 도전함에서 더 많은 자유를 얻었으며, Padua 대학에서 그의 해부실습은 해부학자이며 강사(ostensor cum sector) 모두를 담당했다. 이것은 해부자(sector), 설명자(ostensor) 그리고 강사(lector) 로 구분된 정해진 임상실습에 역행했다. 해부자가 잘라내고 주어진 설명과 그것들이 일치하든 아니든, 설명자가 연관된 부위를 지적해주므로, 뒤의 직업(강사)은 Galen의 저서를 단순하게 읽어주는 것이었다.

Padua에서 Vesalius의 시대 직후, 영국인 의사인 William Harvey(1578-1657)도 역시 새로운 분야로 나가길 원했으며, 배운 지식보다는 자신의 관찰을 더 믿었다. 그의 지속성- 일부는 아마도 그의 집요함이라고 말할 -은 피의 순환에 대한 이해의 획기적인 의학적 발전으로 결과했다.

그러므로 16세기와 17세기의 과학자들은 정설에 도전하기 시작했으며, 아무런 의문도 없이 그 이래로 수용되었던 고대의 설명의 많은 것들이 정밀조사의 새로운 조명을 받았다. 모든 것은 정밀한 조사에 달렸으며 René Descartes와 Francis Bacon 등과 같은 사상가들은 중대한 분석을 위해서 필요한 도구들을 세상에 제공했으며, 우리를 계몽주의 시대로 이끌었다.

17세기 중반과 후반에 과학적인 연구에서 폭발적 증가는 Huygens(수학과 천문학), Boyle(화학), Wren(건축학과 물리학), Leibniz(수학), Hevelius(천문학), Leeuwenhoek(현미경 사용), 그리고 이 책에서 우리의 우상 중 두 사람인 Isacc Newton(1642-1727)과 Robert Hooke(1635-1703) 등을 포함했다.

중력과 동작에 대한 Newton의 연구는 우리들 대부분에게 익숙했지만, 비록 Hooke의 연구가 더 많은 영역을 포함하고 당시에 완전하게 이해될 수 없었을 많은 것들을 예견했을지라도, Newton과 동시대 사람이었던 Robert Hooke는 우리에게 별로 알려지지 않았다. 우리의 두발 보행과 자연이 만들어진 우리 설계의 이점을 감상하기 위해서, 우리는 반드시 두 사람 모두의 연구에 경의를 표해야 한다. 우리는 반드시 동작에 대한 Newton의 원리와 중력 그리고 바닥에 대한 상호작용을 이해해야 하겠지만, 그것들은 우리가 Hooke의 탄력성을 상기하는 것만으로 일맥상통한다.

가장 빠른 것은 아닐지라도 꽤 이른 벼룩의 확대이미지의 하나를 출간했음에도 불구하고(**그림 0.3**), Robert Hooke는 비유기적인 탄력성과 스프링만을 연구했으며 그러므로 우리는 그의 연구를 충분하게 이해할 수 없다. 그렇지만 우리는 한때 서로가 적수였던, 두 사람에 의하여 확립된 중력과 탄력성의 원리 사이에서 상호작용이 우리의 신체가 기능하는 그 방식에 대한 새로운 이해를 제공했다. Hooke는 그의 사후에 명명된 신체 안에서의 탄력적 부위를 대표하는 상징을 얻음으로서 존경받는다(1장을 참조).

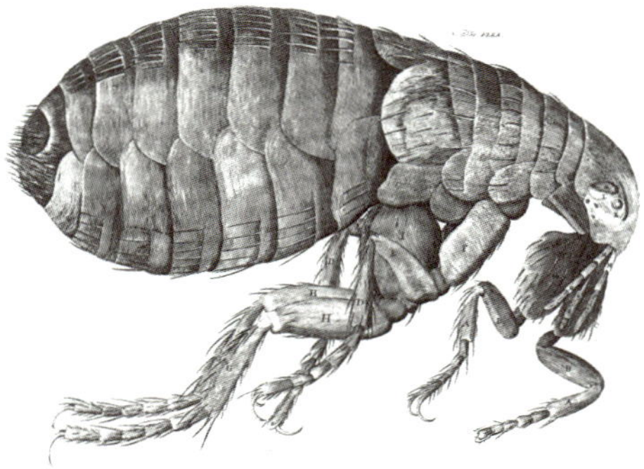

그림 0.3 Robert Hooke에 의하여 Micrographica로부터 1665년에 출판된 이러한 이미지는 과학을 인기있도록 만들어주었다. 이것은 아마도 첫 번째 "대중과학" 타이틀이였을 것이며 약 200년정도 Darwin에 앞선 화석의 초기 연구와 함께 세포라는 단어의 사용과 같은, 다른 많은 첫 번째를 포함했다.

우리가 실질적으로 자유 에너지를 얻을 수 있는 것은 우리의 운동량에 대한 우리 조직의 반응과 중력의 조합을 통해서이다. 탄력조직을 늘려주도록 신체의 움직임을 이용함에 의하여, 우리는 모아둔 에너지를 동원하며 이어서 복귀 움직임을 만들도록 돕기 위해서 운동학적 에너지(동작의 에너지)를 반동시킨다. 이 책의 대부분이 집중한 것은 바로 이러한 기전에 대한 것이며; 이러한 기전은 우리에게 전신의 참여와 전신을 통해서, 그 편안함과 유연함을 통해서 우리가 인식하는 유연한 그리고 우아한 움직임이란 선물을 제공한다.

20세기까지, 과학자들은 신체에 대하여 주로 데카르트적인 접근법을 취했으며, "부분들"에 집중했고 일종의 건축학적 기계로서 작용하는 신체의 이미지를 견지했다. 신체의 이러한 개념은 조각가인 Kenneth Snelson이 신체의 뼈와 근육근막 사이의 상호작용을 의도치 않게 흉내낸 일련의 구조물을 만들었을 때인 1948년까지 거의 도전받지 않았다(**그림 0.4**). 당시 철학가이며 건축가인 Buckminster Fuller에게 배우던 Snelson은 단단한, 압박의 버팀목을 받쳐주도록 당겨진 철선을 사용했다. Fuller는 자신이 "장력통합성" 구조물이라고 명명한 것의 기하학과 그 착상을 계속해서 발전시켜갔으며, 그것들을 원자로부터 인간까지 그리고 우주까지(거대우주에 일치하는 미세우주의 기하학을 보여주려는 초기의 자연 철학자들의 열망의 흥미로운 반향) 자연계의 요소들에 대한 모델로서 이용했다.

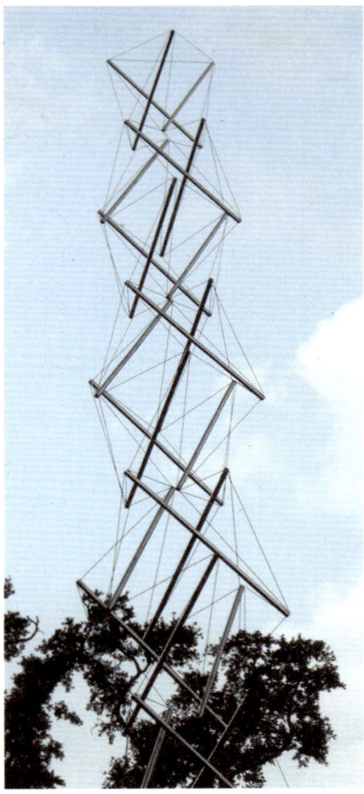

그림 0.4 당겨진 철선과 금속버팀목을 사용해서, 자체-지지의 구조물이 만들어질 수 있다. 그 구조물의 완전성은 압박과 당김의 요소들 사이에서 상호작용을 요구한다. 아무튼 Snelson이 지적한 듯, 하나의 단순한 구조물 안에서 한 요소의 붕괴가 그 구조의 붕괴로 이어질 수 있는 한편, 보다 복합적인 구조형성에서 한 부위를 곤란케함은 좀더 적은 참사가 될 것이다 (더 깊은 내용은 그의 웹사이트인 http://kennethsnelson.net/faq을 방문해 보라). 우리가 신체를 그리고 어떠한 부위에서든 기능장애에 대하여 신체가 적응할 수 있는 그 방법을 더 깊이 살펴봄으로써 우리는 이것을 다시 보게 될 것이다.

시스템을 이해하기 위해서, Snelson의 그리고 Fuller의 세계에서 우리는 그 연결의 요소들을 완전하게 이해해야 한다. 우리의 신체 안에서 이러한 보편적인 연결의 재료는 전에는 우리 몸구성의 별로 알려지지 않은 요소이며, 여전히 우리 내부에서 장기들을 묶어주며 분리시키는 그리고 가동성을 안정시키며 조장하는 경이롭고 다재다능한 물질인 근막성 조직이다.

이제 21세기에, 근막 시스템은 그것이 받아야 할 당연한 관심을 끌고 있는 듯 보인다. 이것은 Ida Rolf(1896-1979)와 그녀의 많은 제자들, 각별히 Thomas Myers와 해부학적 연결선이라는 그의 포괄적인 근막성 지도의 발전을 포함한, 많은 개척가들에 의하여 확립된 정지작업에서 기인했다. Newton과 Hooke의 물리학의 원리를; Fuller와 Snelson의 시스템을; Thomas Myers의 해부학을; 그리고 Jacquelin Perry, Gary Gray 그리고 David Tiberio와 같은 다른 개척가들의 기능적인 움직임을 조합함에 의하여, 나는 이 책이 인간을 특징짓는 특성의 하나인 두발 보행의 통합된 이해를 가져올 수 있기를 바란다.

이 책은 신체가 자신의 Vitruvian Man에서 da Vinci에 의하여 그렇게 아름답게 요약된 조각상의 세계로부터 추론된 것에서부터 상이한 모델의 연결선들을 따라서 "설계된다"는 것을 보여줌을 목적으로 삼는다. 나는 보다 내용이 풍부하고 만족스러운 것으로 밝혀지는 하나의 모델을 그리고 우리의 해부학 내부에서 선천적인 에너지 – 절약의 기전을 우리가 이용하는 방식을 드러내는 모델을 보여주길 원한다. 그리고 내가 표절에 대한 Hooke의 비난에 대한 Newton의 답변을 빌릴 수 있다면, 이 책 안에서 가치있는 그 무엇이라도 존재한다면, "내가 조금이라도 더 멀리 내다볼 수 있다면, " 그때 그것은 내 자신의 노력을 통한 것이라기보다는 단지 내가 "그대들 거인의 어깨 위에 설 수 있는" 그 기회를 얻었기 때문일 것이다.

그러므로 나는 자신들의 시간을 네게 할애해 주었던 모든 사람들에게 반드시 감사를 전해야 겠다: Trefor Campbell, 그가 없었다면 이러한 여정은 아마도 시작하지도 못했을 것이다; Don Thompson과 Kathy Green, 그들이 없었다면 이 여정은 지루했을 것이며 당연히 더 오래 걸렸을 것이다; Thoms Myers, Art Riggs, 그리고 David Tiberio, 이들은 나의 여정을 보다 평탄하게 만들었으며 그들의 보호 아래에서 덜 요동쳤다; 내가 사랑하는 배우자인 Liza Cawthorn, 그녀가 없었다면 이 여정은 아마도 길고 외로웠을 것이며, 그녀의 친절하고 지지하는 안내와 애정은 이러한 경로를 더 매끄럽게 만들었으며 나는 아마도 이러한 도움이 없었다면 종착지에 도달할 수 없었을 것이며(오랜 시간의 편집에 대하여 독자로부터도 심심한 감사를 더하며, 그 노력이 없었다면 이 책은 쓸모없었을 것이다!); 그리고 당연히 나의 부모님, 그 두분이 없었다면 첫발도 내딛지 못했을 것이다. Lotus 출판사의 내 어려운 지원을 담당한 팀에게도 감사하며, Simon Chiu에겐 그의 전문적인 기술적 도움에 대하여, Amanda에겐 내가 지도를 거꾸로 그리고 역순으로 빈번하게 읽어서 몇 차례나 정반대 방향을 헤맸을 때 그녀의 인내에 대하여, Wendy에겐 바른 페이지로 지도를 놓아준 그녀의 명석함에 대하여, 그리고 당연히 Jon 이러한 산책을 함께 나가준 것에 대하여 모두 감사한다.

Solvitur ambulando, St. Jerome는 이렇게 말하는 것을 좋아했다. 어떤 문제를 생각할 때, 산책하라.
— Gregory McNamee

사람들은 흔히 물위를 또는 희박한 공기속에서 걷는 것을 기적이라고 생각합니다. 그렇지만 나는 진정한 기적은 물위든 또는 희박한 공기속에서든 그 어느 것에서든 걷는 것이 아니고, 그보다 땅위를 걷는 것이라고 생각합니다. 매일 우리는 우리가 깨닫지도 못하는 기적을 만납니다: 푸른 하늘, 하얀 구름, 녹색 잎들, 검고 호기심 가득한 아이의 눈동자 – 우리 자신의 두 눈. 이 모든 것은 기적입니다.
— Thich Nhat Hanh

"걷기 시스템"

The Walking System

신체는 그 자체를 두 개의 단위로 구분한다: 승객과 이동장치…
승객 단위는 오직 자세적 완전성에 주된 원인이다.
— Jacquelin Perry, 보행분석

그러나

깁스로 손상된 팔을 보호하며 걷는 것은 당신의 균형을 깨뜨리며 보행하는 신체의 기하학을 왜곡시키는 것이며, 그 자체에서 더 많은 통증을 유발하는 해로운 긴장과 비대칭을 만들게 된다. 내 부러진 팔이 아프며 이것은 내 몸의 다른 부분들도 역시 아프게 만들 것이다.
— Geoffrey Nicholson, 잃어버린 걷기의 기술

두 다리로 걷는 것은 균형의 엄청난 역할을 요구하며 종종 "조절된 넘어짐"으로 묘사되고– 우리가 다른 발 앞에 한 발을 성공적으로 내딛지 못한다면, 우리는 바닥으로 쓰러질 것이다. 우리의 네발보행의 친구들에게서 그들이 항상 어느 한 시점에도 바닥과 최소한 두 지점이 바닥과 접촉을 만들고 있으므로, 걷기는 반드시 훨씬 더 쉬워야 한다. 우리에게 걷기는 바닥에 오로지 한 발만 접촉하며, 우리의 길고, 곧은 그리고 매우 불안정한 구조물들 내부에서 평형의 몇 가지 형태를 유지하는 능력을 요구한다.

우리는 돌아다니도록, 우리의 머리와 양 손을 다른 부위로 가져가도록, 필요와 욕망을 성취하도록 걷는다. 이러한 외견상으로 단순한 동작은 뇌와 신경계를 필요로 하며; 이것은 내부적인 계획 설정과 작용과 반작용을 예측할 능력을 요구한다. 이것은 우리가 수 백만년에 걸쳐 발달시켜온 많은 다른 협동적인 감각들을 사용한다. 우아하고 효율적인 걷기에서, 우리의 "시스템들"– 각별히 시각, 균형 그리고 감각의 시스템들 –의 각각은 반드시 조화롭게 연결해야 한다. 이것은 뇌와 신경계의 협조성 능력을 요구한다.

해부학의 연구에서 선천적인 문제 중 한 가지는 우리가 이러한 "시스템들"에 의하여 해부학을 조직한다는 것이다. 신체의 구성을 보다 작은 조직으로 분해하면서, 우리는 한 번에 오로지 한 시스템에 우리의 관심을 집중하는 경향이 있다. 논리적으로 우리는 이 책 전반에서 '걷기시스템'에 관하여 이야기해야 겠지만, 아쉽게도 그것은 보다 큰 전문서적이 될 것이며, 그것은 내 능력을 벗어나는 지식을 요구한다. 그러므로 나는 반드시 신체의 신경–근육–근막–골격–전정계의 시스템을 분석함으로 자신을 한정할 것이며, 나의 주요 관심사는 근육근막이란 요소와 그것들의 협동작용에 집중될 것이다.

호모 사피엔스는 다재다능한 사람으로 발달했다; 우리는 많은 상이한 상황, 약화, 그리고 장애 등에 적응할 수 있다. 어떤 도시의 거리에서든 사람들을 한번 쳐다보는 것만으로도 우리가 "걷기"라고 부르는 것에 대한 다양한 전략을 곧바로 볼 수 있다. 우리가 걷는 방식을 변화시킬 수 있는 많은 요인– 신경의, 내장의, 감정의, 문화의 그리고 구조상의 –들이 존재한다. 이러한 요소들 내부에서 가능한 상호작용의 변수를 다 적어보기에는 너무도 많으며 풀어가기 위해서 많은 전문가들과의 상담이 필요할 것이다. 내가 "정상의, 병적이지 않은 보행"의 한 가지 모델을 만들어내는 것에 집중하려는 것은 바로 이러한 이유인 것이다.

이 책은 전신이 함께 움직이도록 허용될 때 무슨 일이 발생할 수 있는가에 대한 한 형태를 제공한다. 그것을 "정상"이라고 부르기에는 주저하겠지만, 이것은 우리들 대부분의 내부– 우리의 선천적인 해부학의 이어진 연결선과 틈새에, 모양과 형태 안에 –에서 선천적인 하나의 패턴이다. 이것은 우리의 두뇌가 다른 것들로 점유되는 것을 허용하는, "거닐면서 토론하는", 사색하며, 작곡하고, 사랑에 빠지며, 수많은 인간의 몰두와 함께 정처없이 거니는 우리의 천성을 도와주는 이완되고, 반복적인 보행이다. 이것은 소요학파의 철학자들로부터 워드워즈와 디킨스까지 많은 사람들에 의하여 칭송된 재능이며 번스테인이 "B급 작용"으로서 언급한 그 무엇을 가져온 재능이다. 번스테인에 따르면, 걷기는 뇌로부터 어떠한 자극 입력도 없이 조화를 이룬 고유감각수용기 시스템에 의하여 자가–감독에 의존하는 많은 상이한 근육들 사이에서 협동작용을 사용한다(Latash 2012). 근육근막의 시스템에 대한 우리의 탐구에서 우리는 역학수용기가 근막성 조직 내부에 위치하는 그 방식을 보게 될 것이며, 걷기를 무의식적인 동작인 것으로 허용하는 연산체계를 형성하는 것으로 보인다.

당신의 몸은 걷도록 만들어졌다.
— Gary Yanker

나는 전신으로 걷는다는 것을 믿는다. 이것은 분명한 것을 마치 장난스럽게 말하는 것처럼 들리겠지만, 많은 학파들이 인간 동작의 오로지 한 측면만을 분석하도록 자신들의 시야를 한정한 보행의 모델화 안에서 존재한다. 가장 널리 인정된 이론 중 하나는 신체를 "이동장치"와 "승객" 부위–골반과 하지 대(對) 머리, 팔 그리고 몸통으로 구분한다(Perry와 Burnfield 2010). Gracovetsky로 대표되는 또 다른 학파는 움직이기 위해서 우리에게는 오로지 심부 척추의 근육만이 필요하다고 주장한다(2008). 그는 뭇갈래근의 번갈은 수축으로 우리가 어떤 방향에서든 우리 자신을 앞으로 나아가도록 필요한 회전의 움직임을 우리에게 제공한다고 주장한다.

이러한 이론의 각각에서 한가지 분명한 사실이 존재하는 반면, 내게 있어서 그것들은 너무도 부족하다. 우리는 걷기 위해서 온몸을 사용한다: 골반과 다리는 몸통과 팔에 의하여 보조된다. 전신은 물렁조직을 통해서 움직이는 그 힘을 증대시키고 감소시킴에 의하여 균형과 움직임을 도와준다. 전신은 또한 머리로 도달하는 비틀림의 양을 줄여주도록 작용한다. 우리는 우리 자신의 눈을 비교적 수평으로 유지할 필요가 있으며, 우리는 확실히 매번의 뒤꿈치닿기(heel strike)에서 충돌의 힘이 우리의 두뇌를 덜컹거리며 흔드는 것을 원치 않으며, 그러므로 우리는 몸통과 팔이음뼈가 머리를 일정하게 유지하도록 지속적으로 조절할 것을 요구한다.

내가 가장 집중하고자 하는 보행시스템의 세 가지 요소는 근막의, 근육의 그리고 골격의 요소가 될 것이다. 이러한 것들은 전신을 통해서 전해지는 힘의 아름답고, 공생적인 지도를 형성하도록 조합한다. 뼈와 관절들의 모양과 형태는 마치 마른 강바닥처럼 전달경로를 만들며, 이러한 경로는 물이 찰 때 선호된 경로를 따라서 물길을 정할 것이다. 뼈와 관절들은 근육근육막성 조직이라는 반-유동체의 흐름 안으로 충격의 힘을 전해주는 예측가능한 연결선을 따라서 발생하는 관절들의 접힘과 함께, 충격흡수의 조절된 패턴을 통해서 신체를 도와준다.

걷고 있는 신체를 살펴보는 우리의 이러한 여행의 첫 기항지는 2장에서처럼 뼈와 관절들 안에서 발생하는 사건의 연속과정이 될 것이다. 뼈의 자연적인 성향과 뼈가 충격에서 움직이는 방법을 이해하는 것은 우리가 물렁조직의 역할을 해석할 수 있도록 허용할 것이며, 물렁조직은 다른 시스템이 제자리에 바르게 놓여있다면 우리를 똑바로 서도록 유지하면서 여전히 앞으로 이동시킴에 의하여 그 힘에 대하여 반응한다.

근육근막성 조직은 항상 의식적으로 진행하지는 않으며(대부분의 해부학 교재는 그렇다고 말하지만) 이보다 종종 행위에서 반사적이기 쉽다. 예를 들어, 앞정강근은 발등굽힘과 안쪽번짐을 만들도록 능동적으로 수축할 수 있지만, 보행 중 그 근육의 역할은 발바닥굽힘과 가쪽번짐을 천천히 일어나도록, 조절하도록 또는 막아주도록 바닥과 신체의 상호작용에 반응하는 것이다. 보행 중 이 근육의 수축은 발이 바닥 위로 체중을 실어 고정되면서 그 발 주위에서 조직들의 길어짐에 대한 반응이며-이것은 완전하게 무의식적인 반사이다(**그림 1.1**). 이러한 반사는 근막 안에서 고유감각수용기들에 의하여 조절되며, 그것에 의해서 우리는 이러한 점점 더 복잡해지는 이야기에서 신경계의 역할을 살펴보게 된다.

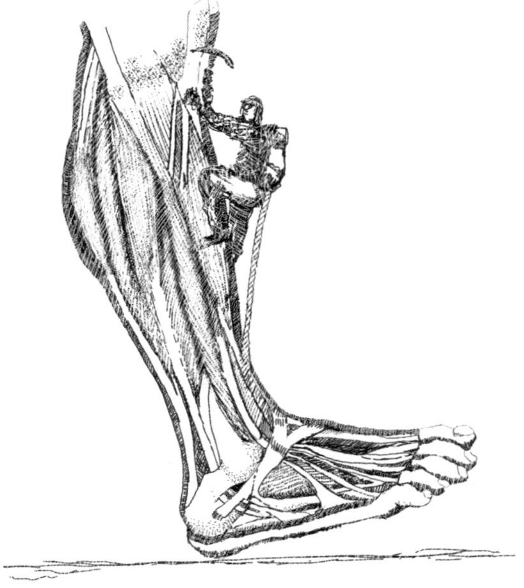

그림 1.1 바닥 위로 발의 충돌은 관절에 의해서 결정된 수송로를 따라서 물렁조직 안으로 힘을 전해줄 것이다. 이러한 변화는 고유감각수용기들에 의해서 감지될 것이며, 자율신경적 반응은 그 움직임을 조절하는 신경근육성 체계에 의하여 만들어진다. 보행주기를 통해서, 앞정강근(그리고 기타 근육 단위들의 전부)은 주변에서 발생한 사건에 대한 반응에서 자체의 긴장력을 지속적으로 조절할 것이며, 먼저 발꿈치뼈의 가쪽번짐으로 그리고 이어서 발목관절 발바닥굽힘으로 반응한다 (3장 "표면의 전방 및 표면의 후방 연결선"에서 더 깊은 분석을 참조).

아침에 인간은 자신의 온 몸으로 걸으며; 저녁에는, 오로지 자신의 다리로만 걷는다.
— Ralph Waldo Emerson

인체의 많은 고유감각수용기들은 긴장상태 그리고 관련된 위치에서 변화를 지속적으로 감지하며 이러한 정보를 적절한 근육으로 끊임없이 알려준다. Huijing의 훌륭한 연구는 우리에게 어떤 한 힘줄에서 역학적인 힘이 그 자체의 근육에 보고될 뿐만 아니라 주변의 근막 안으로도 전파되어서 인접한 근육들 내부에 들어있는 고유감각수용기들에 의해서도 감지된다는 것을 보여주었다는 것이다(1999a, 1999b, **그림** 1.2). 이러한 방식에서, 한 근육의 한쪽 끝에서 어떤 변화도 움직임의 패턴에 따라서 자극받고 있는 그것의 많은 이웃들로 전해질 수 있다.

이것은 예를 들어, 앞정강근의 근막성조직이 엄지발가락 및 긴발가락폄근들과 긴 및 짧은종아리근처럼 이웃한 근육들로부터만 역학적인 정보를 감지할 수 있을 뿐만 아니라, 뒤정강근이나 다리의 다른 근육들 어떤 것으로부터도 역시 정보를 받을 수 있다는 것이다. 그것은 그 근육 주위의 조직들에서 무슨 일이 발생하고 있는지의 3차원적인 정보를 지속적으로 받아들이며 이러한 변화에도 지속적으로 반응하고, 역학적인 힘에 대한 사차원적인 평가와 반응(시간이 네 번째 차원이 됨)을 만들고 있다. 고유감각수용기의 역할을 6장에서 깊이 다뤄질 것이다.

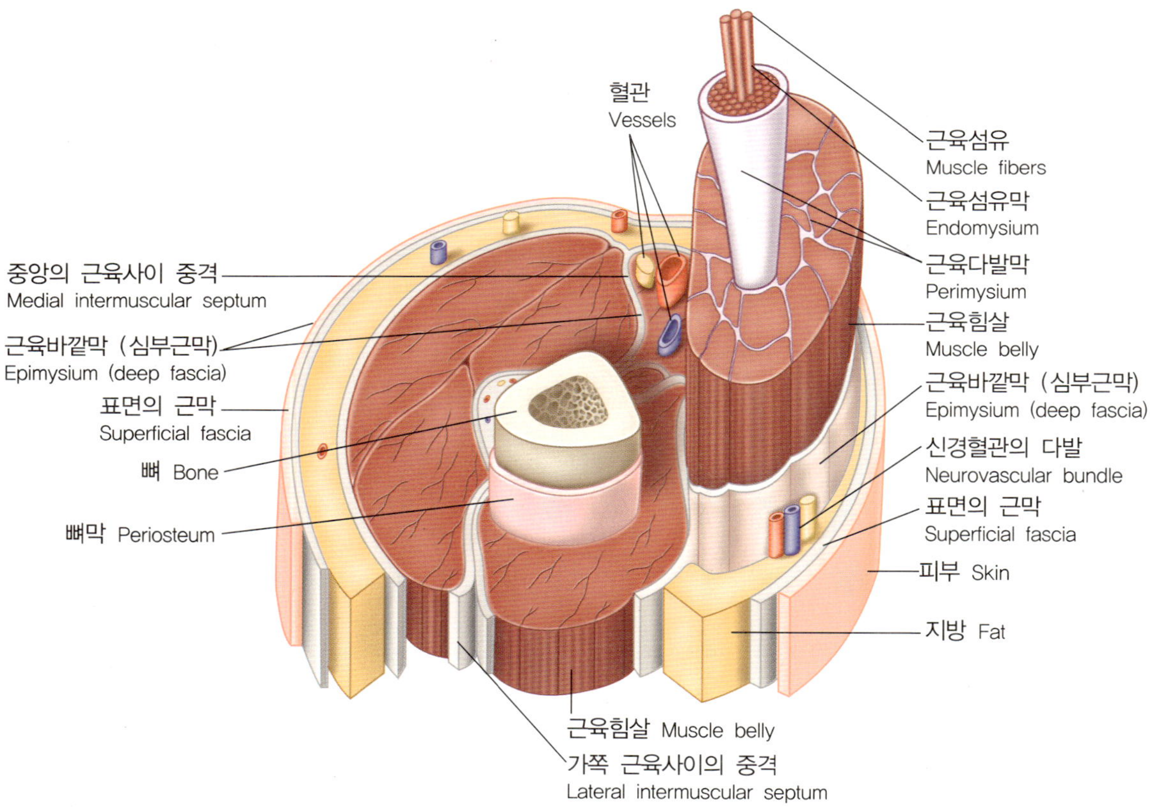

그림 1.2 모든 근육의 먼쪽 부착부의 당김 또는 길어짐, 그리고 힘은 고유감각수용기에 의해서 감지되어질 수 있도록 주변의 근막 안으로 퍼져갈 것이다. 기타 근육근막성 요소는 그때에야 자체의 사차원적인 환경으로부터 받아들이고 있는 모든 역학적인 정보와 관련을 맺고 있는 그 힘에 대하여 적절한 반응을 만들 수 있다.

시간이 지나면 신체가 움직이고 위치를 변화시키므로, 3개의 평면(시상면, 전액면 그리고 수평면) 안에서 우리의 적응작용을 시각화하고 분석해야 할 것이므로, 걷기의 묘사를 그렇게도 복잡하게 만드는 것은 시간이라는 요인인 것이다. 나는 이에 대한 분석을 이 책의 앞부분에 배치한 것이 몇몇 어려움을 덜어주기를 희망한다.

중력에 대한 우리의 연관성 Our Relationship with Gravity

보행은 움직이고 있는 자세이다.
— Mary Bond "자세의 새로운 법칙"

구조적 통합치료에서 수련과정 중, 나는 우리가 중력과 함께 살며 우리 자신을 정렬시켜야 한다는 것을, 중력이 우리의 친구도 적도 될 수 있다는 주장(누군가에게는 거의 주문이 되는)을 빈번하게 들었다. 이것은 항상 거기에서 우리가 불균형한 분절의 충격과 중력이 유발하고 있는 그 긴장(좌상)을 볼 수 있는, 정적인 자세의 평가라는 의미에서 내게 완벽한 의미를 전해주었다.

아무튼 우리가 뼈의, 관절의 그리고 신경근육근막의 연속체에서 "걷고 있는 시스템"으로서 작용하는 신체를 보게 될 때, 나는 그 주장을 완전한 복음처럼 믿었다. 우리의 눈은 효율적이며, 유연하고, 우아한 움직임에 자연스럽게 끌렸으며: 관절은 자체가 설계된 범위와 방향 안에서 자유롭게 움직이며; 근육근막은 체성신경계로부터 그리고 둘러싸는 조직의 역학상태를 감지함으로부터 모두 적합한 정보를 받아들인다. 이러한 것들 모두가 함께 발생할 때, 우리는 중력과 함께 신체의 그리고 신체 자체의 내부에서 신체의 모든 조화로운 연관성을 감지한다.

그것이 그렇기 때문에 손쉬워 보인다. 신체 안에서 어떤 것도 자체의 이점을 취하지 않으며; 과도한 폄(over extension)도 전혀 없으며; 모든 곳에서 움직임이 존재한다. 전신은 자체의 목표를 성취하도록 하나로 작동하고 있다. 이러한 상황에서, 우리는 효율적인 움직임을 성취한다. 그리고 이상하게도 이러한 효율성을 만드는 것은 우리의 두발 보행이란 기립자세의 선천적인 불안정함이다.

작용하고 있는 바닥의 반응력 Underground Forces at Work

바닥의 반응력(ground reaction force)은 마치 지하의 적대적으로 반발하는 테러리스트 집단처럼 들리겠지만, 이것은 실제적으로 보행 중 무슨 일이 발생하고 있는가의 이해를 위한 지극히 중대한 측면인 것이다. 불행스럽게도, 이것은 가장 혼란스러운 측면 중 하나이기도 할 것이다. 이것은 거기에서 많은 독자들이 "과학적인 내용"의 부족함을 느끼면서 몇 페이지를 건너뛰고 싶은 단계이겠지만–몇 페이지 동안 집중해 주길 부탁한다. 이것은 당신에게 단지 이 책의 나머지 부분들에 대한 이해뿐만이 아닌, 모든 인간 움직임의 이해에서 도움을 줄 것이다.

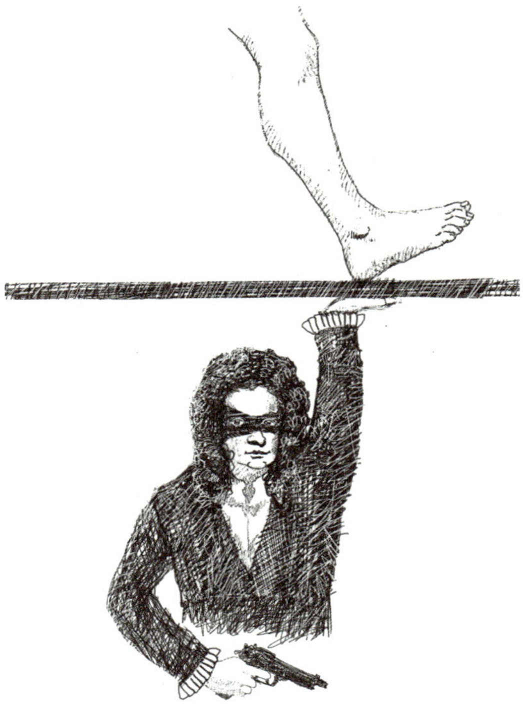

그림 1.3 바닥 반응력은 뉴튼의 제3법칙의 단순한 이해로부터 예측할 수 있는 것처럼, 에너지의 단순한 반동 이상으로 훨씬 더 복잡하다.

바닥의 반응력을 설명함에서 문제점들 중 한 가지는 이것이 물리학을 포함하기 시작하며, 특히 모든 사람들은 뉴튼의 제3법칙을 인용하길 선호한다: "모든 작용에 대하여 동등하고 방향이 반대인 반응력이 존재한다." 이것이 의미하는 것은 내 발이 바닥에 닿을 때, 바닥은 똑같은 힘으로 그렇지만 방향에서 반대로, 내게로 곧바로 되돌아오도록 밀어낸다는 것 그리고 이것이 나를 똑바로 설 수 있게 도와준다는 것이다. 때때로 움직임 강좌 중, 강사들은 수강생들에게 "바닥을 강하게 눌러보세요. 그러면 당신을 뒤로 미는 힘을 느끼게 될 것입니다"라고 강조한다. 불행스럽게도 이것은 지나친 일반화의 한 가지 사례이다.

아스팔트 위에서 걷기와 모래 위에서 걷기 사이에서 차이를 살펴보면－우리 모두는 해변을 가로질러 산책할 때 추가 노력이 필요하다는 것을 알고 있다. 아스팔트의 사례를 먼저 살펴보면: 우리가 아스팔트를 강하게 누를 때, 그 표면은 약간(우리가 통상적인 인간의 감각으로 느낄만치 충분한 변형은 아니지만, 실제로 변형은 발생한다) 변형될 것이며, 이것은 우리가 누르기를 떼면서 본래의 상태로 되돌아갈 것이다.

그렇지만 우리가 해변을 걸을 때, 우리가 그 표면을 누르도록 사용하는 힘은 수많은 모래 알갱이들을 이동시키도록 사용된다. 그 알갱이들은 서로 간에 연결되어있지 않으며, 해변은 본래의 형태로 회복하려는 탄력적인 능력을 보유하지 못한다. 우리가 모래로 뒤꿈치닿기를 만들 때, 그 힘의 대부분은 흩어지며 모래 알갱이의 움직임으로 사라지게 된다.

모래를 세밀하게 살펴볼 때, 개별적인 모래 알갱이의 움직임이 자체의 모양과 그것을 밀고 있는 그 각도에 의존할 것임을 보게 될 것이다. 모래 알갱이가 함께 결합돼있지 않기 때문에, 이러한 변화는 당구대에서 당구공을 맞추는 것과 유사할 것이다. 일단 그 힘이 그 알갱이(또는 당구공) 위에서 작용을 멈춘 후, 그 힘은 그것의 시작 자세로 되돌아오기 보다는 지금 그것들이 놓여있는 그 장소에 놓이게 될 것이다.

뒤꿈치닿기에서 내재한 에너지의 대부분은 모래의 위치이동에 의하여 소실되었다. 이제 모래알갱이가 서로 간에 강력한 고무줄로 연결된 것이라고 생각해보자. 모래 알갱이에 의한 그 움직임의 각각은 마치 트렘폴린처럼 되돌려질 것이며, 트렘폴린은 일시적으로 이동하지만 자체의 탄력성에 의하여, 본래의 모양으로 되돌아오며－그것에 의해서 그 위에서 뛰었던 사람을 다시 공중으로 밀어올림에 의하여 그것을 이동시키도록 사용된 에너지를 복귀시킨다.

지금까지 우리는 신체를 상당히 단단한 물체로서 간주했으며 － 신체를 트렘폴린 위에서 튀어오르는 것을 연상할 때, 논의는 오로지 트렘폴린에서 늘어남에만 초점을 맞춘다. 그렇지만 실제로 신체가 트렘폴린 위로 착지할 때 신체도 역시 "이동되고"－ 늘어나고 이동된 －있는 것이다. 골격은 중력, 운동량 그리고 바닥의 반응력 등을 통해서 상이한 방향으로 움직이고 있는 각각의 뼈들에서 모래 알갱이와 비슷할 것이다. 그렇지만 인간의 신체 안에서 뼈는 탄력조직인 근육근막에 의하여 함께 유지되며, 이 근막은 이러한 세 개의 동역학의 각각으로부터 나오는 힘을 흡수한다. 당신이 보는 것처럼, 이것은 걷기에 대한 우리의 이해에서 중요하며, 우리는 반드시 보행의 전방으로 향하는 운동량, 중력의 하방 작용력 그리고 받쳐주는 바닥의 반응력 사이에서 상호작용을 반드시 가시화 할 수 있어야 한다.

발과 바닥 사이의 상호작용은 우리가 움직이지 않고 서 있을 때는 간단한다. 그렇지만 걸을 때 바닥의 반응력은 중력에 대하여 직각에 놓이지 않는다. 신체 전반에 걸쳐서 관절의 접힘을 유발하는 것은 충격의 이러한 각도인 것이며, 이 책을 통해서 읽어가면서 알게 되듯이 회복력과 반발력을 도와주는 것은 그 조직으로 "하중을 실어주는" 관절들의 통제된 조절력이다(트렘폴린의 스트링도 역시 하나의 비유로서 볼 수 있다. 누군가 트렘폴린 위에서 점프할 때 – 탄력적 힘으로 하중을 부여할 때 – 스프링들이 늘려진다).

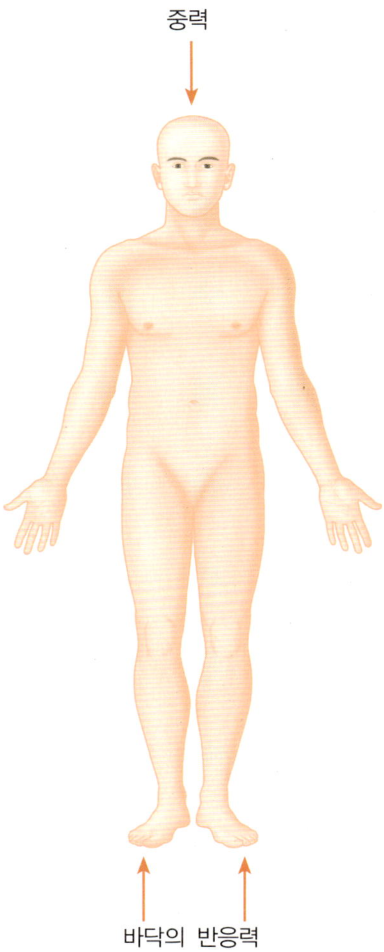

그림 1.4 우리가 그대로 서있을 때, 중력은 중력중심을 아래로 당기며, 이것은 곧장 위로 밀어 올리는 바닥의 반응력에 의하여 부딪치게 된다.

바닥의 반응력에 대한 세밀한 탐구는 우리가 걷기의 협조성과 경제성의 전반적인 그림을 알아보기 위해서 필요한 것보다 훨씬 더 복잡하겠지만(그리고 이것은 무시무시한 공식들을 만들어낼 수 있는), 바닥의 반응력이 작용하는 그 방식의 간략한 설명은 신체가 바닥과 작용할 때 몸 안에서 무엇이 발생하는가 우리가 살펴볼 수 있도록 도와줄 것이다.

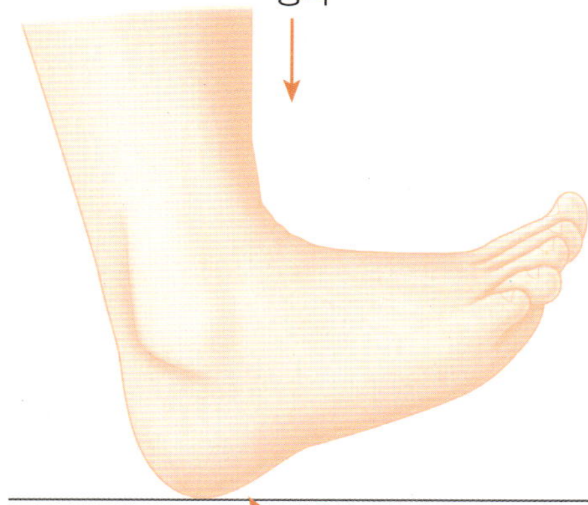

그림 1.5 뒤꿈치가 바닥과 닿으면서, 그 힘은 뒤꿈치에서 반대의 방향으로 "밀어주며": 이것은 발꿈치뼈에서 움직임을 감소시키는 작용이다.

에너지 보존 Energy Conservation

나의 여행의 대부분은 도보로 이루어졌으며, 내가 내기의 성향이 많았다면, 나는 "탄력적인 초보자, 걷기 경기 all eleven stone mankind에 도전하다"란 제목으로 스포츠 신문에 실린 것을 보게 될 것이다.
— Charles Dickens, "수줍은 이웃들"

진화와 경제학

바로 선 자세로 걷기는 우리를 인간 이외의 유인원 사촌에서부터 구분해주는 요소들 중 한 가지이며, 우리의 현재 호모 사피엔스 자체로 향하는 진화의 이면에 놓인 주된 힘 중 하나인 것으로 간주된다. 최소한의 칼로리 소모를 보유한 안정적이고, 탄력적인 형태를 만드는 것은 자연의 내부에서 하나의 원동력이었다. 상이한 동물들은 이러한 평형을 얻기 위해서 상이한 전략을 사용했으며; 진화는 어느 하나의 역동성으로 제한될 수 없는 다중요소의 발전과정이다. 펭귄의 뒤뚱거림에 대하여 그리고 그레이스 켈리의 무용에서 유연함 대하여, 코뿔소의 볼품없는 보행을 비교해 보라. 이 모든 것은 생명 나무의 다른 가지에서 수백만년에 걸친 진화의 결과이다. 코뿔소는 근력과 단단한 가죽을 위해서 우아함을 포기했으며, 칼로리에 대한 탐색에서 모든 싸움을 이기도록 허용한다. 펭귄은 땅위에서는 우스꽝스럽게 보이지만 물 안에서는 탄환처럼 움직이며, 이것은 펭귄이 먹이감이며 포식자라는 두 가지 모두를 채워준다.

호모사피엔스는 근력과 속력을 포기했으며 대신 효율성과 보편성을 목적으로 삼았다. 식량의 탐색에서 자신의 칼로리 소모를 최소화시킴은 그리고 우리가 잡고, 찾아내고 또는 그것을 길러낼 수 있는 수많은 전략을 극대화시킴은 현재의 우리 자신의 위치로 이끌어왔다. 각별히 우리는 스스로가 기립하고, 걷고 두 다리로 달리는 것이 가능해질 때 드러나는 잠재력 등과 같은 몸 안의 많은 선천적인 요인들을 사용했다.

하나의 국가처럼 우리는 육체적인 적합성을 유지하려고 전념하며 –
그리고 가능한 한 최대로 체육관 입구에 가깝게 주차하려는 듯이.
— Bill Vaughan

우리의 뇌는 우리가 "근육"에서 요구하는 화학적인 에너지 대 역학적인 에너지로의 전환에서 16배나 더 많은 에너지를 요구한다. 뇌로 전용되고 있는 우리의 일상적인 에너지원의 20%에서 25%까지, 우리가 이렇게 중요한 장기로 향한 음식의 공급을 보장하기 위한 수단을 갖고 있다는 것이 의미있을 것이다. 평균적인 미국인의 현재 전략은 육체적인 노력을 최소한으로 유지하는 것이며 – 예를 들어, 오로지 하루에 총 350야드(약 310미터) 정도를 간헐적으로 걸을 뿐이다(McCredie 2007). 그렇지만, 이것은 좋은 전략이 못된다. 시작하고 멈추며, 짧은 거리만 왔다 갔다 하는 것은 규칙적인 보폭에서 지속적인 걷기보다 더 많은 근육의 노력을 필요로 한다.

효율성은 우리의 생존에서 절대적인 중요성을 갖으며: 우리가 우리 자신의 칼로리 소모를 최소화하고 섭취를 극대화할 수 있다면, 우리는 생존의 개연성이 높아진다. 우리의 선호도에서 그 비율을 강화시킬 해부학에서의 어떠한 변화도 훨씬 더 다음 세대로 전해질 개연성이 있으며 – 이것은 선호적으로 선택될 것이다. Cochran과 Harpending이 자신들은 유쾌한 저서인 10,000년에 걸친 폭발에서 설명한 듯, 유전적인 변화는 보다 효율적이고 긍정적인 영향을 선호하는 자연적 성향과 함께, 놀랍게도 신속하게 대중들 전반으로 퍼질 수 있다(2010). 예를 들어, 그들은 단백질 디스트로핀(dystrophin)이 우리의 뇌에 대한 근육의 비율에 영향을 줄 것임을 그리고 이러한 비율 안에서 그 변화가 비교적 짧은 시기 안에 선택되었다는 것을 주장한다. 대략 10만 년 전쯤, 우리는 명백하게 더 많은 근육과 더 작은 두뇌를 보유했지만, 비교적 짧은 시공간 내에 우리의 근육 안으로 투자되는 그 양과 비교해서, 우리의 뇌 안으로 투자되는 에너지의 양은 좀 더 많아지게 되었다 (비록 우리가 4장에서 보게 되듯이, 네안데르탈인이 오늘날 우리가 보유한 것보다 더 큰 두뇌를 보유할지라도).

우리 인간 이외의 유인원 사촌들은 고릴라와 챔팬치의 주먹을 이용한 보행을 포함해서 오랑우탄의 네발을 이용한 나무걷기를 포함한 다양한 움직임 전략을 발전시켰다. 그렇지만 거의 그들 모두는 움직임을 위해서 다양한 굽힘의 엉덩관절/굽힌 무릎관절의 자세를 사용했다. 이것은 엉덩관절이나 무릎관절 굽힘근의 길이에서 제한 때문은 아니고 그보다는 요추 안에서 제한에 의하여 유발되었으며, 그 제한은 골반을 양 무릎과 양발에 일직선으로 가져오기 위한 충분한 폄을 허용하지 않았다(**그림 1.6**).

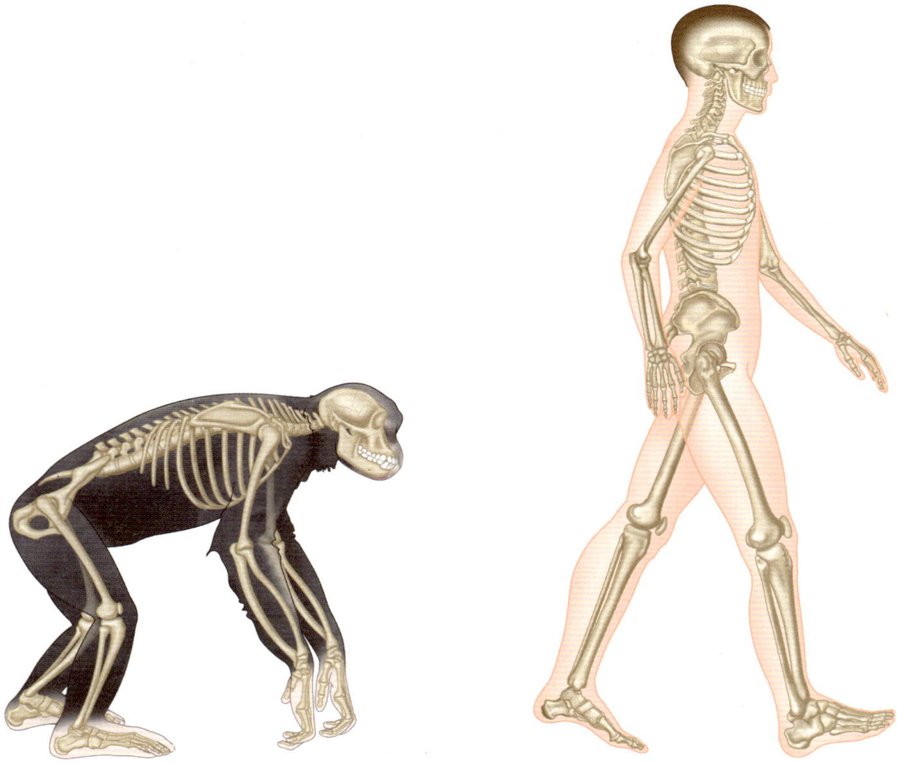

그림 1.6 똑바로 선 자세에 적응하도록 척추의 이차적인 만곡을 허용하는 것은 인간의 허리－펴기 능력이다. 이것은 머리, 가슴, 골반, 무릎 그리고 양발을 보다 수직의 정렬로 있게 한다.

똑 바로 서기의 한 가지 영향은 척추세움근의 크기를 현저하게 감소시켰다는 것이며, 척추세움근은 다른 유인원들의 앞으로 숙인 자세에서 거의 항상 사용된다(**그림 1.7**). 그렇지만, 그 댓가는 척추전위증과 측만증 등에 쉽게 걸리는, 보다 불안정한 자세로 허리뼈를 위치시킨 것이었다(Loveyoy, 2007년에 Vleeming에서). 수렵－채집인은 오늘날 우리가 사는 것처럼 흔하게 이러한 퇴행적인 문제가 발생하도록 충분히 오랜 시간 살지 않았기 때문에, 처음에 이것은 값비싼 적응의 댓가는 아니었다.

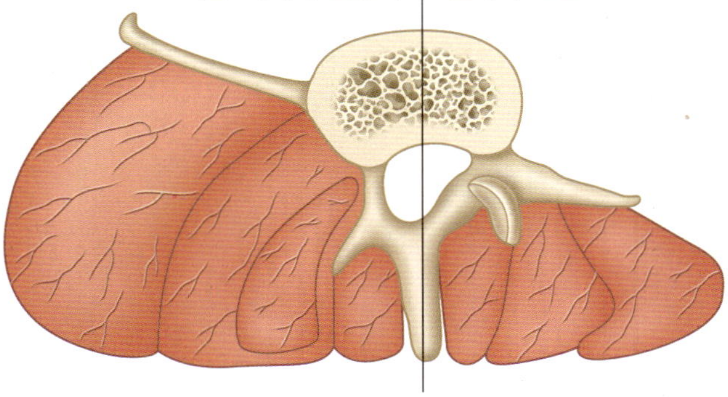

그림 1.7 굽힘의 저항에 대한 지속적인 필요성이 없어지면서, 인간의 척추세움근들은 오래된 세계의 원숭이 근육과 비교했을 때 상당하게 감소되었다 (그림설명이 여기에서 다양한 종들의 "잡종"인 것에 주목하며). 우리는 또한 요추의 가로돌기가 좀 더 후방으로 위치한 방법도 볼 수 있으며, 그것들이 추간원판의 중심부 뒤쪽에 위치하기 때문에, 폄에서 더 많은 안정성을 허용한다.

두발보행으로 이어진 우리의 진화에서 또 다른 중요한 골격의 변화는 엉덩뼈를 좀 더 측방으로 향해 배열하도록 가져온 것이다. 이것은 엉덩관절 벌림근이 골반을 안정시키도록 허용하며—즉, 엉덩관절 벌림근은 우리가 한쪽 발로 설 때 옆으로 쓰러짐을 막아준다(우리가 보행주기의 80% 동안 한발로 선다는 것을 기억하라). 다른 유인원들 모두에서, 엉덩뼈는 후방으로 향하며, 각별히 큰볼기근과 중간볼기근같은 유인원들의 엉덩관절 벌림근은 좀 더 폄근으로서 작용하며(그들을 앞으로 밀어주도록) 옆으로의 안정성에 거의 기여하지 않는다. 이것은 그 근육들이 두발 보행의 필수적인 부분인 한발 서기에서 별로 작용하지 않음을 의미한다.

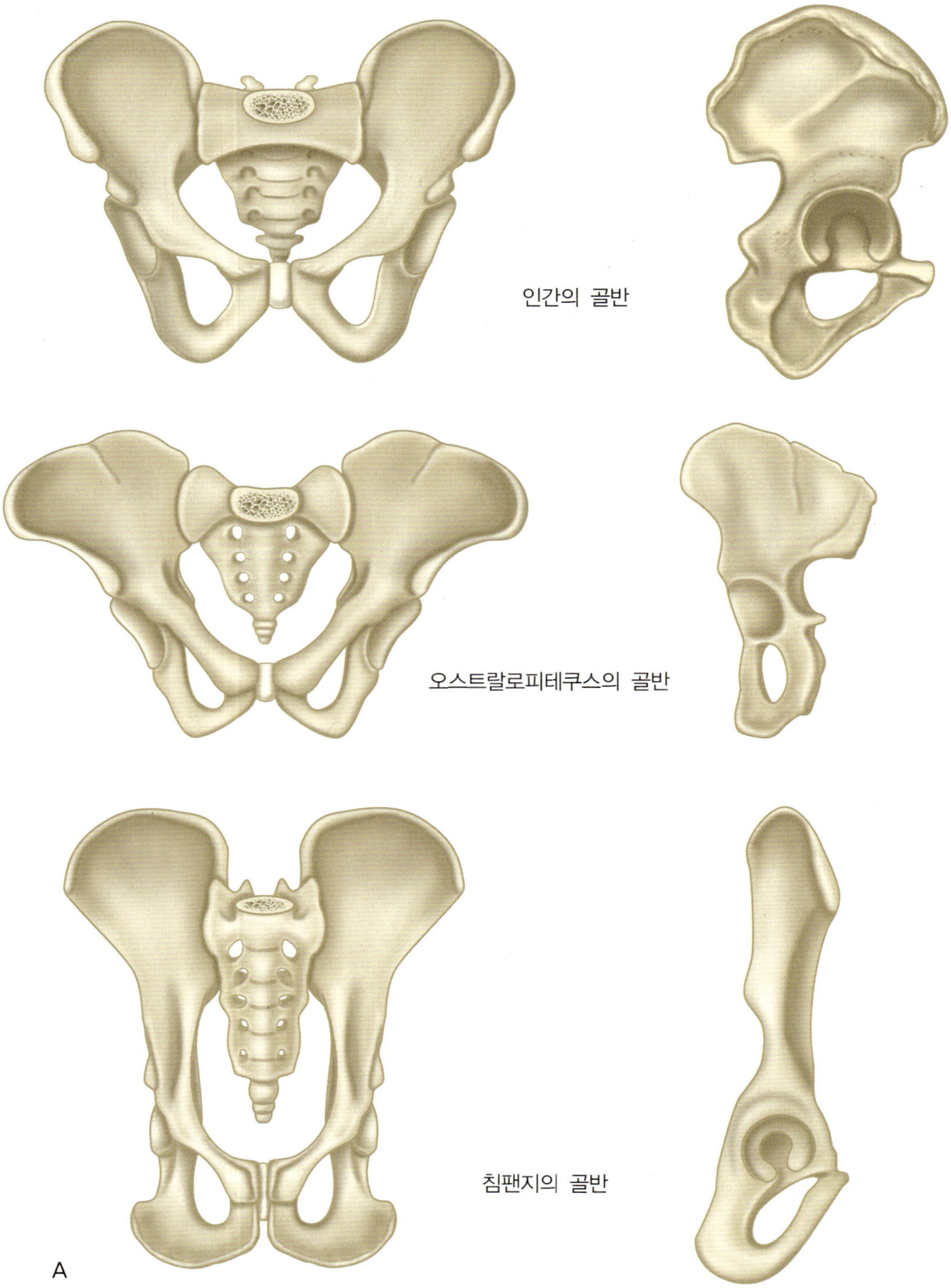

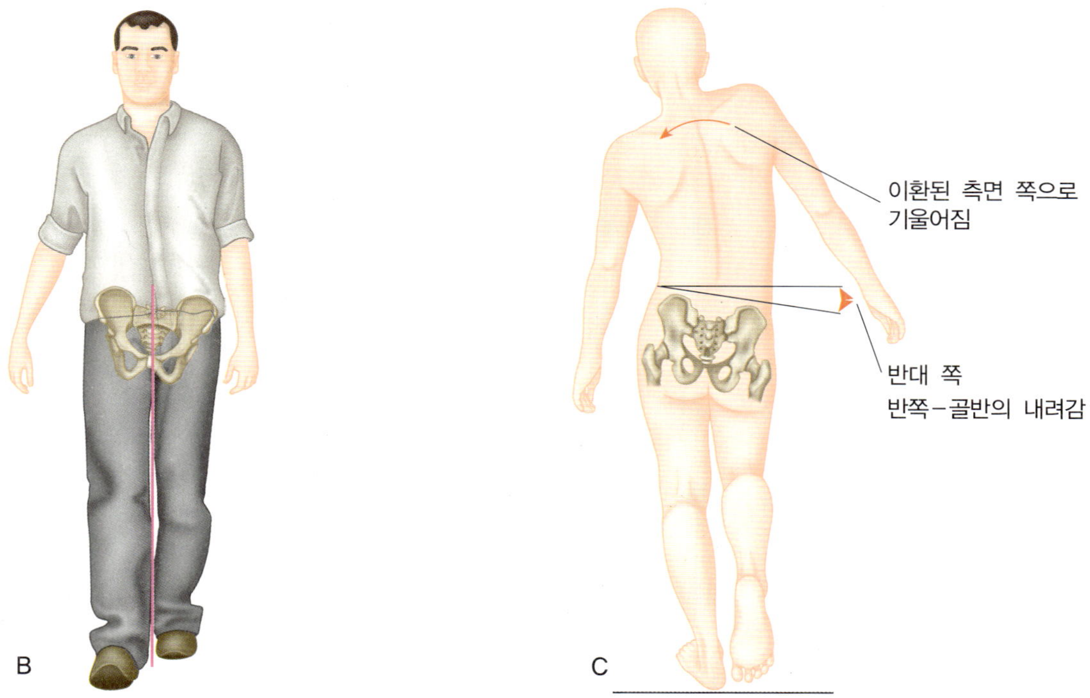

그림 1.8 인간 이외의 유인원의 엉덩뼈가 후방으로 향하므로 (A), 엉덩근육들에서 섬유다발의 방향은 시상 평면 상에서 더욱 두드러질 것이며, 외측으로 배열된 인간의 엉덩뼈와는 다르게, 그것들이 엉덩관절의 폄근들로 작용하도록 만들 것이다 (B). 볼기의 근육들이 신체의 측면에서 부착할 때, 그 근육들은 전액 평면 안에서 골반을 받쳐줄 수 있으며 골반이 한쪽 옆으로 쓰러짐을 막아준다. 이러한 근육들의 붕괴는 그 자체를 Trendelenburg 보행 (C) 이라는 한쪽 또는 양쪽 측면에서 골반이 현저하게 내려가는 것으로 드러낼 것이다.

우리를 "인간"으로 만드는 것이 무엇인가에 많은 논란이 존재하지만— 지능, 언어, 협동성, 사회성, 맞섬이 가능한 엄지손가락 등등 —많은 사람들은 두발보행이 인간 종으로서 우리의 진화를 가속시킨 주요 기능이었다고 믿고 있다. 이것은 우리의 손이 도구를 사용하고 몸짓으로 연결하는 것을 가능하게 만들었다. 우리의 비교적 약한 근육과 아동기에서 우리 성숙의 긴 기간은 사냥과 같은 집단활동에서 협동성과 보호작용과 함께, 더 낳은 연결을 요구했다. Richard Wrangham에 따르면, 똑바로 설 수 있는 우리의 능력을 통해서 손에 주어진 자유는 우리가 불을 통제하도록 허용했으며, 우리에게 요리할 수 있는 독창적인 능력을 제공한다(2009). 요리를 통해 음식을 미리 조리하는 것은 소화 중 더 적은 에너지의 요구처럼, 칼로리의 가용성을 증가시켰다. 그러므로 우리는 우리가 먹는 음식으로부터 더 많은 연료를 흡수하며, 자원—의존적인 두뇌를 먹여 살리기 더욱 쉬워졌다.

우리를 인간으로 이끈 것은 어느 한 가지 요소만이 아니라는 것은 사실이지만, 대부분의 이론들 가운데서 공통적인 요소는 우리가 보다 효율적일 수 있는 전략을 발전시켰다는 것이다. 우리의 신체기전 내부에서 발생한 그 변화는 고도의 효율성을 허용했으며, Bramble과 Lieberman이 보여준 듯, 이것은 우리가 우리의 사냥감을 죽을 때까지 추적하는 끈질긴 사냥꾼이 될 수 있게 허용했다(2004). 추가로 우리는 우리의 감소된 위의 크기(아마도 우리가 음식을 조리하기 때문에?), 우리의 강화된 열조절(우리는 다른 동물들보다 더 많이 땀을 흘린다), 우리의 더 커진 호흡능력, 그리고 마지막으로 언급하지만 결코 무시할 수 없는 우리의 탄력적인 근막의 효율성의 이점을 취하는 것이 가능했다.

우리의 골격배열에서 발생한 변화가 우리에게 커다란 이점으로 중력과 바닥의 반응력을 이용하도록 허용했으며, 우리 해부학과 주변의 작용하는 힘 사이에서 더욱 더 효율적인 상호작용을 제공했다. 우리는 펭귄의 뒤뚱거림과 우아한 인간의 걸음을 비교할 때 이것을 보게 된다. 우리가 항상 이러한 차이에 포함된 기전을 알고 있는 것은 아닐지라도, 이것은 이 책의 더 깊은 주제가 될 것이다: 관절, 힘 그리고 조직의 협력적인 배열.

근육근막의 설계와 해부학적 연결선

충격흡수를 위한 필요에서 만들어진 조직의 원심적인 길어짐은 또한 마치 트렘폴린의 스프링처럼 반대 방향 안에서 신체의 복귀를 도와준다. 근육근막은 스프링처럼 중력의 당김에 의한 것과 함께 걷기의 전방의 및 회전의 작용력에 의하여 만들어진 운동량을 통해서 역학적으로 하중을 받아들인다. 이것은 탄력적인 근막성 조직이 동작의 세 평면 모두에서 늘어난 상태로 놓이도록 허용하는 비교적 수동적인 기전(근육 수축을 통하기보다)을 통해서 시행된다.
몸 안에서 관절들의 위치와 각도에 의해서, 이러한 힘은 단일한 근육으로 한정되지 않으며 – 그 힘들은 Thomas Myers에 의하여 제안된 듯, "해부학적 연결선"의 연결선을 가장 빈번하게 따라가는 근육근막의 길고 연속적인 사슬을 통해서 전해진다(2009).

Rolf 연구소에서 수 년 동안 해부학을 가르친 후, Myers는 결합조직의 그물망이 그 근육섬유의 방향과 함께 조사될 때, 우리는 전신을 통한 힘 발생의 연속적인 연결선을 보게 된다는 것을 이해하기 시작했다. 그는 먼저 1977년에 이러한 해부학적 연결선의 자신의 "지도"를 출간했으며 관절들 위에서 그 근막성 조직이 늘려질 때, 이것이 하나의 근육근막성 단위로부터 다른 것까지 관절들을 가로질러 힘을 전달할 수 있는 방법을 보여주었다. 관절들이 중간–범위에 위치할 때, 조직은 이완되며 연결은 그 관절의 한 측면에서 단일한 단위로 한정되겠지만(**운동 1.1**을 참조), 최종범위에 좀 더 가깝게 특정한 늘려진 위치에 놓일 때, 힘 전달은 그 관절을 가로지르는 근육근막의 연결선을 따라서 촉진된다.

운동 1.1

먼저, 그 늘어남을 느껴보도록 자신의 손목과 손가락을 펴보며 이어서 자신의 팔굽관절 역시 펴진 채로 손목 펴기를 반복할 때의 가동범위와 느껴진 감각을 비교해본다. 마지막으로 자신의 팔을 수평벌림에서 뒤로 당기며, 자신의 팔굽관절을 편 채 유지하고 다시한번 자신의 손목을 펴준다. 이러한 움직임의 각각은 순차적으로 관절을 가로질러 더 많은 조직을 사용할 것이다. 그것들은 가동범위에 영향을 주거나 주지 않을 수 있겠지만, Myers가 표면의 전방 팔의 연결선으로서 언급한 그 연결선의 더 많은 작용을 가져오면서 그 감각은 반드시 달라질 것이다.

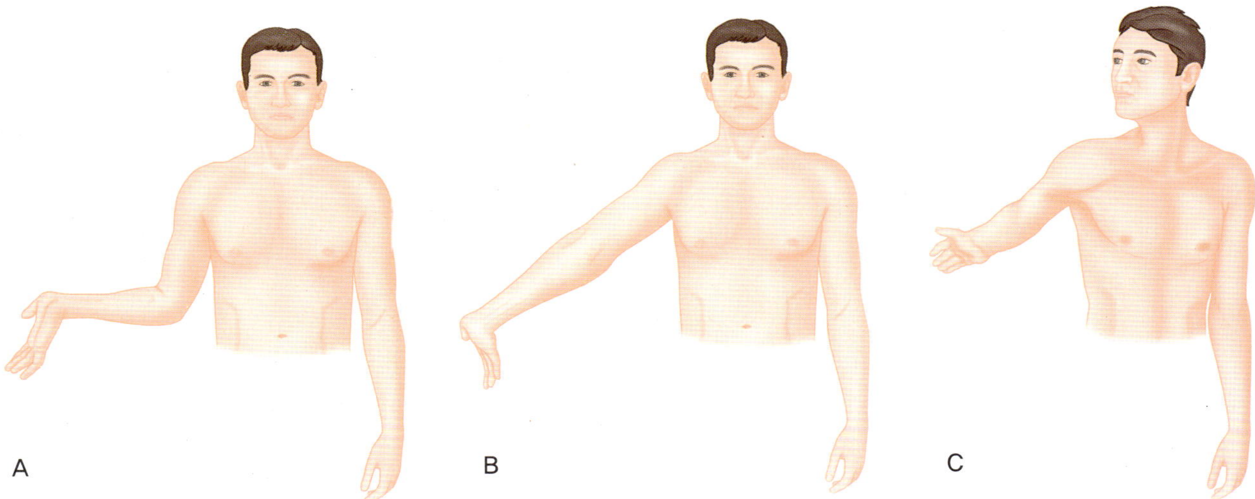

그림 1.9 손목(A), 이어서 팔굽관절(B) 그리고 마지막으로 위팔관절오목 관절(C)을 지나가는 조직을 포함시킴에 의해서, 개별적인 손목펴기는 표면의 전방 팔의 연결선의 더 많은 부분이 그 움직임에 관여되면서 상이하게 느껴질 것이다. 위팔의 각도와 위치를 변화시킴에 의하여 더 많은 실험을 해보며 손목 굽힘근들의 늘어남에서 그 영향을 주목해 본다. 당신은 거기에서 그 연결선의 전부가 포함되는 것과 같은 느낌을 주는 특정한 각도와 위치가 존재한다는 것을 알게 될 것이다. 우리가 걷고 있는 중 활용하고 싶은 것은 이러한 기전– 완전한 근육근막의 연결선이 포함되는 적합한 자세잡기 –이 된다.

보다 긴 근육근막의 연결선이 포함될 때, 신체의 한 부분은 또 다른 부분으로 영향을 줄 수 있다. 마치 어깨관절 위치가 **운동 1.1**에서처럼 손과 손목에 영향을 주듯이, 그렇게 골반도, 발에 머리에 그리고 가슴에 영향을 주게 될 것이다. 전신에 걸친 힘 전달의 이러한 연속적인 연결선을 가시화함에 의해서, 우리는 또 다른 부위에서 한 부위의 영향을 해석할 수 있으며, 예를 들어, 어깨관절 위치가 무릎의 진행경로에 영향을 줄 수 있는 방법을 이해하게 된다. 바라는 대로 이것은 걷기 중 비효율성을 바로잡는 방식으로 이어질 것이다.

우리가 걷기를 이해하도록 근육근막성 체계의 불수의적인 반사적 반응과 수의적인 작용 모두를 살펴볼 필요가 있는 것처럼, 우리가 개별적인 근육과 연결된 근육근막의 단위에서 긴 연속적 사슬 모두의 의미에서 근육근막의 체계를 살펴볼 필요도 있는 것이다. "해부학적 연결선"이라고도 불리는 이러한 사슬은 충격 흡수와 그것의 조절에 기여하는 신체의 길쭉한 구획– 말하자면 다리 안에서의 개별적인 근육 이상의 –을 허용하며 이것은 운동학적 에너지를 흡수하며 이어서 탄력적인 힘으로 반동하는, 그것에 의해서 더 큰 에너지 저장을 허용하는 길쭉한 탄력적 사슬을 제공한다 (**그림 1.10**).

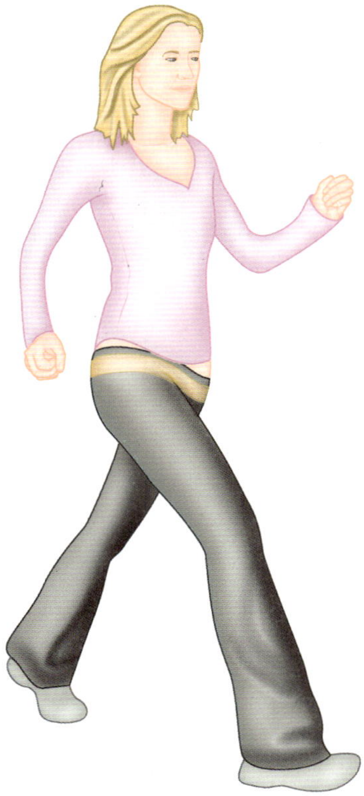

그림 1.10 오른쪽 발에서 뒤꿈치닿기 시, 몸통으로부터 전해지는 하방의 힘은 좌측으로 골반의 기울어짐을 만든다. 이러한 "가속작용"(좌측으로 골반의 갑작스런 기울어짐)은 오른쪽– 뒤꿈치닿기의 쪽 –에서 엉덩관절 벌림근들과 좌측에서 측방의 복부근육들에 의하여 감지되며 조절된다. 수축도 근막성 하중부하도 단지 그렇게 명명된 근육으로만 제한을 제공하기보다는, Myers가 "측방의 연결선"이라고 명명했던 연결선을 따라서 훨씬 멀리 전해질 것이다.

Myers는 Dart, Vleeming, 그리고 Busquet 등과 같은 이전의 해부학자들에 의하여 이루어진 연구 결과와 비슷하게 이러한 해부학적 연결선의 모델을 만들었다. 그는 전신을 통해서 생체역학적 사슬의 포괄적인 지도를 그렸다. 그의 연구는 움직이지 않고 서 있는 사람의 자세에 집중했으며, 움직임에서 해부학적 연결선의 초기, 보다 완벽한 의미는 별로 이해되지 못했다. 그렇지만 우리가 중력과 바닥의 반응력 사이에서 상호작용을 분석할 때, 근육근막성 체계의 연속성은 진정으로 활기를 띄게 된다. 이러한 시스템은 신체의 상이한 층들에서 그리고 동작의 개별적인 평면 안에서 신체 내부로 포함된 그 힘을 추적할 수 있게 우리를 도와준다. 해부학적 연결선은 또한 우리에게 신체가 노출되어 있는 그 힘을 분산– 그 "충격"을 분산키며 또한 생생하게, 회복을 도와주도록 멀리 떨어진 부위를 동원하는 –시키도록 도와주는 긴장 조절의 시스템을 보여준다. 신체에서 별개의 부분들에서 이러한 상관관계는 효율성을 향한 핵심이며, 이것의 이해는 우리가 "걷기시스템"을 가시화 할 수 있도록 도와준다.

장력통합성 Tensegrity

이제 골격계의 강도와 안정성 그리고 근육근막성 시스템의 적응성, 부양성 그리고 긴장의 능력 사이에서 상호작용을 살펴본다. 인간 신체의 이러한 새로운 모델은 이러한 통합된 시스템과 그것들이 긴장을 분산시키며 그 반응들을 조직하도록 협동하는 방식을 이해하는 방법을 우리에게 제공한다. "장력통합성"이란 우리가 움직이는 매 순간 본유적으로 우리의 신체에서 세포수준까지 작용하고 있으나, 모호하지 않고 보다 명백한 걷기 움직임은 매일 약간씩만 존재한다.

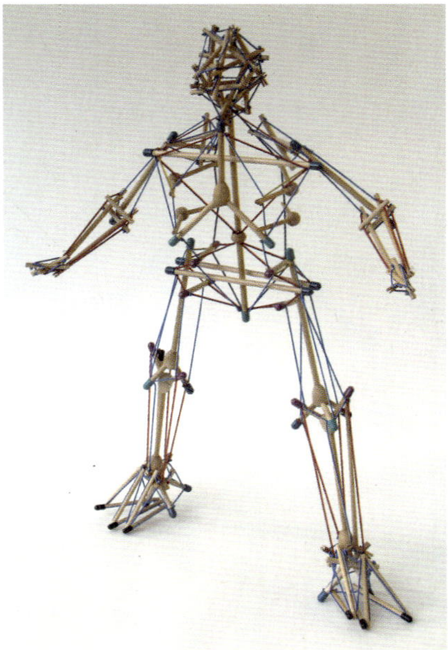

그림 1.11 이와 같이 장력통합성 체계로서 재구성된 신체를 보는 경우에 이 그림에서 보여지는 근골격계의 요소들처럼(실체의 모호한 접근에서), 인체가 힘을 분산시키며 발생시키기 위한 신체의 환경과 상호작용하는 방식을 이해하기 더욱 쉬울 것이다.

딱딱한 요소(뼈)와 탄력적인 요소(근육근막)의 사용은 어느 정도의 미리-스트레스의 존재를 요구한다. 그 구조에 "완전성(integrity)"을 제공하는 것은 "긴장력(tension)"의 기여인 것이다(그리고 Fuller가 장력통합성[tensegrity]라는 단어를 고안하도록 사용한 것은 바로 이러한 두 개의 단어의 조합이었다).

장력통합성 구조의 특징 중 한 가지는 그 구조의 전체에 걸쳐서 긴장력에서 변화 또는 스트레스를 분산시키는 자체의 능력이다. 이것은 변화의 특성에 따라서 긍정적인 것이나 부정적인 것이 될 수 있다. 지나치게 많은 긴장력은 경직에서 증가와 가능한 붕괴로 이끌릴 수 있는 한편, 지나친 긴장력에서 감소는 그 구조가 자체의 완전성의 일부를 상실하는 원인이 될 수 있다. 균형잡힌 긴장력은 그 시스템으로 탄력성을 제공하며, 시스템에 자체를 가로질러 힘을 분산시키고, 연결하며, 저장하면서도 여전히 평형을 유지하는 능력을 제공한다. 이것은 치료사가 환자의 보행에 개입할 때 성취하고자 목적으로 삼는 바로 그 핵심인 것이다: 우리는 먼저 역학적인 힘과 연결함에서 불가능함이나 불균형을 인식할 필요가 있으며, 이어서 적절하게 개입함으로써 환자의 시스템에 탄력성을 가져와야 한다.

생물학적 구조 안에서 장력통합성의 완전한 적용에 대하여 일부 논쟁이 존재하는 반면, 그 개념의 수용에서 여전히 증가하는 추세도 당연히 보인다. 장력통합성은 우리에게 인간과 동물의 움직임의 많은 측면을 설명할 틀을 제공한다. 그렇게 함으로 우리는 한 바퀴 돌아 제자리로 돌아오며, 다시 한 번 인간형태를 설명하는 기하학과 구성적인 구조를 이해하도록 사용한다.

하버드의대의 연구원인 Don Ingber는 신체에 이러한 새로운 기하학적 개념을 처음으로 적용했으며, 1980년대에 시작했다. Ingber는 세포의 구조와 기전이 장력통합성을 통해서 설명될 수 있는 방식을 보여주었다. 세포는 본래의 받침을 보유하며, 그것은 역학적인 힘의 전달을 허용한다. 이러한 힘들은 핵으로 세포형태를 알려줄 수 있으며 그것에 의해서 세포의 표현에 영향을 미친다(Ingber 1998).

은퇴한 정형외과 의사인 Steven Levin은 이것을 한 발 더 가져갔으며 골반과 팔이음뼈 그리고 무릎관절이 유사한 공학적인 원리를 사용하고 있음을 설명했다. 그는 장력통합성이 세포, 조직 그리고 전신의 모든 수준에서 필수적인 구성기전이라는 것을 주장했다. 자가-조립(거기에서 세포들이 합쳐지는 방식)의 법칙에 대한 Ingber의 착상에 더해서, 많은 사람들은 장력통합적 요인이 자체의 자연적인 기전을 따를 것이며 훨씬 더 복잡한 사회로 성장하도록 서로 간에 부착하며, 모두가 "긴장력의 완전성(tensional integrity)"의 원칙을 따른다.

엉치뼈는 종종 골반으로 압박적인 고정의 힘(compressional locking force)을 제공하는 핵심요소로서 설명되며, 골반을 함께 유지하도록 위에서부터 뼈들의 누적되는 무게를 사용한다. 또 다르게 엉치뼈가 골반의 양 측면을 벌어지게 갈라주는 하나의 화살촉처럼 작용하는 것으로도 묘사된다. 골반이 수평단면에서 조사될 때(**그림 1.12**), 엉치뼈는 엉덩뼈들 사이에서 매달려 있는 것을 분명하게 보여준다. 그러므로 엉치뼈는 근육근막의 유도-철선으로부터의 긴장력을 사용해서 골반의 양측면을 함께 당겨준다. "나선의 연결선"이란 5장에서, 우리는 엉덩뼈들 사이에서 엉치뼈의 "부유(떠있음)"가 상체와 하체로부터 전해지는 많은 힘들을 중계해 줌으로써 필수적이라는 것을 보게 될 것이다. 엉치엉덩관절은 골반을 통해서 전해지는 힘을 위한 중심축으로서 작용한다.

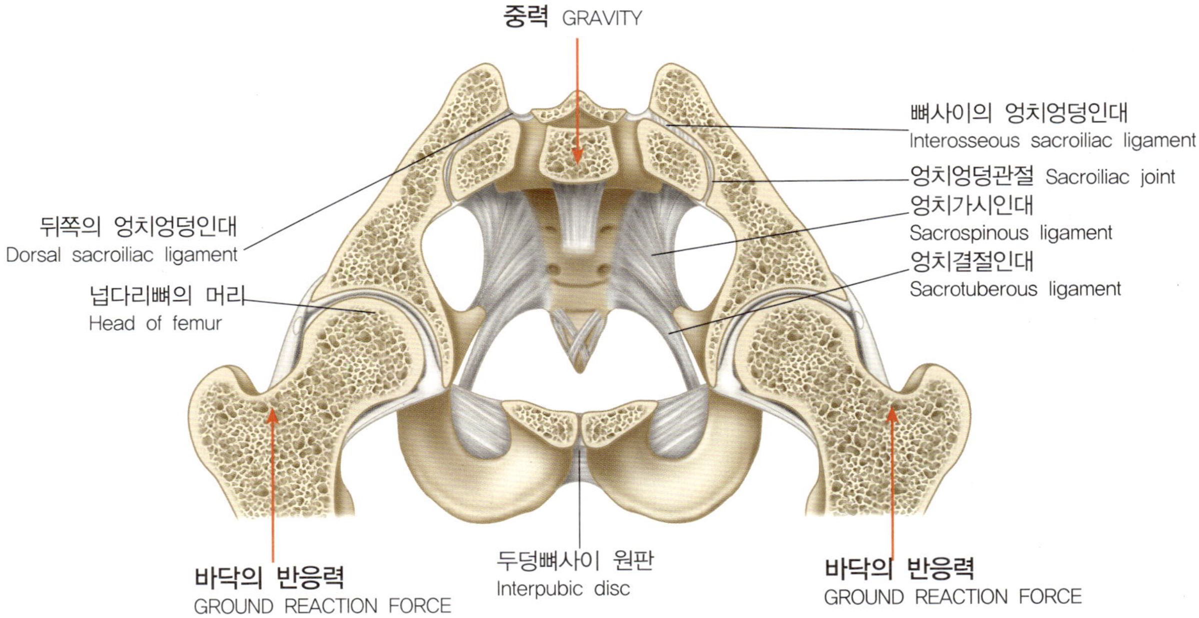

그림 1.12 수평단면에서 볼 때, 엉덩뼈라는 나무 사이에 매달린 해먹(그물침대) 처럼, 엉치뼈가 양쪽 엉덩뼈로부터 매달려 있는 것이 분명하며; 뒤쪽의 엉치엉덩인대는 그 해먹의 버팀줄과 유사하다. Levin은 엉치뼈가 그 관절 내부에서 위와 아래의 중력과 바닥의 반응력으로부터 전해지는 다양한 힘을 중계하도록 관절 내부에서 작용해야 한다는 것을 주장한다. 더욱이, 그는 엉치뼈가 양쪽 엉덩뼈의 압박력에 의하기보다, 뒤쪽의 엉치엉덩뼈 인대의 "접근하려는 힘" (양측면을 함께 끌어당기는 힘)에 의하여 만들어진 긴장력에 의해서 받쳐진다는 것을 주장한다. 그것이 바로 장력통합성의 구조이다 (Vleeming과 동료 2007에서).

위에서 설명한 듯, 장력통합성 구조로 적용된 모든 힘은 그것의 전체를 통해서 분산되며, 비틀림에 대하여 더 깊이 살펴볼 때, 우리는 두 가지 매우 중요한 현상을 보게 된다. 그 첫 번째는 당김의 연결선을 따라서 스스로를 배열하는 긴장력의 요소이며, 그 연결선을 따라서 저항을 증가시키도록 도와주고 있으며– 스트레스에 대항하도록 더 많은 연결선들이 동원되면서, 그 구조를 보다 경직되게(그러므로 더욱 강하게) 만들고 있다. 이것은 많은 생물학적 조직의 중대한 특성이며 –그것들은 스트레스를 받을 때 보다 경직되고, 이것은 보다 그 힘이 강할수록 그것들은 더 많은 저항을 갖게 된다는 것을 의미한다.

장력통합성 구조의 두 번째 특성은 일단 긴장이 제거된 후, 그 구조가 자체의 정상적인 안정의 균형으로 복귀한다는 것이다. 장력통합성 구조는 자립적이며, 자체의 형태를 유지하거나 지키기 위해서 중력의 부가적인 힘을 요구하지 않는다(벽돌의 탑에 비교해 보면, 그 탑은 중력의 압박력이 필요하며 중력에 대하여 각도를 만들 때 모든 완전성을 상실한다). 장력통합성 구조는 외부적인 힘의 에너지를 흡수하는 그리고 이어서 그것을 중립으로 향한 복귀에서 사용하는 내부적인 탄력성을 보유한다. 신체는 이러한 역동성을 효율적인 보행에 적용하며, 운동량, 중력, 그리고 조직을 긴장시키는 바닥으로부터의 저항 등의 상호작용을 이용하며 인체위치가 변하면서, 이러한 긴장력은 복귀 움직임을 도와주도록 분출되며, 시계의 태엽기전과 어느 정도 유사하다.

삼각형 구성 Triangulation

똑바로 서므로, 인간은 장력통합성의 역동적 특징의 한 가지 보다 완전한 이점을 취한다. 우리는 바닥과 오로지 두 개의 접촉지점을 보유함에 의해서 불안정하며, 그 불안정성을 보행의 80% 중 그리고 달리기의 100%(우리가 바닥과 접촉하지 않는 시기인, 달리기의 양발들림 시기는 배제해서)에서 한발로 균형잡기에 의하여 더욱 불안정하게 만든다. 이러한 곡예같은 동작을 처리하도록, 우리는 거기에서 그 힘이 전신을 통해서 전해지는 방식을 변화시켰으며 훨씬 더 많은 3차원적 변형을 허용한다.

바로 선 신체의 장력통합성에서, 압박적인 요소(뼈들)는 탄력적인 긴장의 힘(근육근막)에 의하여 받쳐진다. 받침의 벡터는 결정형성의 구조에 유사한 수학적인 법칙을 따르는 일종의 삼각형화된 패턴으로 배열된다. Levin이 보여준 듯, 삼각형의 트러스(받침대)는 사각형의 받침대보다 그 자체 내부의 힘을 훨씬 더 많이 분산시킬 수 있다(Vleemin과 동료 2007, **그림 1.13**). 신체가 동작의 오직 한 평면만을 거의 사용하지 않으며, 우리가 어떤 움직임을 세밀히 조사할 때 벌어진 사건을 추적하는 것을 어렵게 만들기 때문에, 이것은 반드시 마음에 새겨둘 만큼 중요하다. 각 평면 내부에서 긴장력이 만들어진다: 전액평면, 시상평면, 그리고 수평평면. 나는 순차적으로 그 각각을 다룸에 의해서 이 책에서 이것을 단순화하겠지만, 그 평면들은 모두가 동시적으로 작용하고 있다.

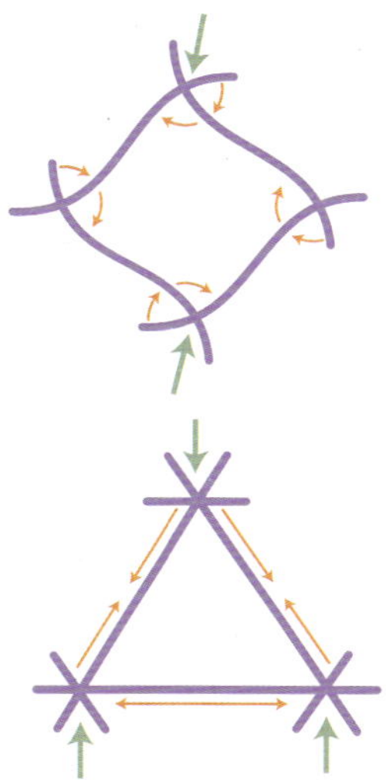

그림 1.13 사각형 기반의 배열은 삼각형화된 구조물과 비교될 때, 스트레스를 받으면 붕괴하는 경향이 있을 것이며, 삼각형 구조물은 자체의 축을 따라서 압박력과 긴장력 모두를 처리할 수 있다.

신체 내부에서 긴장력이 균형을 이룰 때, 수월함의 느낌이 존재하며; Myers가 말한 듯 뼈들은 "긴장력의 바다에 떠있게" 되며, 그 평형 안에서 어떠한 변화도 쉽게 흡수되며 조직의 자연적인 탄성력으로 다시 반동한다(2009). 우리가 이러한 긴장 만들기의 조절요소로서 근육계를 연상하는 것은 손쉬워 보이지만, 근육은 뼈를 자기 자리로 유지하도록 받쳐주는 조직들의 단지 한 요소일 뿐이다. 그 시스템의 주된 조직은 근막성 조직이 된다. 근육은 그 시스템의 섬세한 조율요소로서 필수적이며, 신체의 근막성 조직을 경유해서, 필요할 때 긴장력을 더해주거나 빼준다.

근막 Fascial Membranes

앞서 언급한 듯, 신체의 각 부분과 모든 부분은 결합조직의 섬유성, 근막성 그물 안으로 포장되며, 그 그물은 주로 콜라겐, 엘라스틴 그리고 바탕질(다양한 당과 단백질과 함께 수분으로 구성된 겔-비슷한 액체)로 이루어진다. 근막은 우리 몸의 각 부분과 모든 부분을 함께 이어주며 우리에게 역학적인 및 화학적인 것 모두로부터의 보호를 제공하며 – 근막은 물리적 장벽을 형성하며 근막 내부의 체액은 많은 림프구를 담고 있다. 섬유성 요소는 힘의 전달(근육 수축 또는 외부의 힘에 의하여 만들어진)을 허용하지만, 그것들은 탄력성의 요소와 함께 그렇게 하며, 그 탄력성의 요소는 우리에게 "우리 발걸음에서 스프링"을 제공한다. 이러한 유연성은 조직의 보다 연결선의 개입을, 운동 1.1에서 느껴진 것처럼 하나의 근육근막성 단위를 다른 것에, 이어서 또 다른 것에 이어줌을 통해서 강화된다.

힘은 근육섬유를 따라서 그리고 외부에서 힘줄과 인대 안으로 향하는 곧게 진행하는 연결선의 의미에서 가장 빈번하게 생각된다. 이러한 왜곡은 해부학적 연결선의 설명 안에서도 선천적이지만, 우리가 근막의 널힘줄을 살펴보기 위해서 그리고 해부학적 연결선이 이러한 조직들을 통해서 연결하고 있다는 것을 함께 고려하면, 이것은 일종의 오해인 것이다.

신체 안에서 근막성 포장바깥막의 대부분은 근육조직의 연장부가 된다. 이러한 것들은 종종 "수압의 증폭기(hydraulic amplifiers)"로서 작용함에 의해서 힘을 분산시킴에 중요한 역할을 수행한다(Gracovetsky 2008: Vleeming과 동료 2007에서 DeRosa와 Porterfield). "수압의 증폭기"를 이해하기 위해서, 풍선의 사례를 연상해 보라. 바깥 고무막의 긴장력과 그 바깥막(막)의 안쪽에서 공기의 압력은 풍선 구조 내부의 "단단해지는" 역동성을 만든다. 아무튼 풍선이 충분하게 팽창되지 않았다면, 그 바깥막에서 만들어진 긴장은 부족할 것이다. 풍선은 덜 탄력적일 것이며, 독립적으로 표면 위로 떠 있기 보다는, 그것이 놓여 있는 표면에 맞춰 모습을 변형할 것이다. 반대로 풍선이 지나치게 팽창되었다면, (바깥막의) 고무는 피로해질 것이며 긴장력에 적응하기 위한 자체의 능력을 상실할 것이며 – 결국 터지게 될 것이다. 근육을 감싸고 있는 근막 안에서도, 비슷한 일이 발생할 수 있다.

이것은 먼저 등허리 부위와 허벅지 부위에서 조사되었으며, 거기에서 골반과 허리의 근육들이 힘의 다양한 벡터에서 그리고 상이한 해부학적 깊이에서 고도의 스트레스 하중을 다루고 있다(**그림 1.14**). 수평단면에서, 근육들 주변을 둘러싸고 있는 등허리근막– 허리를 받쳐주고, 안정시키고 또는 움직여주는 –의 후방과 중간 층의 연속성을 볼 수 있다.

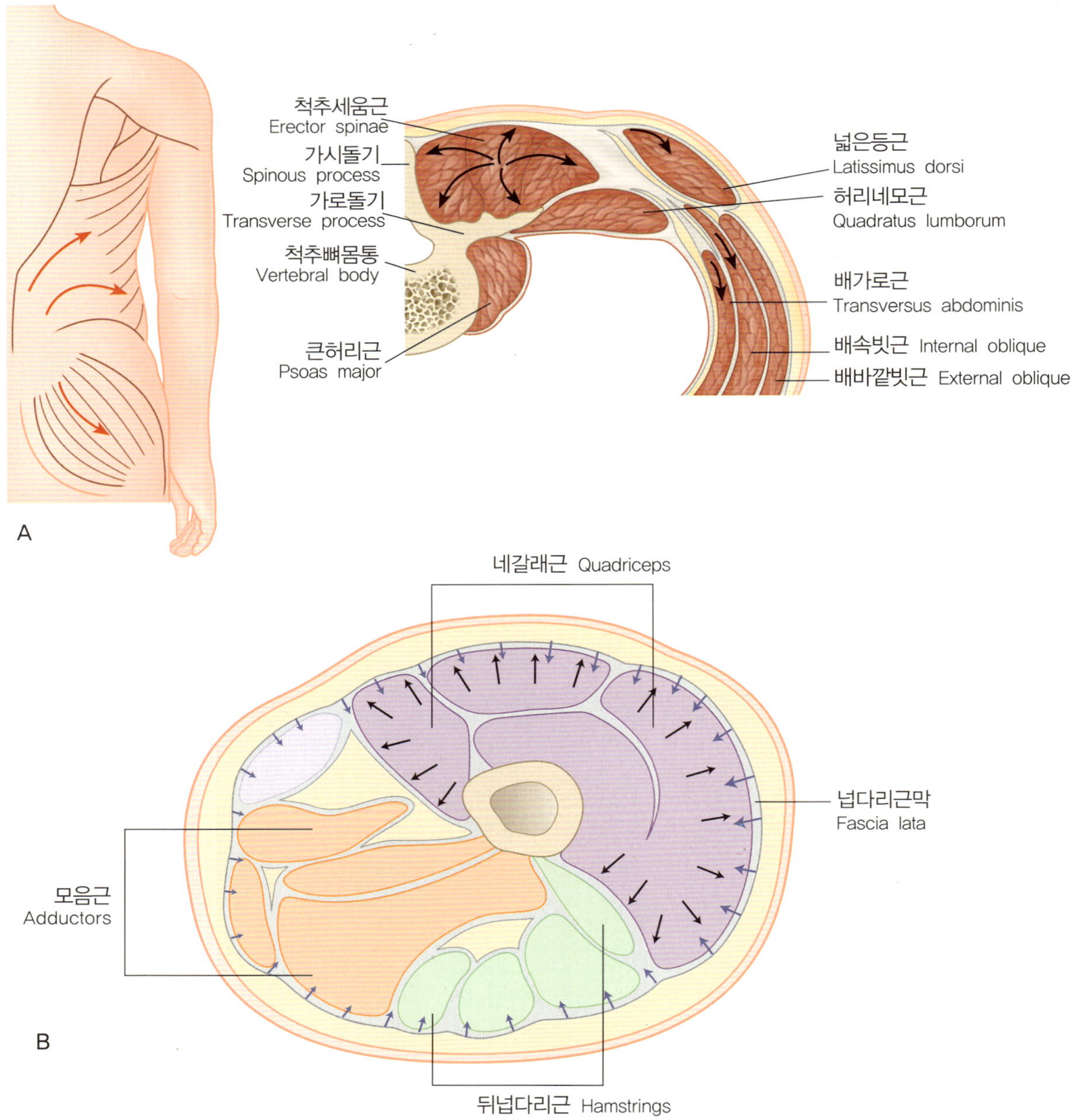

그림 1.14 보행 중, 등허리근막은 큰볼기근과 넓은등근의 상반적인 수축에 의하여 긴장을 받게 될 것이다. 이것은 허리 근육들 주변에서 받쳐주고 있는 근막 내부의 긴장을 만들며, 이어서 허리근육들이 척추를 받쳐주도록 수축할 때 등허리 근막을 밖으로 밀어냄에 의하여 그 근막을 "팽창시킨다." 이것은 일종의 힘-분산 시스템을 만들며 허벅지(A)를 포함한 신체의 다양한 부분들에서 사용된 한 가지 기전이다. 허벅지, 근막 긴장근 등의 근막은 적절하게 명칭이 부여된 넙다리근막긴장근에 의해서 그리고 큰볼기근에 의해서 긴장이 만들어진다. 이러한 두 근육 모두는 사실 근막성 조직의 층에 의하여 둘러싸인다. 이러한 안으로 향하는 힘은 그때 무릎과 엉덩관절을 받쳐주도록 수축하고 있을 아래 놓인 근육들의 밖으로 향하는 힘과 대등하다.

보행 중, 등허리근막을 통해서 연결되는 큰볼기근과 넓은등근의 긴장상태가 존재한다. 이러한 근막성 바깥막과 그것의 더 깊은 연결은 풍선의 바깥막처럼, 긴장될 것이며 이러한 "압축된 바깥막"의 작용력은 그 내부의 근육의 팽창력과 만날 것이며, 수월한 힘 전달과 반동이 가능한 팽팽한 "풍선"을 만든다. 수압 증폭기의 이러한 형태는 30%까지 근육의 수축력의 효율성을 증가시킬 수 있으며, 비록 근막절개술(아래에 존재하는 압력을 완화시키도록 근막을 잘라냄)에서처럼 근막성 바깥막이 어려움에 놓일지라도, 그 효율성은 10−16% 정도만 감소될 것이다(Parker와 Briggs 2007).

그것들이 전해주는 힘과 깊이의 의미와는 별개로, 이러한 근막의 바깥막들 모두는 "그물눈 모양의" 또는 "느슨한 결합의" 조직으로 알려진, 체액이−풍부한 근막성 조직의 상이한 유형들에 의하여 서로 간에 연결된다. 이러한 조직은 종종 국소적인 함수작용에서 변화를 받기 쉬우며, 상이한 층들 사이의 연관적 움직임을 억제하는 유착을 만든다.

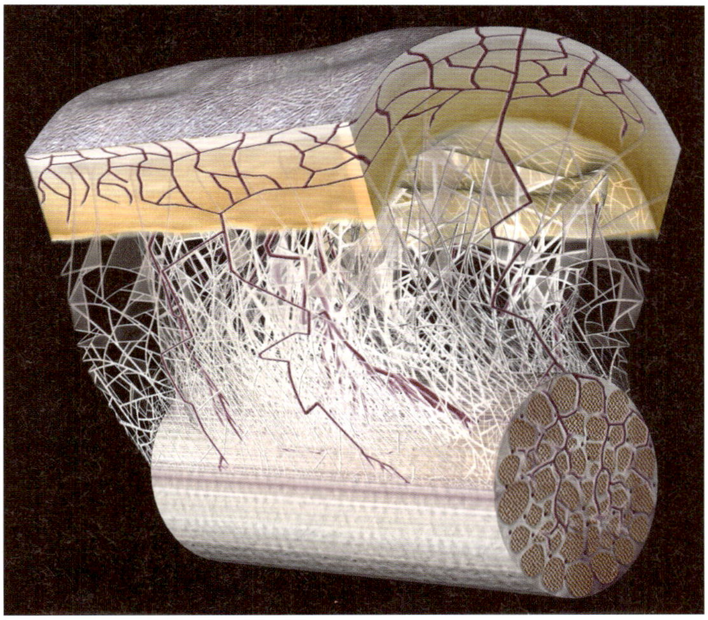

그림 1.15 바로 그 액체성 그물눈의 조직이 근막처럼 콜라겐과 엘라스틴 섬유를 담고 있지만, 바탕질의 상당히 높은 집중도 안에 놓여있다. 이러한 순응성의 조직은 근막의 층들을 이어주며 포함된 그 힘의 벡터에 대한 자체의 배열에 적응함으로써 움직임을 도와준다. Dr. J.C. Guimberteau와 Endovivo 프로덕션의 허가된 사진

경직 Stiffness

나이와 함께 증가하는 경직상태의 이른 아침 형태가 아닌 그보다는 변형에 대한 조직에서의 저항에 더 가까운 경직은 신체의 필수적인 특징이다. 신체의 골격구조는 선천적으로 불안정하며, 개별적인 뼈는 휘어진 표면으로 서로 간에 마주하고 있다. 물렁조직의 한 가지 역할은 외부 힘의 압박 하에서도 뼈가 붕괴하지 않도록 보장하기 위해서 시스템으로 저항 또는 경직을 제공하는 것이다.

물렁조직은 다양한 방법에서 이것을 제공한다. 첫 번째로, 모든 것들을 자기 자리로 잡아주는 콜라겐과 엘라스틴 섬유들의 역학적인 영향이 존재한다(**그림 1.16**). 섬유들의 두 가지 형태 모두는 "탄력적"이며, 자체의 정상적인 안정 길이를 넘어서 늘어나고 이어서 본래의 안정 길이로 복귀하는 것이 가능하다. 엘라스틴은 콜라겐보다 더 많이 길어질 수 있지만, 늘어날 때 콜라겐은 훨씬 더 많은 효율성으로 자체의 중립적인 길이로 반동하게 될 것이다. 이것이 의미하는 내용은 콜라겐이 시스템 안으로 더 많은 탄력적인 에너지를 되돌려주기 때문에, 엘라스틴보다 진정하게 더욱 더 "탄력적"이라는 것이다.

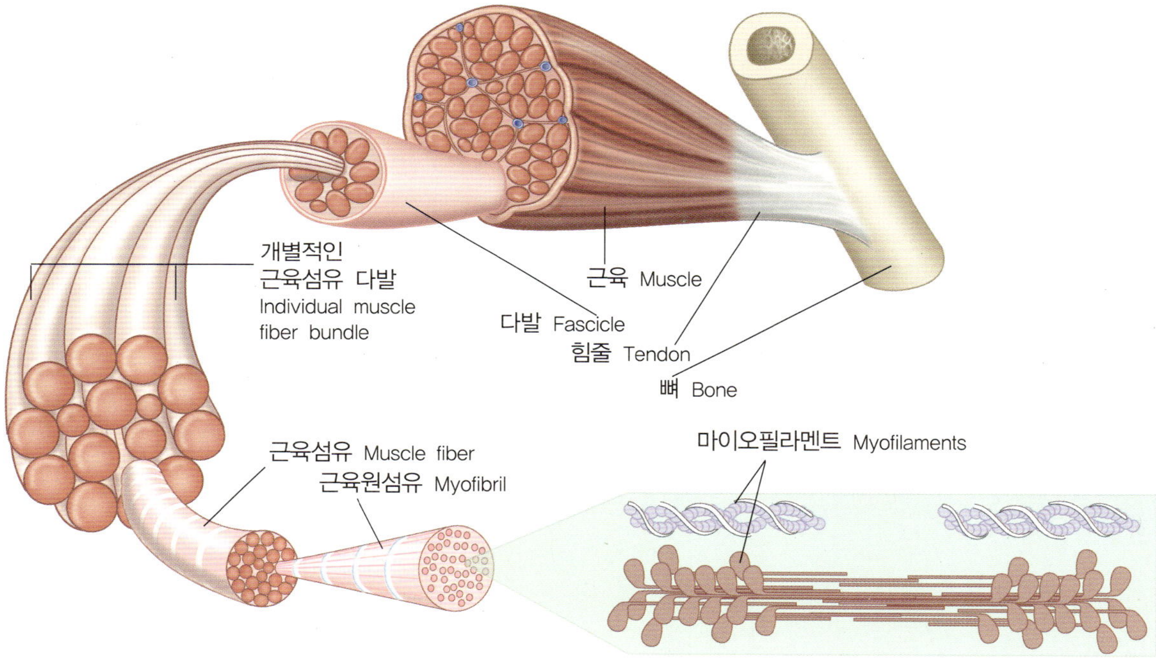

그림 1.16 각각의 근육은 엘라스틴과 좀 더 액체성의 바탕질과 함께 혼합된 콜라겐섬유의 다양한 유형으로 이루어진 연속적인 근막성 주머니 - 근육바깥막, 근육다발막, 그리고 근육섬유막 -안으로 둘러싸인다.

이것의 중요성을 설명하기 위해서, 정상적인 움직임을 살펴볼 필요가 있다. 다수의 실험에서 걷기와 같은 반복적인 움직임 중, 근육섬유의 길이에서 매우 적은 변화만이 존재한다는 것을 보여주었으며, 근육섬유는 등척성 수축을 사용한다(즉, 근육들이 수축할 때 길이가 짧아지지 않으며 – 근육들은 빈번하게 그저 자기의 현재 길이를 유지하고 있을 것이다. **그림 1.17**). 걷기 중 필요한 길어짐은 실제로는 마치 스프링처럼 자체의 안정길이에서 늘어나고 복귀할 수 있는 콜라겐과 엘라스틴 내부의 근막성 조직 안에서 발생하는 것이다.

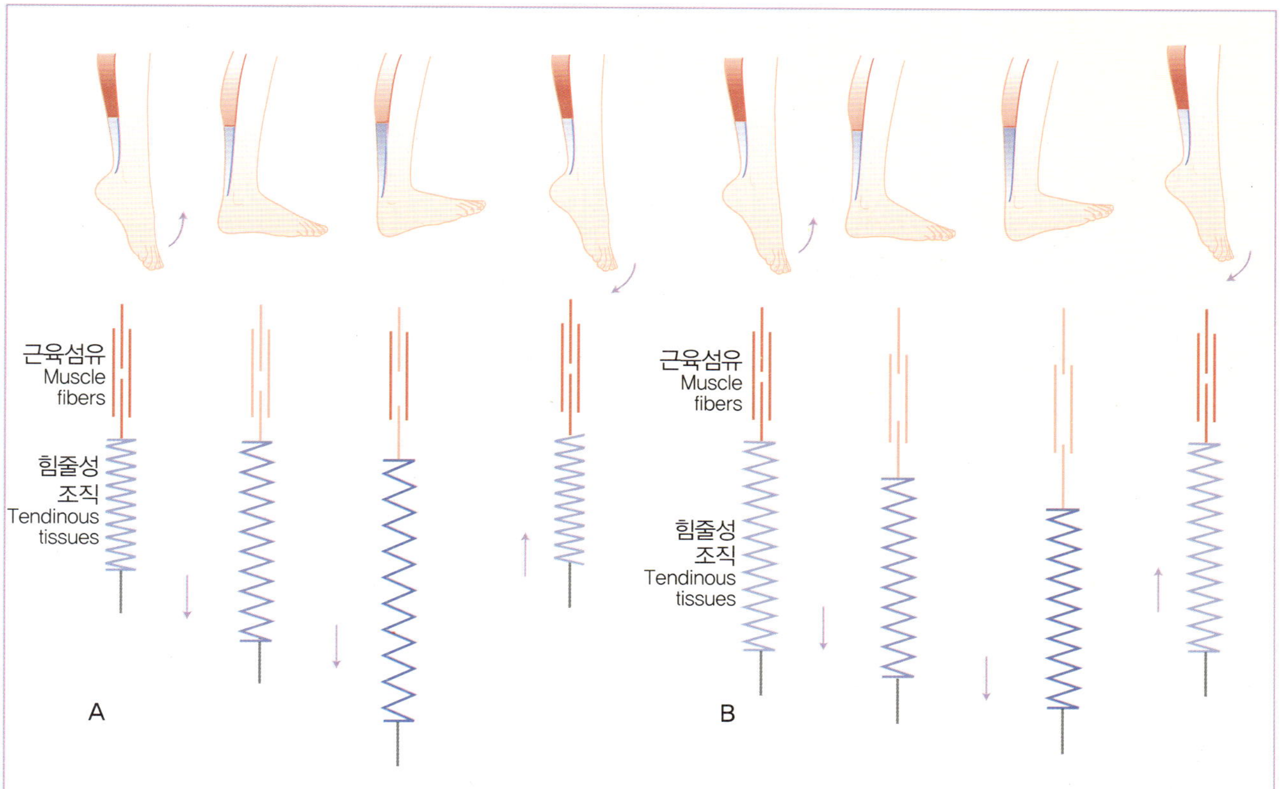

그림 1.17 이 그림에서, 근막성 조직은 "탄력적"조직(Hookean 스프링을 이용하는)으로 그리고 수축성의 근육은 활주하는 필라멘트로서 표현되었다. 일련의 실험에서, Fukunaga와 동료들은 2002와 2006년에 주기적인 움직임에서 근육이 중심적인 그리고 원심적인 수축에서 여분의 작용을 시행하는(B) 대신에 주로 등척적(같은 길이로)으로 유지되는 경향이 있다(A)는 것을 보여주었다.

이러한 배열의 주된 이점은 근막성 조직의 반동이 본질적으로 자유로운 에너지를 제공하고 있다는 것이다. 근막은 신체의 운동량과 그것의 바닥과의 상호작용에 의하여 늘어난다. 액틴과 미오신 필라멘트(수축을 조절하는 근육섬유 내부의 활주하는 요소들)가 근육이 길어지도록 허용하지 않는다면, 그때 그 움직임에서 포함된 힘은 섬유성 조직에 의하여 흡수되어야 한다. 근막성 조직은 운동학적 에너지를 흡수함으로써 위치에너지로 전환시키고 있는 것이며 이어서 그 에너지를 신체시스템 안으로 다시 운동학적 에너지로 배출시키고 있다. 신체의 상이한 부위들에서 근막 조직이 상당히 광범위하게 달라지기 때문에, 개별적인 근막성 조직 안에서 만들어진 늘어남과 반동의 양에 대한 정확한 수치를 제공하는 것은 불가능하겠지만, 그 시스템 안으로 되돌려진 에너지의 93% 정도가 될 수 있을 것이다 (Mc Neill Alexander 2002).

다시 한 번, 우리는 효율성을 추구하는 신체의 내적 동인(drive)이 작용하는 것을 볼 수 있다. 근육의 능동적인 중심성의 및 원심성의 수축은 에너지가 많이 소비되며, 아데노신삼인산(ATP)과 당분의 교환을 요구한다. 근육섬유가 등척성 수축으로 유지될 때 더 적은 연료만이 필요할 뿐이다. 효율적인 보행의 시금석 중 하나는 능동적인 근육의 수축의 부재가 될 것이며, 근막성 조직의 반동효율성을 극대화시키는 것이다; 편안한 보행 패턴은 반드시 신체의 최대 유산소 수용력의 약 38% 수준만을 사용해야 한다.

근막의 효율성 Fascial Efficiency

나는 어린 시절의 걷기를 기억할 수 있다. 네가 지쳤구나 라고 말하는 것은 흔하지 않았다. 그 탐험의 목표를 완수하는 것이 일반적이었다.
— Katharine Hepburn

걷기에서 근막의 역할이 의미하는 것은 우리가 근육에 대하여 생각하는 방식을 변화시킬 필요가 있다는 것이다. 중심성의, 원심성의 그리고 종종 등척성의 수축을 통한 움직임에 대한 고정 관념은 인체가 여러가지 기능에서 작용하는 방식이 아닌 것이다. 근육은 시스템을 조절하는 경직으로서 작용한다. 마치 필라테스 강사가 고객이나 그 운동에 맞추도록 리포머의 스프링을 바꾸듯이, 역시 신경근육근막성 시스템은 일정한 계산적인 작업과 우리가 여전히 완전하게 이해하지 못하는 그 일, 그 조직 내부의 힘에 맞추도록 자체의 스프링을 조절하는 것이다.

위에서 설명하듯, 신체는 그 자체를 하나로 함께 이어줄 어떤 것을 필요로 하며; 그것은 뼈의 미끄러운 말단부로 인해서, 주변의 조직들로부터 부수적인 받침이 필요한 뼈의 포장재이다. 뼈 사이의 대립면인 관절은 미리 예견된 방향에서 접히고, 굽어지며, 회전하거나 펴진다. 그러므로 뼈는 몸 안에서 힘을 유도할 수 있으며; 네갈래근이 수축하면, 그 힘은 무릎을 펴주도록 무릎뼈를 통해서 전해진다. 그렇지만, 신체와 바닥 사이에서 상호작용을 살펴볼 때, 그 관계가 역전된다: 네갈래근의 수축을 유발하도록 네갈래근으로 힘을 전달하는 것은 그 충돌(뒤꿈치닿기)에서 무릎의 굽어짐이 된다.

이러한 기능의 역전은 중요하다. 우리가 바닥의 표면과 충돌의 일부 형태를 포함하는 움직임을 조사할 때, 움직임을 만드는 것은 근육이 아닌, 관절의 수송효과가 된다. 관절은 최소의 저항의 경로를 통해서 지형을 통과하는 물길의 방향을 결정하는 마치 마른 강바닥과 같다. 걷기에서 뒤꿈치닿기와 같은, 신체에서의 정상적인 충격을 만드는 모든 움직임은 운동량의 감속을 필요로 할 것이다(그리고 나는 걷기에서 포함된 주요 관절들의 모든 작용을 추적한 후 다음 장에서 신체가 이것을 수행하는 많은 방법들을 개략적으로 설명할 것이다).

매번의 발걸음을 위해서 통상적인 원심성/중심성 수축을 사용함은 자원(에너지)의 상당한 양이 필요할 것이다. 신체는 지속적으로 근육의 액틴과 미오신 필라멘트를 연결시켰다 풀었다 해야 할 것이다. 우리는 종종 토요일 오후에 사랑하는 사람과 함께 쇼핑하거나 박물관 주변을 돌아다니는 것과 같은 상당히 많은 멈추기와 다시 걷기를 포함하는 돌아다니기를 나갈 때, 움직임의 이러한 유형의 근육작용의 영향을 빈번히 느끼게 된다. 지속적인 멈추기와 다시걷기는 더 많은 근육의 노력을 요구하며 다른 보다 더 효율적인 기전을 작동하도록 허용하는 더 오랜, 균등한 속도의 산책을 나가는 것보다 훨씬 더 피로하게 된다.

걷기의 반복적인 동작에서, 우리의 스프링의 감김은 무의식적이다. 외견상으로 척수가 그 움직임을 조절함에서 별로 관여되지 않을지라도 – 담당하고 있는 것은 근막 조직 안에서 역학수용기와 근육의 주변 "조절요소"들 사이에서의 국소적인 연관성이 된다. 가장 효율적인 경직의 수준을 찾아냄으로 인해서, 신체는 탄력적 반동의 이용을 최대화시키며 신진대사 비용을 최소화시킬 수 있다.

변형과 탄력성

젊지만 자신들이 빠르게 보행의 습관을 올바르게 깨달을 수 있다면,
그들은 유연한 시기 동안 자신들의 행동에 훨씬 더 많은 주의를 기울여야 할 것이다.
— William James

위에서 보고된 Fukunaga의 실험(**그림 1.17**)에서 보았듯이, 관절의 힘–유도의 영향은 걷기와 같은 반복적인 동작에서 근막의 변형(Deformation)으로 이어진다. 변형은 모든 압박력, 전단력 또는 긴장력으로서 정의된다. 나는 조직 안에서 스트레스를 만들어서 조직을 늘려주는 긴장력의 발생에 집중할 것이다. 조직이 길어지는 정도는 나이, 함수작용, 그리고 영양상태를 포함하는 많은 요인들에 달리겠지만, 그것은 또한 모든 근막이 동일하지 않으므로, 조직의 질적인 면에도 의존한다. 일부 근육근막은 더 많은 결합조직을 보유할 것이며, 이것은 자체의 탄력성(그것의 길어지고 본래의 위치로 되돌아오는 능력)에 영향을 준다. 예를 들어, 장딴지근, 넙다리빗근 그리고 반막모양근의 구성에서 분명한 차이가 존재한다(**그림 1.18**). 수동적인 힘커브(이것은 개별 근육 안에서 결합조직의 탄력성을 측정한다)는 장딴지근의 더 큰 경직을 설명하며 늘어남에 대한 그 근육의 저항이 넙다리빗근과 반막모양근 보다 훨씬 빨리 시작하는 방식을 보여준다. 이것은 장딴지근의 결합조직이 그것의 움직임에서 보다 이르게 늘어난다는 것을 그리고 보행의 효율성에 대하여 중대한 특징인, 그 근막이 늘려지도록 더 많은 에너지를 요구한다는 것을 의미한다.

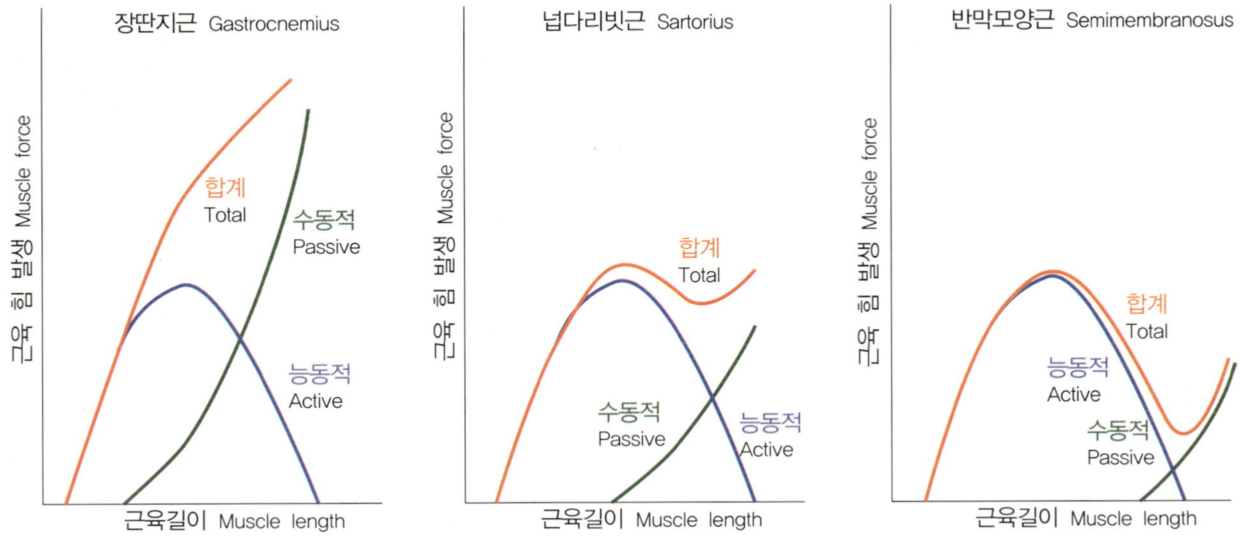

그림 1.18 1968년의 Wilkie에 의해 이루어진 연구를 기반으로, Komi(2011)는 장딴지근이 보다 짧은 섬유다발을 보유하며, 이것은 넙다리빗근과 반막모양근처럼 보다 긴-섬유의 근육들보다 늘어나기 어려울 것임을 의미한다. 이것은 이러한 늘어남의 힘을 장딴지근의 결합조직 안으로 보다 짧은 가동범위에서 전해줄 것이다(장딴지근은 이러한 이유에서 더 많은 결합조직을 보유한다). 보다 높은 역학적인 스트레스를 받는 신체 부위는 그 여분의 하중부하를 처리하도록 다수의 전략을 사용할 것이다. 이러한 전략 중 하나는 상당히 많은 양의 결합조직이 되며, 이것은 그 부위를 보호해주며 그 힘이 흡수되고 에너지로 다시 배출되는 것을 허용한다. 우리는 나중에 거기에서 근육 섬유들이 비스듬한 각도에서 힘줄로 부착하는 방식인 날개모양화가 이러한 시스템으로 효율성을 더해준다는 것을 보게 될 것이다.

예를 들어, 장딴지근의 결합조직을 늘려줌에 의해서, 에너지의 축적을 만들고 있다. 대부분의 유기물질은 어떤 형태를 보유하거나 탄력적 능력의 어느 정도를 보유하며; 그것들은 늘어나는 것(변형)이 가능하며 자체의 본래 길이로 되돌아올 수 있다. 예를 들어, 고무줄이 되며, 이것은 늘어나기 위한 작업이 필요하지만 자체적으로 그것의 본래의 상태로 반동할 것이다. 고무줄을 당긴다면, 당신은 그것을 늘리기 위해서 필요한 에너지를 느낄 것이며, 고무줄을 당신의 손가락에 대고 튕긴다면 반동을 위해서 이용할 수 있는 에너지를 분명하게 경험할 것이다. 걷고 있는 신체의 움직임에서, 중력과 바닥의 반응력의 자연적인 압박을 통해, 탄력적 조직은 지극히 수동적으로 늘려진다("하중을 받게 된다").

반동과 함께 되돌아간 에너지의 양은 항상 늘어남을 만든 정도와 일치하지 않지만(일부 에너지는 시스템 안에서 소실되며), 능률의 의미에서, 결합조직은 지극히 효율적이며: 에너지의 93%까지 시스템으로 되돌아가게 된다. 이것은 걷기 중 사용되고 있는 에너지의 상당량이 거의 "자유"로우며–이것은 근육의 능동적인 수축과 산소의 사용을 요구하지 않는다. 일부 측정방법에서 달리기 중 필요한 힘의 17% 가량이 양발의 아치의 반동으로부터 나오며 걷기의 16%는 아킬레스 힘줄로부터 나온다고 계산되었다(Blazevich 2011).

그 시스템에서부터 에너지 상실은 이력현상(hysteresis)이라고 언급한다(**그림 1.19**). 일부 에너지 상실은 그 조직의 점성도(viscosity)에서 기인하며, 점성도는 변형에 대한 조직의 저항이다. 점성도는 포함된 조직의 화학적인 성질과 조성에 따라서 상당하게 달라지며, 그것들의 전부는 조직반동에서 약간의 지체를 만들 수 있다.

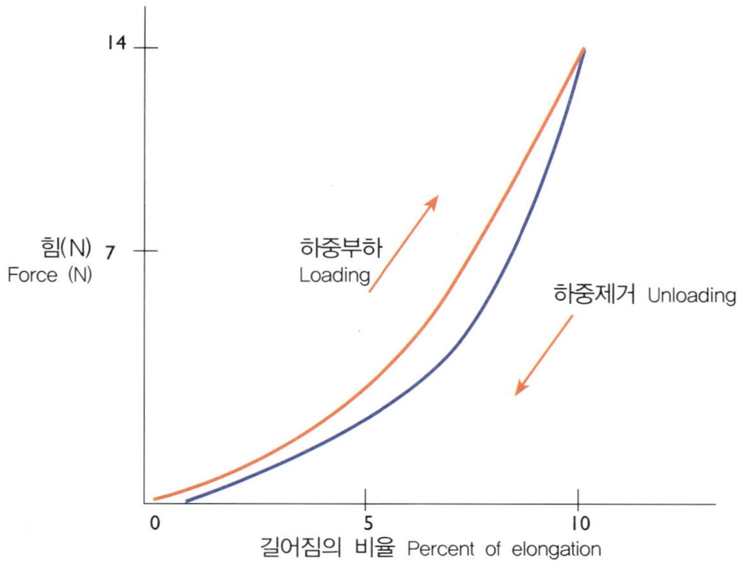

그림 1.19 이 그래프는 결합조직을 늘리도록 필요한 힘의 양의 비선형적인 특성을 보여 준다(즉, 늘리기의 두 번째 센티미터에서 그 첫 번째 센티미터에서 필요한 힘보다 더 많은 힘이 필요하다). 아래 쪽 파란색 선은 안정 길이로 그 조직의 탄력적 복귀를 나타낸다. 진정한 효율성의 시스템에서, 그 두 개의 선이 일치할 것이다(즉, 동일한 힘이 시스템으로 되돌아온다). 그 두 선 사이의 간격은 이력현상, 그 조직의 선천적인 특성 등으로 인한 상실된 에너지를 보여준다).

점성탄력 viscoelasticity

결합조직 내부의 점성도는 양날의 칼과 같다: 그것이 우리에게서 이용할 수 있는 반동에너지의 일부를 빼어가는 한편, 그것은 각별히 중력에 대한 자체의 투쟁에서 신체의 운동량의 한 부분도 흡수하며, 그렇게 함으로써 그것은 근육으로부터 작업부담의 일부를 제거한다. 결합조직은 종종 특성들의 이러한 조합으로 인해서 점성탄력성으로서 언급된다.

근막, 바탕질 내부에서 액체성 요소는 단백질과 당(아미노글리칸)으로 이루어지며 비선형적인 방식에서 행동한다. 때때로 비-뉴튼의 액체로서 언급되는 것처럼(소위 그것이 선형적인 "뉴튼-접근"방식에서 힘에 대하여 반응하지 않기 때문에), 바탕질은 "점성도 물질"이 될 수 있으며, 힘이 빠르게 적용될 때, 그 시스템을 위해서 더 많은 경직을 제공할 수 있다.

플라이오메트릭 운동에 대하여 하타 요가-형태의 느린 늘리기를 비교할 때, 이러한 반응을 느꼈을 것이다. 플라이오메트릭의 보다 급격하고, 보다 빠른 움직임은 서서히 주어지는 움직임과 비교해서 조직 내부에서 종종 선형적인 반응을 만들게 되며, 이것은 보다 많이 흩어지는 효과를 보유한다. 점성은 열(북극에서 스트레칭에 대하여 비크람 요가 강습을 비교하면) 그리고 조직의 함수작용(바탕질은 지극히 친수적이며 액체성을 유지하도록 물 분자를 잡아둘 필요가 있다) 등을 포함하는 다수의 요인에 의하여 영향을 받을 수 있다. 이러한 기전은 걷기 중 작용하며: 한 관절이 감속시기 중 움직이도록 권해질 때- 뒤꿈치닿기 이후, 그 시스템이 중력과 바닥의 반응력을 흡수하도록 작용하고 있을 때

–점성의 바탕질은 조직을 경화시키며 그것에 의해서 근막의 섬유가 더 많이 하중을 받도록, 탄력적 반동의 더 많은 이점을 취하도록 허용한다.

신장 반사

조직의 탄력적 스트레칭은 신체를 위해서 몸의 역학수용기와 많은 고유감각수용기들을 자극한다. 근막 내부에서 늘어남을 감지하는 근방추는 특히 신장반사궁을 작동시킬 것이다(**그림 1.20**).

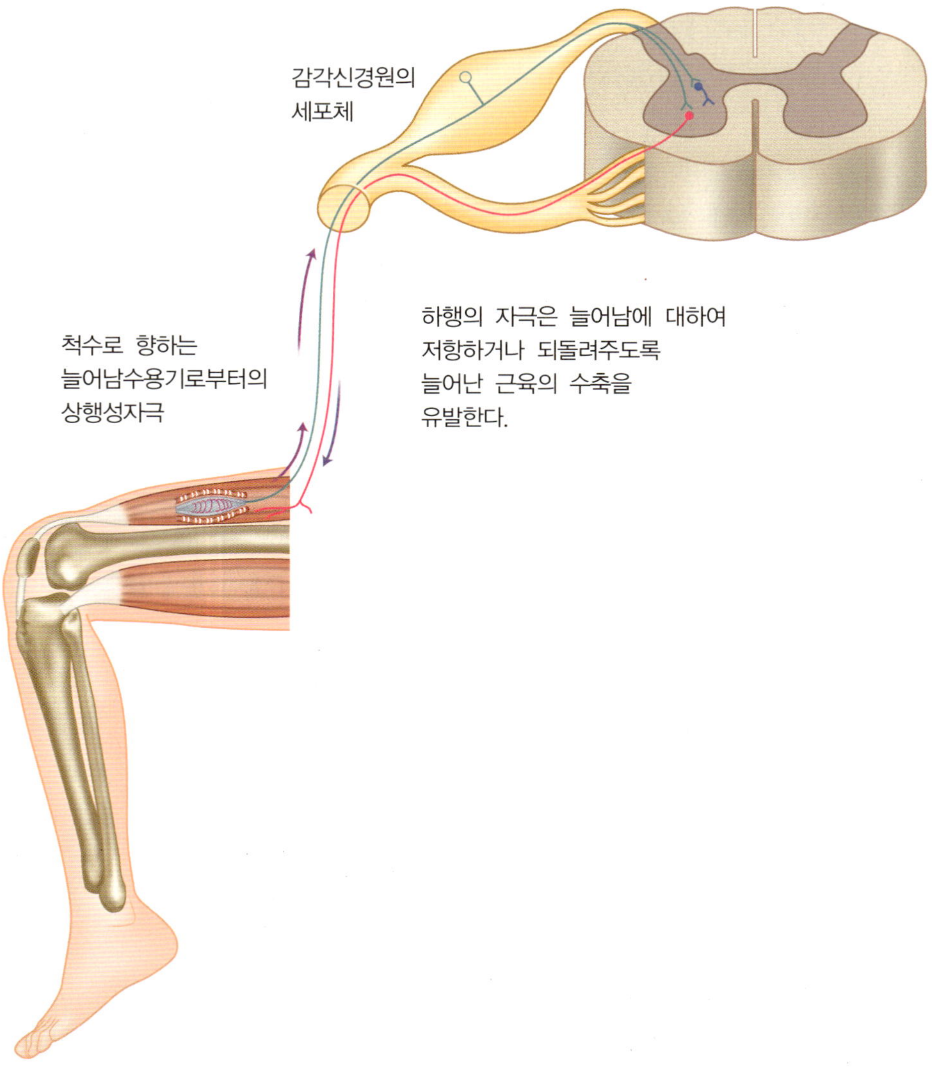

그림 1.20 근육근막의 늘려줌은 근방추에 의하여 감지되며, 이것은 척수로 신호를 보낸다. 척수는 근육에 수축하라는 하행의(운동의) 신경신호로 반응할 것이다.

반사궁은 근육의 수축을 만들며, 이 수축은 주로 등척성이다. 이어서 신체 움직임의 더 많은 감속작용은 결합조직에 하중을 부하하며, 결합조직은 마침내 거기에서 자신을 더욱 늘려주려고 요구된 힘이 탄력적 섬유들의 증가하는 경직에 의하여 흡수되는 어느 한 지점에 도달한다. 일단 거기에서 섬유를 늘리고 있는 힘이 결합조직 섬유 내부의 긴장력과 같아지는 지점에 도달한 후, 섬유는 스프링의 한 끝에서 반동하고 있는 웨이트처럼, 반동하기 시작한다. 그 시스템에 의하여 상실된 에너지의 양은 최종범위에서 소모된 시간의 양에 달릴 수 있다. 이러한 상환(amortization) 또는 전환의 시기(transition phase)는 반동의 양에 영향을 줄 것이다.

운동 1.2 – 상환운동

이러한 세 번의 점프운동은 탄력적 조직의 하중부하에서 가변성과 차이를 보여준다. 매번의 점프에서 당신이 성취한 그 높이를 확인하는 것과 함께, 당신 자신의 몸에 대하여 무엇이 올바르게 느껴지는가를 살펴본다.

A. 먼저 당신의 머리를 바닥으로 가깝게 가져가지 않고 점프한다(즉, 점프하기 전에 자신의 무릎을 굽히지 않는다). 당신이 오로지 자신의 발목 발바닥굽힘의 힘에만 의존해야 할 것이므로, 이것은 어려울 것이다. 오직 이러한 근육으로만 바닥에서부터 당신이 얼마나 높게 도달할 수 있는가 살펴보라.

B. 이제 자신의 무릎을 굽히며 점프하기 전에 굽혀진 자세로 1분 동안 유지한다. 이러한 점프에서, 자신의 종아리 근육들과 함께 엉덩관절과 무릎관절 폄근의 힘의 이점을 이용할 수 있을 것이다.

C. 마지막으로, 자신의 무릎을 B에서처럼 굽히지만, 쪼그리기로 훨씬 더 아래로 숙이면서, 이어서 거의 멈추지 않고 즉시 밀어올림으로 연결된 움직임에서 점프한다(당신은 아마도 점프 A를 원했을 것이므로). 당신은 부가적인 탄력적 반동의 이점도 느낄 것이다.

B에서의 점프는 강력한 넙다리 근육을 추가했지만 그 변환의 시기에서 너무 많은 시간을 소모했기 때문에, 탄력적 하중부하의 부가적인 에너지를 허용하지 않았다. 이것은 또한 "뮤지엄 워킹(museum walking)"의 효과 중 하나이다: 박물관 안에서 멈추고-걷게 되는 특성은 탄력적인 조직의 자유로운 에너지를 빼어간다. 그러므로 리듬이 중요하며, 이것은 점프하기와 제자리 뛰기와 같은 동작에서도 느껴질 것이다: 지나치게 느리게 또는 지나치게 빠르게 시행될 때 근육은 활동을 하게 되지만, 그 중간의 어딘가에서, 그 움직임은 탄력적 반동의 이점을 취할 것이며 "딱 알맞게" 느껴질 것이다.

이것은 근육의 에너지가 포함되지 않을 것이라고 말하는 것이 아니며, 단지 그 비율이 탄력성을 선호한다는 것이다. 물론 그것은 어떠한 근육근막의 영역이 긴장하고 있는가와 함께, 시행된 동작과 그 사람의 조직 형태에도 의존한다.

리듬은 우리가 근막성 조직으로부터 모을 수 있는 에너지의 양에 영향을 줄 것이다(**운동 1.2**에서 본 것처럼). 이것은 사람에 따라서 현저하게 달라질 수 있으며 조직형태(예를 들어, 느슨하게 또는 팽팽하게 연결된), 함수상태, 연령, 조직의 전신적인 병변 등을 포함하는 다양한 요소에 의존한다. 다수의 실험에서 우리가 상이한 속력에서 움직임의 상이한 형태를 사용하는지 그 이유를 조사했다. 걷기는 달리기와는 다른 전략을 사용하며, 그 두 가지는 전력질주와도 다르다. 에너지 사용의 연구에서 움직임의 형태가 움직임의 속도에 일치하도록 달라질 때마다, 거기에서 효율성의 회복이 존재하며, 더 적은 에너지가 사용된다.

느린 속력으로 달리기는 조직이 그 하중을 받고 있는 방식으로 인해서, 걷기보다 효율성이 떨어진다. 달리기에서 보다 긴 발걸음이 아래로 향하는 운동량을 증가시키며, 근육이 이것을 회복하도록 강요되기 때문에, 이것은 변화의 시기에서 증가된 시간에 의하여 유발될 것이다. 달리기와 비교해서 더 적은 상방으로/하방으로 움직임을 보유한 걷기는 시간당 7.25에서 7.4㎞까지만이 효율적이며, 이 속력에서 우리는 달리기로 전환하려는 경향이 있다(McArdle 2010). 달리기의 증가된 속력은 조직 안으로 위로/아래로 하중부하를 이용할 것이며 그 변화의 시기 안에서 시간의 양은 감소될 것이다. 이것은 말이 걷기로부터 가볍게 뛰기로 구보로 그리고 마지막으로 질주하기로 보행의 양상을 변화시키면서, 말을 통해서 연구되었다. 속력에서 이러한 점진적인 증가는 근육의 작용에서 증가로 필연적으로 이어졌지만, 각각의 보행 변화와 함께, 근막의 조직으로부터 되돌아오고 있는 더 많은 탄력적인 에너지의 이점을 취함으로써 연관적인 효율성이 존재한다(Biewener 1998).

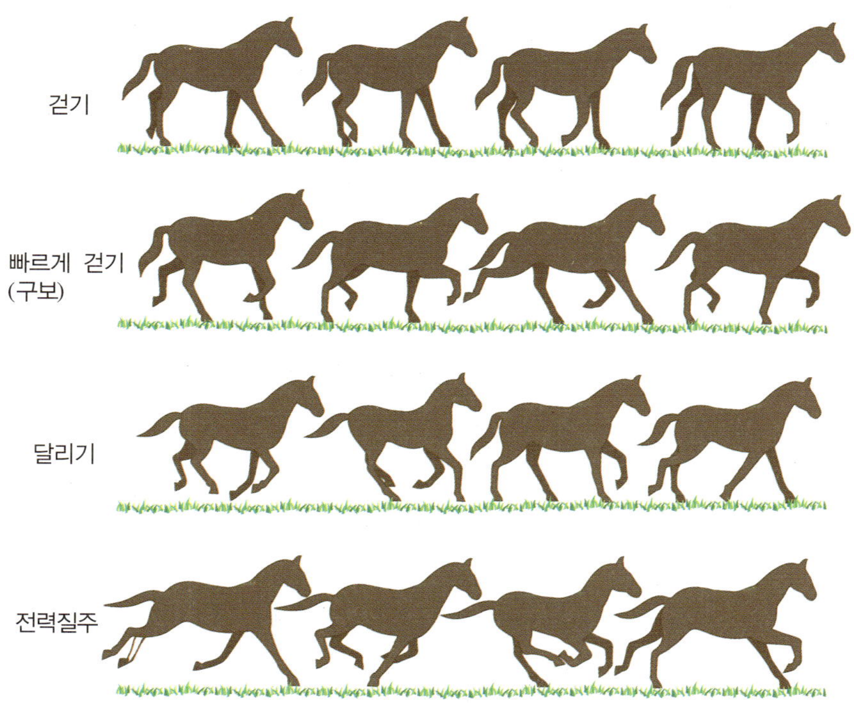

그림 1.21 보행의 개별속도는 신체사용의 상이한 패턴과 연관된다. 발걸음의 길이를 변화시킴은 각각의 "기어 바꾸기"에서 효율성을 최대화시키는 많은 전략 중 하나이다.

상이한 움직임 전략이 탄력적 효율성을 유지하기 위해서 다양한 속도에 맞춰서 사용되겠지만, 그렇게 하기 위해서 우리는 반드시 중력과 바닥의 반응력에서의 다른 변화에도 적응해야 한다. 일부 연구에서 몇몇 아프리카 여성들이 자신의 머리 위에 자기 체중의 20%까지의 하중을 나를 수 있다는 것, 그리고 여전히 걷기에서 동일한 효율성을 유지한다는 것을 보여주었다(Maloiy와 동료 1986; McArdle 2010). 이것에 대한 이유의 분석은 아직 완전하진 않지만, 그 여성들이 여분의 하중(머리에 실은)에 의하여 만들어진, 증가된 아래로의 운동량을 근육의 노력이 아닌 탄력적 에너지로 향하도록 전환시킬 수 있다는 것으로 보인다. 우리는 이 책의 전반에 걸쳐 체중의 이동이 탄력적 하중부하와 반동을 도와줄 수 있는 그 방법을 보게 될 것이다: 수직의 체중 이동은 주로 표면의 전방 및 후방 연결선에 하중을 부여하며, 전액면 움직임은 측방의 연결선에 그리고 수평면에서 움직임은 나선의 연결선과 기능적 연결선에 영향을 줄 것이다.

늘리기 줄이기 주기와 걷기 "모든 보폭은 자동 조절된다."

The Stretch Shortening Cycle and Walking "Every Step Is a Controlled Fall."

늘리기 줄이기 주기(stretch shortening cycle)는 대부분의 정상적인 인간 동작을 위한 바탕이 되며, 이것은 위의 기전들 모두를 이용한다: 신장반사, 탄력적 반동, 그리고 점성탄력성. 이것은 근육을 등척성으로 수축하도록 근방추를 자극하기 위한 준비의 움직임(또는 대립움직임)이 필요하며, 이것이 탄력적 조직의 늘어남을 강요한다. 걷기에서, 이것은 관절에서 자연적인 접힘을 통해서 발생하지만, 던지기 등과 같은 다른 동작들에서 이것은 조직으로 하중을 부여하는 반대의 동작을 사용하는, 종종 근육만의 수축보다는 더 빠르게 될 어떤 움직임을 위한 대립움직임을 통해서 성취된다.

근육은 그 운동량에 의하여 근막성 조직이 늘려지는 것을 보장하도록 움직임을 감속시키기에 충분할만큼 강해야 하므로, 근육의 완전성은 절대적이다. 근육 힘줄 단위는 신체를 위해서 단순한 길어짐과 짧아짐 이상으로 더 많은 일을 하며, "그 단위는 역학적 에너지를 전달하기 위한 단단한 버팀목으로, 역학적인 에너지를 발생시키는 원동력으로, 역학적 에너지를 분산시키기 위한 제동장치로서 또는 탄력적 에너지를 저축하고 돌려주기 위한 스프링처럼 작용할 수 있다"(Sawicki와 동료 2009).

이러한 역할들 모두는 반드시 조화를 이루어야 한다. 어느 한 부위에서 탄력성의 어떠한 상실이든 다른 부위에선 증가된 근육작용으로 이끌릴 것이다. 예를 들어, 주요한 탄력적 기전인 발바닥밀기(push-off)에서 발바닥굽힘을 할 수 있는 능력을 상실하는 것을 생각해 보라. 대부분이 주로 근육이 될, 다리의 어딘가 다른 부분이 운동학적 에너지의 이러한 상실에 대하여 보상작용을 할 것이며, 이러한 중심성 근육 수축은 신진대사의 노력이 필요하다.

요약 Summary

1. 뇌의 에너지 요구로 인해서, 인간신체는 근육작용에 의해서 소비되는 칼로리의 양을 최소화 하려고 노력한다.

2. 똑바로 선 보행의 발달은 다른 작업을 위해서 우리의 손을 자유롭게 만들었으며, 이것은 칼로리－ 절약이나 칼로리 －소모의 이점을 보유했다. 이것은 우리 해부학에서 다수의 변화를 요구했으며, 그 변화가 이 책에서 설명될 것이다.

3. 늘리기 줄이기 주기의 사용은 우리가 정상적인 일상의 움직임에서 동기부여의 선호하는 방법이다. 이러한 번갈음－ 근육의 일정한 길어짐과 짧아짐 －은 액틴과 미오신 요소의 반복된 연결과 떨어짐을 필요로 하며, 이것은 신체 내부에서 에너지의 더 많은 사용을 요구한다. 늘리기 줄이기 주기는 3가지 기전의 이점을 취함으로 일부의 에너지 사용을 제거했다: 감속작용을 시작하도록 조직의 점성탄력성; 근육 조직을 등척성으로 수축하기 위한 신장반사; 그리고 근막성 조직의 탄력적인 늘어남과 반동.

4. 근육근막의 단위의 미리－긴장시키기와 준비의 대립움직임을 통하여 그 단위에 탄력적으로 하중을 부여함은 신체의 역학적인 효율성을 더해주며, 모든 단일한 동작(운동 1.2에서 점프하기와 같은)을 위해서 필요한 에너지를 증가시키는 것과 함께 전반적인 신진대사 비용을 줄여준다.

5. 신체는 그 안에 근육근막성 연속성의 자연적인 설계를 보유하며, 상이한 움직임 전략이 그것들의 많은 부분을 참여시킬 수 있으며, 움직임의 효율성을 더욱 증가시킬 것이다. 이러한 "해부학적 연결선"은 힘을 분산시키도록 도와주며, 탄력적 하중부하를 극대화시키고 또, 다른 분절의 움직임을 도와주도록 하나의 신체 분절의 움직임을 이용한다.

6. "삼각모양화"－ 이러한 힘의 연결선들의 조합을 이용해서 －에 의하여 신체는 오로지 하나에만 의존한다면 신체가 얻었을 것 이상으로 움직임에 대한 훨씬 더 효율적인 조절력을 성취한다. 약간 다른 각도로부터 힘을 부여함은 벗어남(편향)의 영향에 대한 반응에서 보다 세밀한 조정을 허용한다.

7. 신체의 어느 부분이든(주로 바닥 위의 발이 됨) 바닥과 충돌할 때, 관절의 배열은 예측할 수 있는 수송로를 따라서 물렁조직 안으로 그 충돌의 힘을 전하도록 작용한다. 이러한 수송로는 시간의 경과와 함께 적응되었을 것이며 그 충격을 분산시키고 흡수하도록 작용할 것이며; 그것들 대부분은 해부학적 연결선을 따라간다.

8. 관절 내부에서 접힘의 이러한 예측할 수 있는 순서와 방향은 이어서 근육근막의 복귀하는 움직임에서 가장 큰 효율성을 위해 근막의 조직을 긴장시키기 위한 적합한 조건을 만든다.

이 책의 나머지 부분을 통해서, 진화의 과정을 통해서 우리의 구조 안에서 발생한 변화의 효과를 살펴볼 수 있도록 하기 위해서 비교해부학적 요소를 섞어볼 것이다. 나는 우리에게 신체가 운동학적 에너지를 수송하고 이것을 복귀시키는 움직임에서 다시 이용하도록 저장하는 방식의 보다 확실한 지도를 가져야 할 필요가 있다는 것을 보여주길 희망한다. 이것은 먼저 관절과 뼈의 주위에서 발생하는 사건들의 이해가 필요하며, 이어서 나의 스승인 Thomas Myers가 "해부학적 연결선"이라고 언급했던 긴 근막의 사슬을 탐험해 들어갈 것이다.

2 역학적인 사슬

The Mechanical Chain

창조적인 생각을 떠올리고 싶다면 나가서 걸어라. 걷고 있을 때 천사가 당신에게 속삭일 것이다.
— Raymond I. Myers

걷기의 기능 Functions of Walking

Perry는 걷기의 네 가지 기능을 정리한다: 추진력, 기립자세 안정성, 충격 흡수 그리고 에너지 보존(2010). 그것들 각각은 걷기에서 물렁조직의 역할을 명료하게 만들도록 도와준다. 우리는 이전 장에서 에너지 보존을 살펴보았으며, 그러므로 우리는 여기서 앞의 3가지를 살펴볼 것이다.

추진력

추진력에 대해 이해하도록, 1장에서 설명된 근막의 시스템에서 수의적인 및 반사적인 작용과 능력 모두에 관하여 반드시 알아야 한다. 움직임의 대부분은 목적 지향적이다: 우리는 원하는 결과를 생각하며, 우리의 몸은 우리 자신을 그쪽으로 데려간다(걷기가 종종 우리의 머리와 양손을 우리 자신이 있어야 한다고 생각하는 위치로 가져가는 한 가지 방법이라는 것을 명심하라). 우리는 우리 자신의 의식적인 마음속에 연관된 근육구조로 개별적인 그리고 모든 신호를 순차적으로 전송하기 위한 공간과 에너지를 전혀 보유하지 못한다. 대신 앞의 장에서 설명한 듯, 체성신경계가 착수와 직접적인 추진력의 작업을 담당하도록 허용한다.

1장에서 언급한 듯, 관절들의 자연적인 접힘 패턴은 물렁조직의 수송로 안으로 움직임의 힘을 전해주며, 근막성 조직 안에서 내장돼있고 배선을 갖춘 국소적인 고유수용적인 반사에서 반응을 유발한다. 이러한 반사들은 그것들 주위 조직의 작동기전에 대한 반응에서 극소화된 그리고 신속한 조절을 제공하며, 그럼에 의하여 척수로 또는 약간의 지체를 유발하지만, 두뇌로 그리고 그 역으로 올라가는 경로 전체로 보내질 신호에 대한 필요성을 감소시킨다.

기립자세 안정성

인간이 두발로 걷기 위해서, 우리는 한발로 반드시 설 수 있어야 하며, 그리고 한발서기는 바닥과 접촉한 지점 위에서 중력중심을 정렬할 수 있는 우리의 능력에 의존한다. 이것을 성취하기 위해서, 우리의 해부학은 유인원 사촌의 발달 과정과는 다른 방식에서 발전했다. 우리의 이러한 핵심 변화는 엉덩관절과 무릎관절 사이에서 이동각(carrying angle)이며; 인간의 하지는 양발이 정중선과 신체의 중력중심에 보다 가깝게 정렬되도록 안으로 각도를 만든다. 인간－이외의 유인원들에서, 양 무릎과 양발에서 거의 접근하지 않으며, 그들의 종아리가 중력중심에 대하여 상당히 바깥쪽에 위치한다는 것을 의미하며, 그들이 한쪽 발로 서 있게 된다면 그들이 넘어지게 될 것임을 보다 개연성있게 만든다(**그림 2.1**).

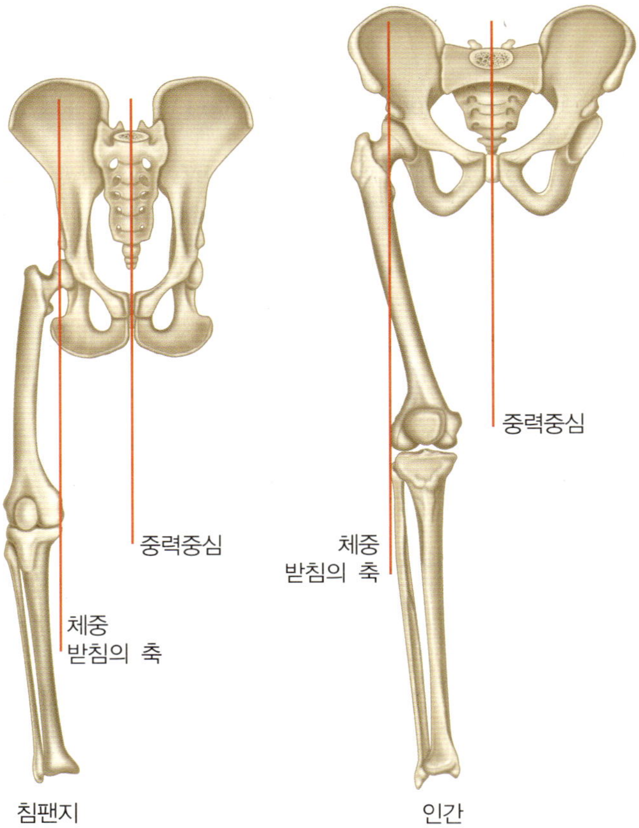

그림 2.1 인간 다리의 비스듬한 각도는 신체의 중력중심의 지지면이 그것을 받치고 있는 다리에 대한 정렬에서 보다 가깝게 가져와지도록 허용한다. 유인원 다리의 수직각도는 그들이 한발로 서 있을 때 그 지지면에 대하여 힘의 작용선을 내측에서 유지하게 된다

걸을 때 인간은 자신들의 발을 정중선에 훨씬 더 가깝게 움직이며, 중력중심 아래로 지지면의 연결선을 가져오도록 도와준다. 남성에게 양발의 평균 벌어짐은 8㎝이며 여성에게는 7㎝가 된다.

우리가 앞서 살펴본 것처럼(**그림 2.2**를 참조), 인간에게서 안정성은 인간 이외의 유인원들 보다 훨씬 더 외측으로 향하는 인간 엉덩뼈의 후면에 의하여 보강된다. 엉덩이 근육들의 근막 방향은 그것이 신체의 외측 중심선을 넘어서면서 달라지며, 그러므로 그 근육들은 엉덩관절을 뒤로 폄과 함께 벌림작용에서 작용할 수 있다. 벌림－ 또는 우리가 그 동작을 "모임의 억제"라고 불러야 하지 않을까 –은 한 다리로 기립하기 위한 능력에서 절대적으로 필요하다. 지지면의 이러한 각도의 대부분은 인간– 이외 유인원의 골반으로부터는 상실되고 있으며, 그들의 지지면 각도는 후방으로 향하고 있으며, 자신들의 엉덩이 근육들을 주로 폄 동작근으로 만들게 되며 –이것이 앞으로 추진력을 주기에는 훌륭하지만, 한발 서기에서 안정성을 만들기에 대하여 그리 좋은 것은 아니다.

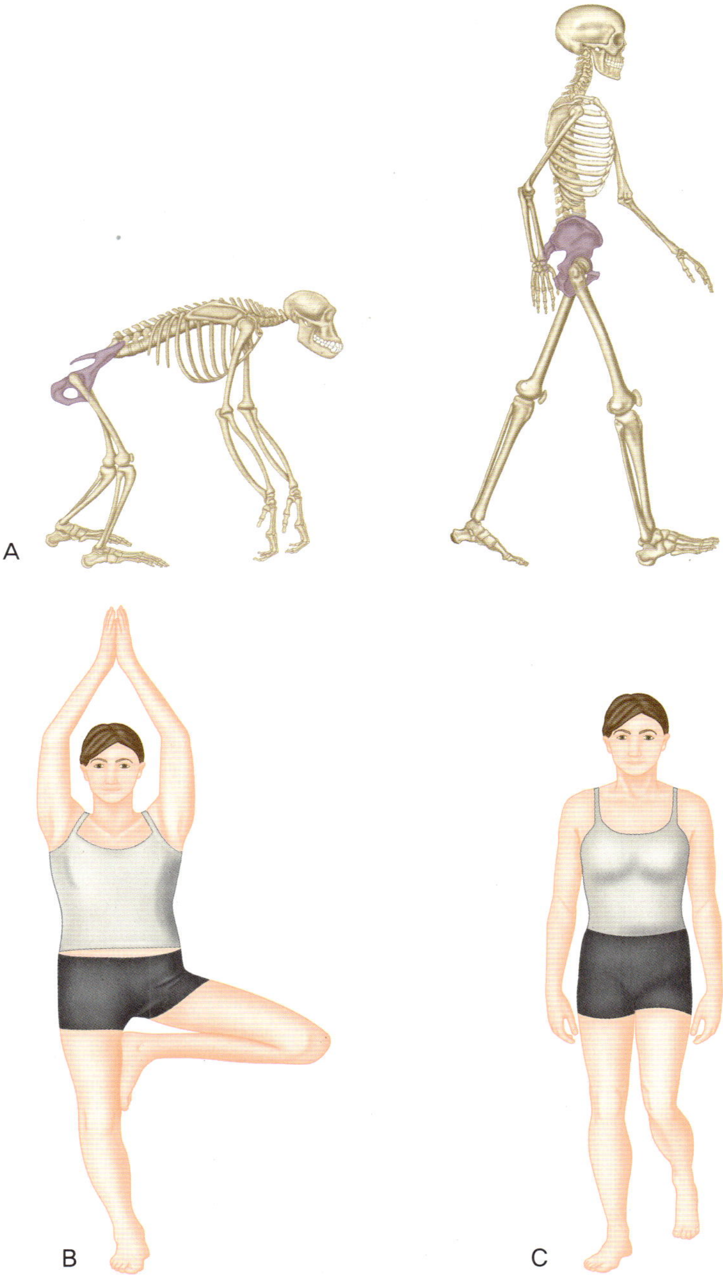

그림 2.2 A. 우리는 각도에서 변화를 볼 수 있으며 이 변화가 진화의 어느 시점 중에 발생했으며, 그것이 인간–이외 유인원의 엉덩관절 폄 근육들이 좀 더 외측으로 향하도록 허용했으며, 이것에 의하여 두발보행의 절대적인 요소인 한발로 서기 위한 능력을 만들어주었다. B. 어느 정도의 시간 동안이라도 이러한 자세를 성취하고 유지하기 위해서, 우리는 위에서 설명한 이동각(무릎의 내측에 위치함 그러므로 발도 역시 내측에 위치함) 그리고 외측으로 향하고 있는 벌림근들로부터 수축하는 힘의 작용선 등이 신체의 중력중심을 좌측으로 쓰러짐으로부터 막아주도록 도와주는 그 방법을 볼 수 있을 것이다. C. 여기에서 한쪽 발(그림에서 좌측발)이 굽힘으로 들려지는 동안 다른 발이 바닥과 접촉을 유지하므로, 우리는 외측방 안정성을 위한 그 필요성을 알 수 있다.

충격 흡수작용

머리를 비교적 안정적으로 유지하기 위해서 인간 보행의 자연적인 올라감과 내려감은 신체의 위쪽으로 전해지기 이전에 분산되어질 필요가 있는 뒤꿈치닿기에 뒤따르는 충돌의 충격을 만들게 된다. 정상적인 보행패턴의 뒤꿈치 닿기는 감속을 위하여 상행하는 그리고 하행하는 필요성 모두를 만들게 된다. 이것은 거기에서 관절 및 물렁조직과 함께 관절의 배열이 우세해지는 부위인 것이다.

충격을 받을 때 바닥으로부터의 반응력, 움직임의 운동량 그리고 신체의 중력중심의 위치 등의 사이에서 상호작용에 따라서, 관절은 자연적으로 접히게 된다. 이러한 자연적인 접힘은 근막 안으로 둘러싸인 고유감각수용기들에 의하여 감지된 물렁조직의 "흐름" 안으로 그 충격에 관한 역학적인 정보를 실어 나른다. 만약 그 역학적인 정보소통이 바르게 작용한다면, 적정한 근육의 힘이 붕괴를 막도록 활성화될 것이다.

위에서 살펴본 듯이 바닥의 반응력을 살펴볼 때, 관절과 근육의 상호작용에 관한 편견의 일부를 바꿔야 할 필요성이 있을 것이다. 우리는 관절들을 가로지르는 움직임의 원동력으로서 존재하는 근육의 능동적인 수축– 종종 의식적인 또는 목표를 향한 작용 –을 보게 되며, 이것은 상체 안에서 우세한 절차이다. 이러한 잘못된 관점은 관절과 근육의 진정한 상호작용을 탐구할 수 없었던 사체로 전기도자와 연결고리를 사용한 근육작용의 초기 연구에서 기인한다.

거기에서 또 다른 표면과 함께 수축을 통하여 힘이 만들어지는 어떤 움직임이 존재할 때, 물렁조직의 작용을 결정하게 되는 것은 관절의 자연적인 성향이며, 물렁조직의 작용이 관절의 움직임에 대한 반응이 되는 근육근막의 고유감각수용기를 이용한다. 예를 들어, 점프에서부터 착지할 때 자신의 무릎을 굽히라고 배웠을 것이지만, 실제로는 그것이 무릎이 할 수 있는 전부일 것이며; 무릎이 할 수 있는 유일한 다른 선택이란 오로지 곧게 펴는 것 뿐이다. 무릎의 굽힘은 그 힘을 강한 넙다리네갈래근 그룹으로 보내주며, 그 근육들은 하방으로 작용하는 힘을 흡수하고, 신체를 감속시키도록 원심적으로 작용할 수 있다(**그림 2.3**).

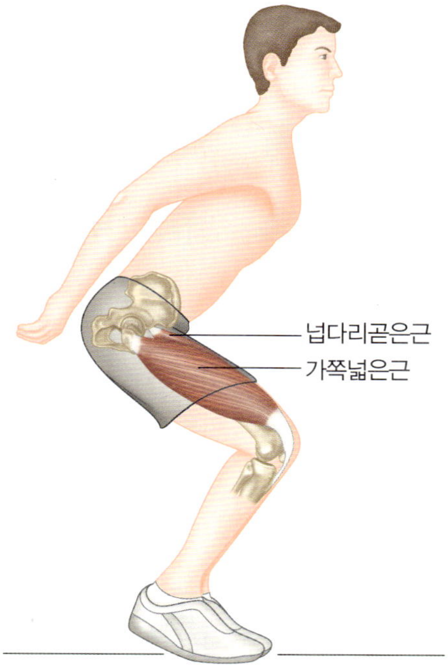

그림 2.3 양 무릎– 그리고 많은 다른 관절들 –은 근육근막성 조직이 자체의 미리 결정된 벡터를 따라서 붕괴함에 의하여 점프동작으로부터 착지하는 힘의 대부분을 흡수하도록 허용한다. 이것은 역학적인 힘을 몸을 감소시키도록 원심적으로 길어질 수 있는 물렁조직 안으로 전달하게 된다.

생체역학적인 사슬에서 보게 되듯이 다수의 관절들은 단지 평형을 유지하는 것뿐만 아니라, 움직임의 효율성도 도와주기 위해서 3차원 상에서 다양한 힘을 흡수하도록 작용할 것이다. 관절은 힘의 벡터를 결정하며, 그것은 신경근육근막의 그물망에 의하여 조절되며, 둘러싸고 있는 물렁조직 안에서 올바른 경직도를 보유한다면, 그 충격은 흡수될 것이다. 그렇지만, 지나치게 많은 가동성이 있거나 근육구조 안에서 선천적 강도가 부족하다면, 연관된 관절의 붕괴가 존재할 것이며, 잠재적으로 관절의 과도한 가동성을 유발할 것이고 어딘가 다른 곳의 근육이 탄력적 에너지에서 상실에 대한 보상작용을 해야 할 필요성을 만들게 된다.

보행의 단계 Stages of Gait

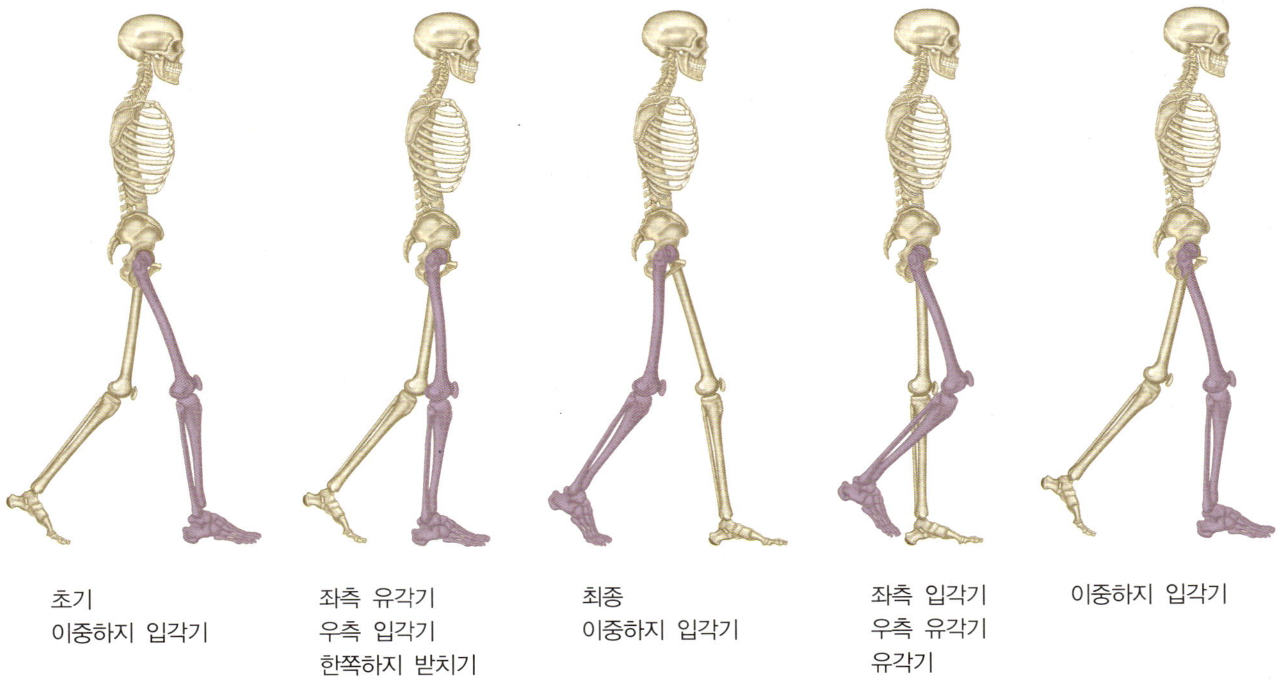

그림 2.4 보행의 단계(Perry와 Bunfield 2010)

보행을 분석함에서 어려운 점 중 하나는 보행이 지속적인 3차원적인 변화를 보유한다는 것이다. 큰걸음(두 발걸음)을 묘사하기 위한 기본적인 단계는 초기 이중하지 입각기/좌측 하지 유각기, 우측 하지 입각기, 한쪽하지 받치기/최종 이중하지 입각기/좌측 하지 입각기, 우측 하지 유각기, 유각기/이중하지 입각기 등으로 개략적으로 설명된다.

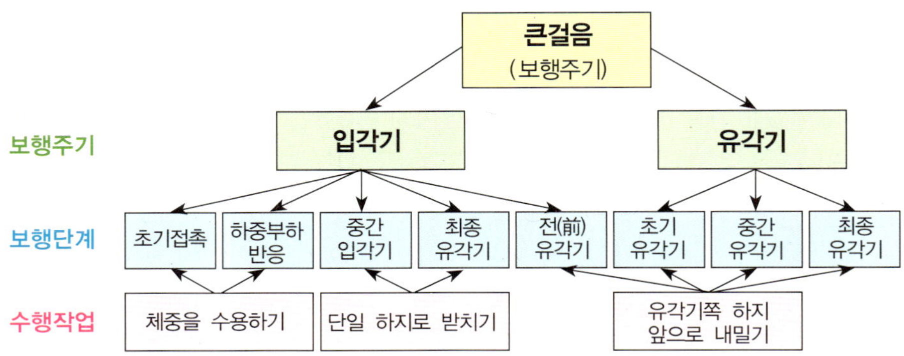

그림 2.5 보행 주기의 구분

이러한 용어들에 익숙함은 당신에게 도움이 될 것이지만, 지금 그것들을 반드시 기억해야 하는 것은 아니다. 이 책을 공부하면서 각 단계에서 무엇이 발생하는가 이해하게 될 것이며, 이 용어들 역시 분명해질 것이다.

골격근 사슬 The Skeletal Chain

관절과 해부학적 연결선

건강한 보행을 정의하는 것은 가동성과 안정성 – 충분하게 움직이며 지나치게 움직이지 않는 것 –사이에서의 균형인 것이다. 먼저 어떤 문제를 살펴보고 이어서 적절한 행위로 개입할 수 있는 그 능력이 치료사로서의 역할인 것이며, 그러므로 우리가 개별적인 해부학적 연결선의 기여요소의 그림을 그려가므로, 우리는 양 방향에서 힘의 전달을 가능하게 만드는 근육근막이 관절을 가로질러 적절하게 관여하도록 허용하기 위해서 개별적인 관절 안에서 반드시 생겨야 하는 그 사건 즉, 일련의 "중요한 사건"으로 그것을 분석해 갈 것이다.

표면의 후방 연결선은 한 가지 손쉬운 사례가 된다: 무릎이 펴져있을 때, 장딴지근과 뒤넙다리근은 서로 간에 상호작용할 것이다. 우리는 단순히 앞으로 숙이기를 시행함으로 이것을 느껴볼 수 있다: 즉, 그 연결선의 이러한 부위를 풀어주도록 무릎을 굽힌 채, 이 동작을 시행한다면 가동범위는 현저하게 증가할 것이다(**그림 2.6**)

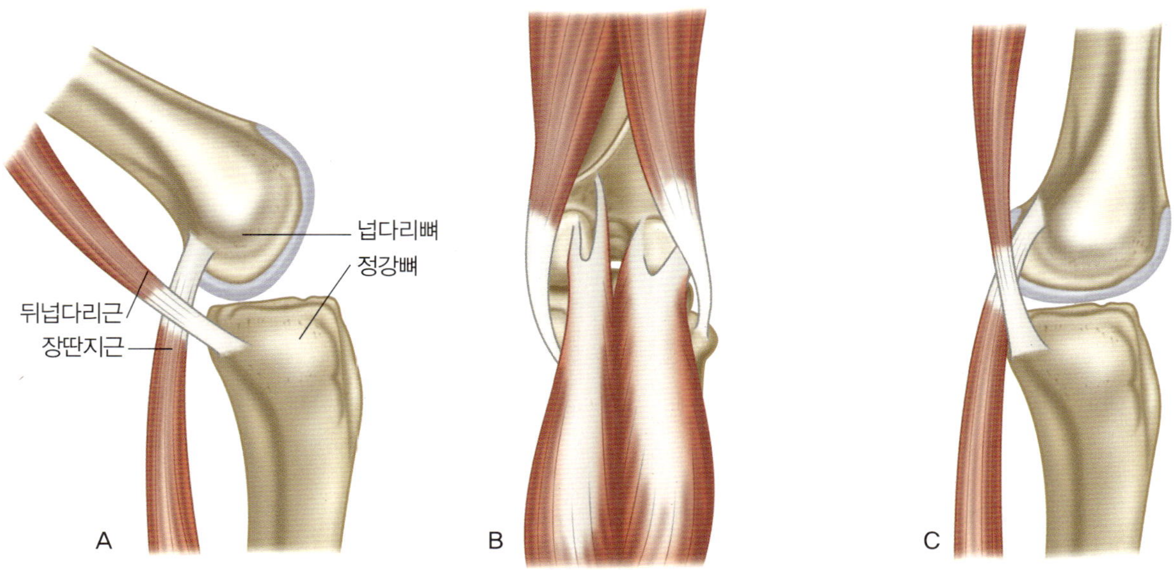

그림 2.6 굽혀진 무릎관절(A)이 폄의 최종범위에 도달할 때(B & C), 그 관절을 가로지르는 조직은 일렬로 배열되며 한 분절로부터 다음 분절로 힘이 전달되도록 허용한다. 이러한 역동성은 동작의 평면 각각을 통해서 어떤 방향에서도 작용할 수 있다. 우리는 이것이 추진력을 도와주도록 탄력적인 힘의 방출인, 투석기효과로 이어지는 근육근막성 "방아쇠"의 발생에서 절대적이라는 것을 알게 될 것이다(3장을 참조). 여기서 보여준 그 사례가 무릎을 설명할지라도, 동일한 원리가 신체의 다른 관절들에서도 역시 사실일 것이며 – 관절을 가로질러서 힘을 전달하기 위해서, 관절들은 반드시 어떤 특정한 가동범위에 도달해야 한다.

그러므로 해부학적 연결선은 우리에게 어떤 조직이 관여하도록 허용될 때 신체가 역학적인 힘을 신체분절을 가로질러 전달할 수 있는 그 방법에 대한 지도를 제공해준다. 이것은 각 관절에서 동작의 올바른 양을(바로 그 "중요한 사건") 요구할 것이다. 그리고 우리가 보게 되듯이, 해부학적 연결선은 우리에게 그것을 통해서 역학적인 정보가 전달되는 경로(철길)도 우리에게 제공할 것이다. 중력, 바닥 반응력, 운동량 그리고 관절의 정렬상태 등의 상호작용에 의하여 만들어진 힘의 벡터를 따라감으로, 우리는 탄력적인 효율성, 추진력, 안정성, 그리고 충격 흡수작용 등에 대한 근육근막성 연결선의 기여정도를 쉽게 이해할 수 있을 것이다.

해부학적 연결선의 다중-연결된, 3차원적인 근막조직은 바닥과의 접촉 시 그 힘 벡터 안에서 적합한 조직을 경화시키기 위하여 충격흡수를 사용하며, 이어서 반대 쪽 방향 안에서 추진력을 도와주도록 저장된 에너지를 사용한다. 이것을 완전히 이해하기 위해서, 우리는 먼저 반드시 보행주기 동안에서 각각의 관절에서의 작용을 분석해야 할 것이다.

관절 움직임 - 실제와 연관성

뼈와 관절의 적응과정의 순서를 통해서 살펴보는 것은 거기에서부터 우리가 물렁조직에 대한 영향을 해석할 수 있는 지식의 일관된 기반을 제공할 것이다. 우리는 걷기에 이용되는 표면과 일차적으로 상호작용하는 가장 일반적인 부위인 뒤꿈치와 발부터 살펴볼 것이다. 골격계의 움직임을 분석할 수 있는 두 가지 방식이 존재한다: 뼈의 실제적 움직임 그리고 골격계 전반에서 연관된 움직임. 예를 들어, 정강뼈는 뒤꿈치닿기 직후에 안쪽으로 회전하며, 이것은 넙다리뼈 역시 안쪽회전 하도록 도와준다. 그렇지만, 두 뼈에서 안쪽 회전의 양은 반드시 동일하지 않으며, 이것은 관절 내부에서 연관적인 움직임을 만들게 된다. 정강뼈가 넙다리뼈 보다 더 멀리 그리고 더 빠르게 움직였다면, 우리는 무릎관절에서 안쪽으로 돌아가 있는 정강뼈를 묘사하게 될 것이다. 관절에서 작용은 하나의 뼈가 다른 뼈와의 관계에서 움직인 정도인 연관적인 동작에 의하여 결정될 것이다. 그렇지만, 넙다리뼈가 정강뼈보다 대체로 더 멀리 그리고/또는 더 빠르게 안쪽으로 돌아갔다면, 이것은 관절에서 연관적인 가쪽돌림을 만들 것이다(**그림 2.7**).

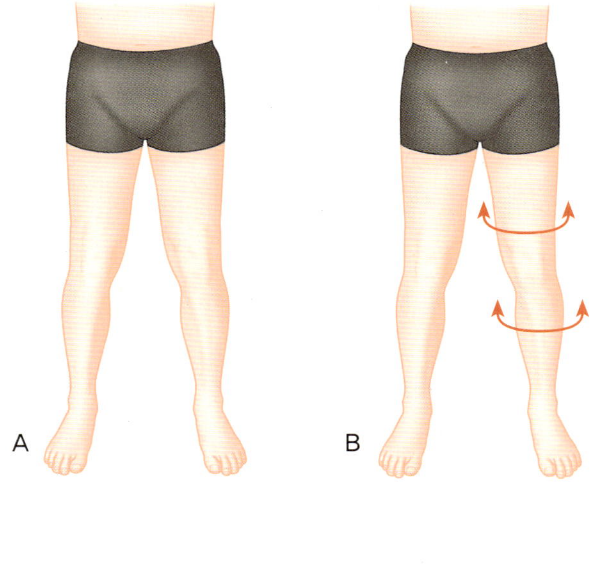

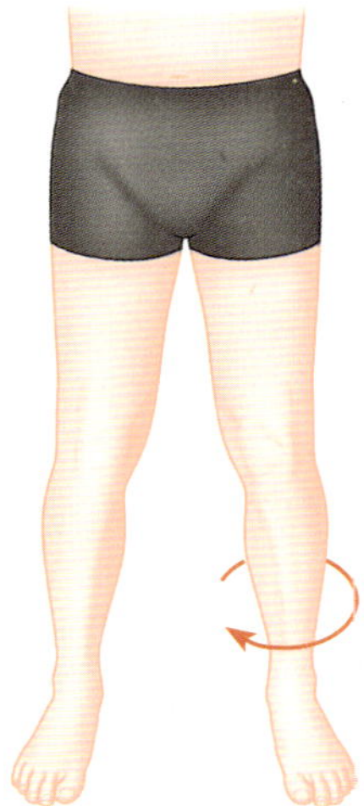

C
무릎관절에서 안쪽회전,
정강뼈의 안쪽회전

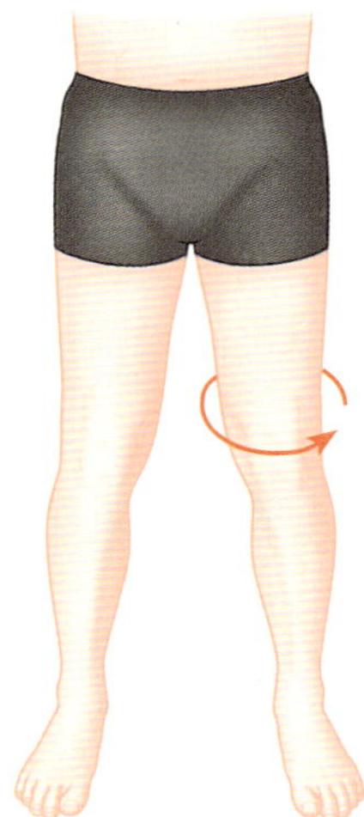

D
무릎에서 안쪽회전,
넙다리뼈의 가쪽회전

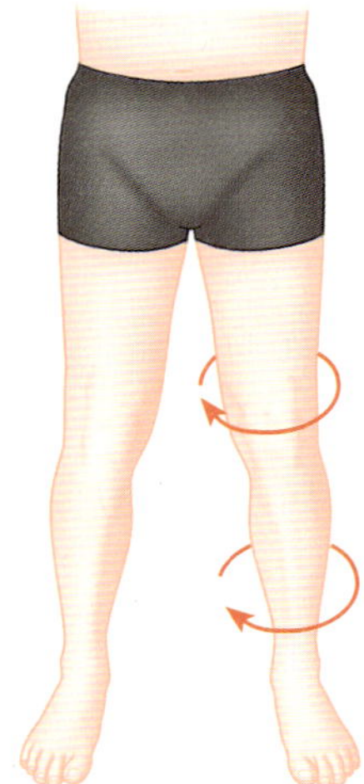

E
무릎에서 안쪽회전, 두 뼈 모두가
안쪽으로 회전하지만 정강뼈가
넙다리뼈 보다 조금 더 멀리/빠르게
돌아갔다.

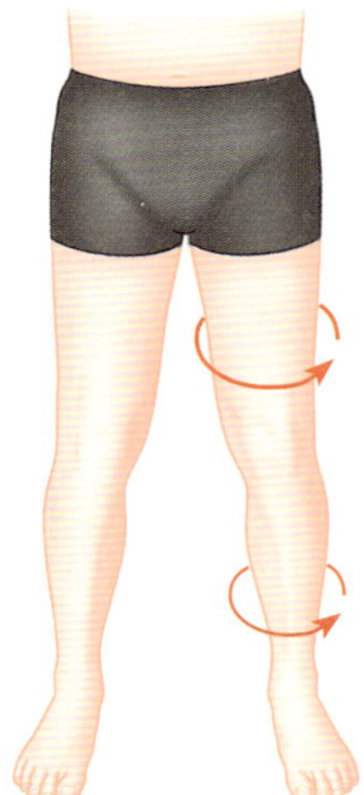

F
무릎에서 안쪽회전, 두 뼈 모두는 가쪽으로
회전했지만, 넙다리뼈가 정강뼈보다
더 멀리/더 빠르게 돌아갔다.

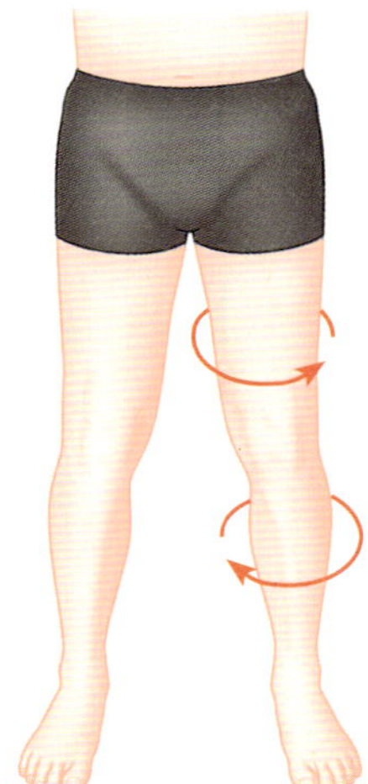

G
무릎에서 안쪽 회전, 두 뼈 모두가
반대 방향에서 돌아갔다.

그림 2.7 우리가 중립자세로 놓인 두 개의 하지 뼈에서 시작한다면(A), 우리는 움직임에 대한 여섯 가지 선택사항을 보유한다. 그것 모두가 동일한 방향에서 그리고 동일한 실제 속도에서 움직인다면(B), 무릎관절에서는 아무런 연관적인 변화나 동작이 없을 것이다. 무릎 관절에서 연관적인 안쪽 회전을 만들기 위해서, 우리는 정강뼈를 안쪽으로 돌려주거나(C) 또는 넙다리뼈를 가쪽으로 돌려준다(D). 두 뼈 모두가 움직인다면, 우리는 넙다리뼈보다 더 멀리 그리고/또는 더 빠르게 돌아가는 정강뼈에 의하여 그 관절을 지나가는 동일한 관련성을 얻을 수 있다. 넙다리뼈가 더 빠르고/더 멀리 움직인다면, 비록 실제적인 돌림이 (E)에서처럼 동일한 방향 안에서 존재할지라도, 무릎에서 연관적인 안쪽 회전이 만들어진다(F). 두 뼈 모두가 반대의 방향으로 움직인다면(G), 연관적인 동작은 먼 쪽 뼈가 움직인 방향에 의하여 정해질 것이다. 주의: 관절에서 연관성은 척추를 언급할 때를 제외한 신체 안에서는 먼 쪽 뼈의 위치에 의하여 정해지며, 반면 연관성을 결정하는 것은 위쪽(몸 쪽)의 뼈가 된다.

골격계의 움직임을 분석하는 이러한 두 가지 방식은 관절동역학(arthrokinematic: 관절을 중심으로 하고, 두 개의 뼈가 서로의 관계에서 움직이는) 또는 뼈의 동역학(osteokinematic: 뼈를 중심으로, "진정한" 즉, 공간 안에서 뼈의 실질적인 움직임) 이라고도 불린다. 보행의 현상을 완전하게 묘사하기 위해서, 우리는 종종 물렁조직 안에서 무슨 일이 발생하는가 이해하기 위해서 위의 두 가지 약속 모두를 사용할 필요가 있다.

발의 적응작용

바닥과 발의 첫 접촉은 아마도 이러한 사슬 안에서 가장 중요한 사건일 것이다. 이것은 "입각기" 단계의 첫 단계이며, 인체가 이러한 충격에 대하여 수용할 수 있으며 적응할 수 있다면(작동하고 있는 장력통합성), 신체의 나머지 부분 전체에 걸쳐서 무엇이 발생할 것인가 정해줄 것이다.

발목 복합체는 그 충돌의 충격량의 일부를 흡수해야 하는 일련의 관절들에서 가장 첫 번째가 된다. 무릎으로 이어지고 다음으로 엉덩관절은 세 번째 주요 충격흡수기가 될 것이며, 이어서 척추에 의해서 받아진다. 그러므로 충격량의 하중부하를 퍼뜨리며 또한 적절한 근육근막의 반응을 자극하는 것은 작은 수정작용의 축적이 된다.

몸통의 앞에 놓인 발과 뒤꿈치에 도달하는 첫 번째 접촉으로, 바닥으로부터 반응력은 후방으로 그리고 상방으로 각도를 만들 것이며, 발목관절이 발바닥굽힘을 만들고 감속하도록 자극할 것이다(**그림** 2.8).

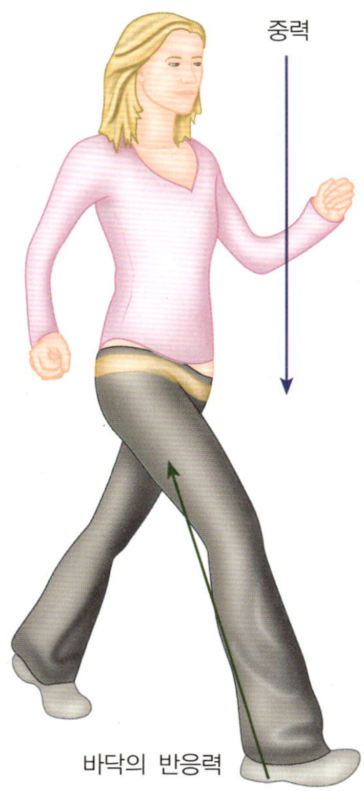

그림 2.8 바닥에서부터의 충격은 유각기 다리의 발에서 신속한 감속으로 이어지며, 발의 앞으로 향한 운동량의 그리고 바닥 반응력의 상호작용은 발꿈치뼈의 강력한 감속작용을 만들게 될 것이다.

일부 저자들은 인체 체중의 상당히 많은 부분이 완전하게 발꿈치뼈의 꼭대기에 올라가 있지 못한 목말뼈를 통해서 전해지고 있기 때문에, 결함이 있는 설계로서 발의 뒤쪽의 형태를 지적했다(**그림 2.9**). 그렇지만, 이러한 설계는 우리 모두가 추구하고 있는 편안하고, 경제적이며, 충격을 흡수하는 걷기를 위한 필수적인 요소인 것이다. 딱딱한 표면 위에서, 발꿈치뼈는 급격한 정지를 가져오게 될 것이지만, 신체의 운동량은 여전히 목말뼈의 꼭대기에서 아래로 받아질 것이다. 목말뼈 위로 전해지는 체중의 상당한 부분은 목말뼈받침돌기(sustentaculum talus) – 때로는 "웨이터의 쟁반"으로도 언급되는 –라고 알려진 뼈의 돌출부 위에 실리게 되며 이러한 배열은 목말뼈를 통해서 내려가는 체중 하에서 목말뼈가 기울어지는 능력을 만들어주게 된다(**그림 2.9**).

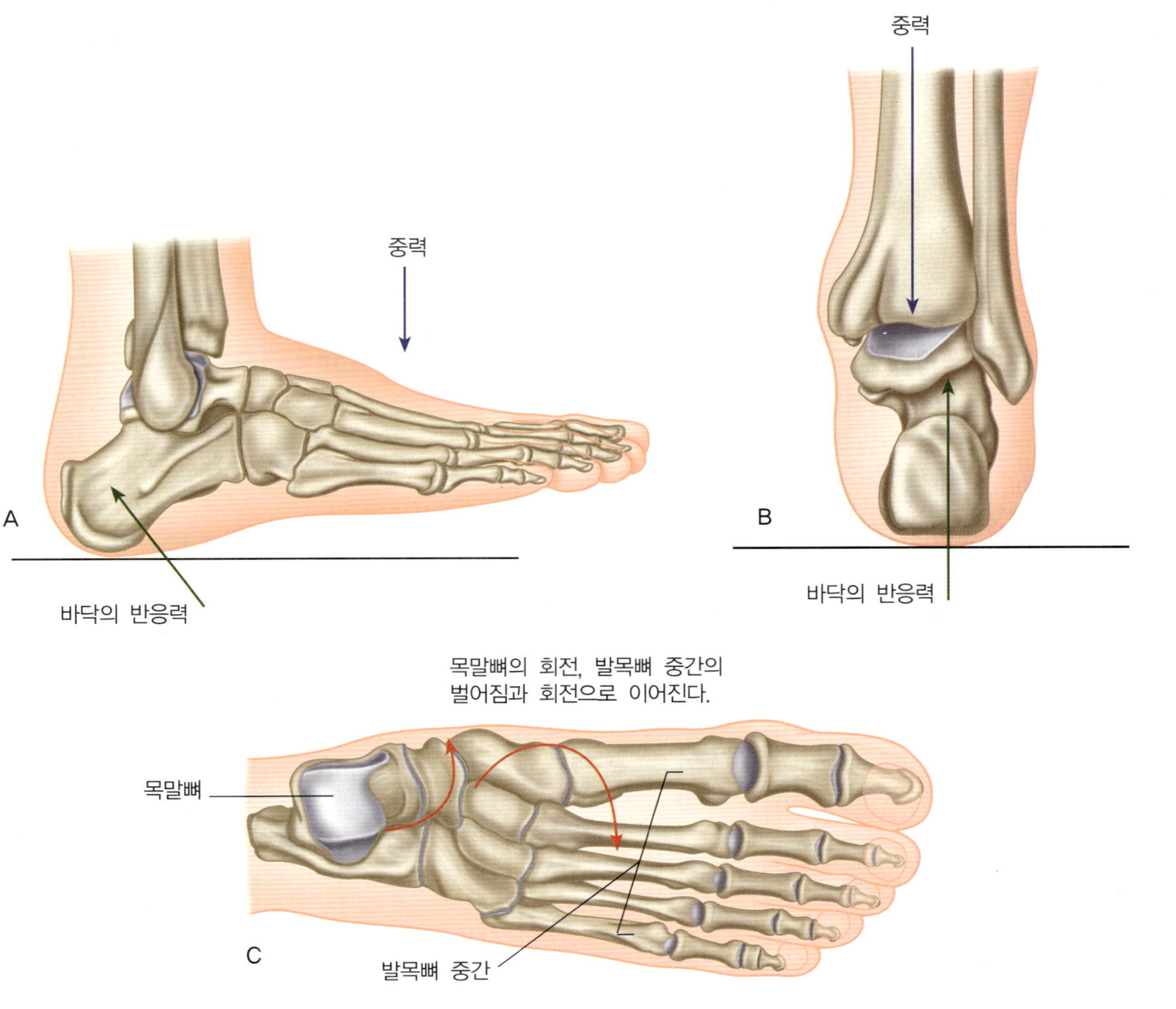

그림 2.9 뒤꿈치닿기 시기에, 발꿈치뼈의 위치는 시소의 한쪽 끝부분처럼 작용하며 그 발이 갑작스런 발바닥굽힘으로 진행하도록 강요하며(A), "가쪽번짐(eversion)"으로도 알려진 뒤꿈치뼈를 안쪽으로 기울이며(B), 마지막으로 뒤꿈치뼈를 안쪽으로 돌려주고 – 목말뼈가 목말뼈받침돌기를 상쇄하도록 하방으로 미끄러지면서, 그러므로 목말뼈와 종아리를 안쪽으로 돌려준다.

발꿈치뼈의 가쪽번짐(대략 5°)은 목말뼈가 안쪽으로 기울어지도록 그리고 안쪽으로 돌아감을 유발한다. 목말뼈 아래 관절 안에서 이러한 움직임은 목말뼈 그리고 발배뼈와 입방뼈의 관절에 영향을 주게 된다. 이것으로 인해서, 보다 몸쪽의 발목뼈들이 좀 더 빠르게 돌아갈 것이며, 이것이 발의 먼쪽 관절들에서 연관적인 가쪽돌림을 만들게 된다(**그림 2.10**). 발에서 발목뼈들의 이러한 움직임은 잠재적으로 무작위한 바닥 표면에 발이 적응할 수 있는 더 많은 자유를 제공한다. 발의 "형태폐쇄(form closure: 벽돌 자체의 모양에서 만들어진 벽돌 아치문틀에 주어진 "폐쇄"와 유사한 방식에서 발목 뼈들을 통한 그 구조의 자연적인 받침)"도 역시 두꺼운 발바닥 조직으로

충격을 보내도록 도와주며, 그 힘을 보다 넓게 퍼지게 만든다.

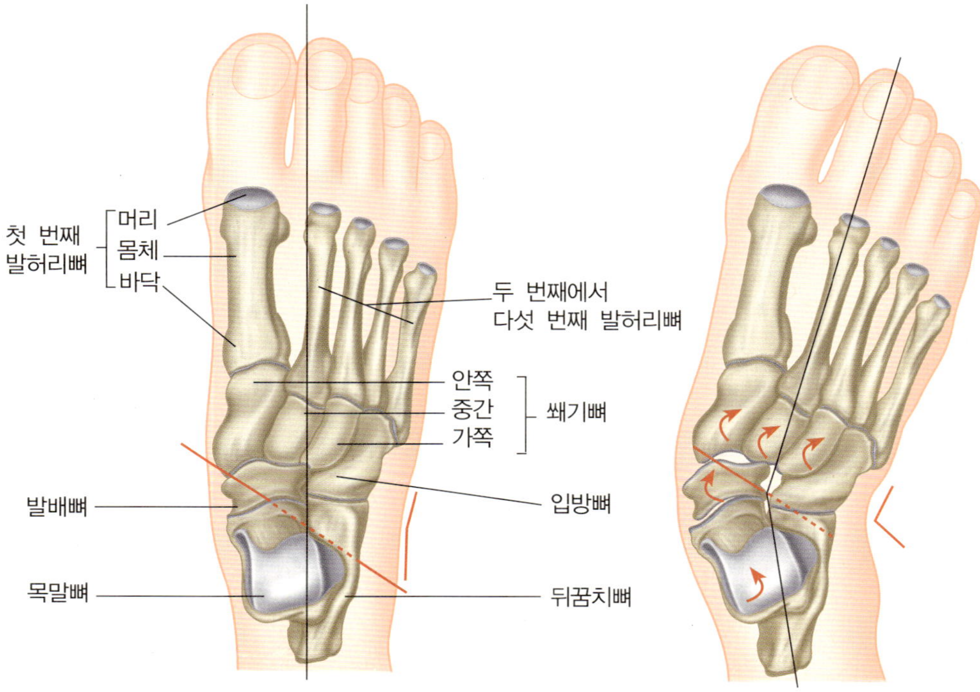

그림 2.10 뒤꿈치닿기에 뒤따라서, 뒤꿈치뼈와 목말뼈가 안쪽으로 빠르게 돌아갈 것이다. 발배뼈와 입방뼈는 보다 느리게 따라갈 것이며 그러므로 목말뼈와 함께 자체의 관절에서 연관적인 가쪽돌림을 만들게 된다. 이것은 중간발목 관절들을 열어주며 그 중간 발목뼈들이 벌려지며 바닥에 적응하는 것을 허용하게 된다.

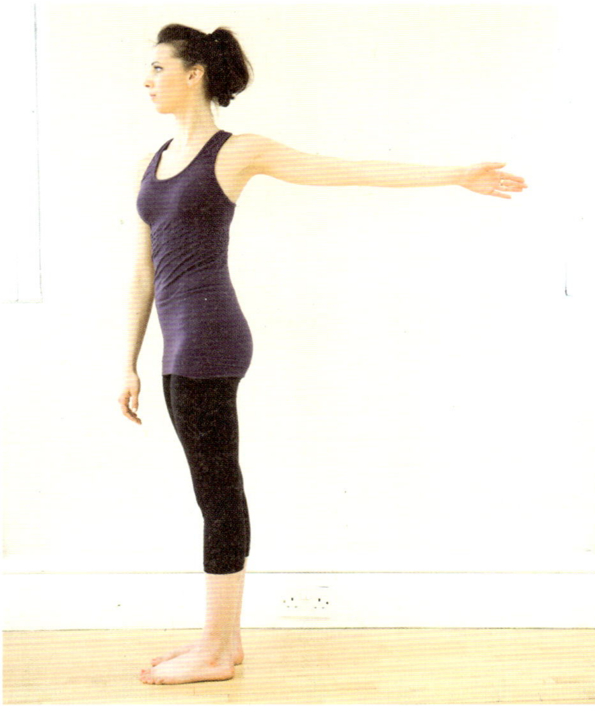

그림 2.11 운동 2.1 에서 중간발목 뼈들의 움직임을 느껴보기

운동 2.1
발의 뼈에서 벌어짐을 느껴보도록, 양발을 평행하고 최대로 가깝게 붙인 채 선다. 당신의 한 팔이나 양팔 모두를 자신의 몸 전면으로 올려주며, 양발 모두가 바닥과 접촉을 유지한 채, 올린 팔을 가능한 한 편안한 위치까지 좌측으로(위의 그림에서 보여준 듯) 돌려준다. 골반이 당신의 움직임과 함께 따라가는 것을 확인한다. 우측 발 안에서 중간발목의 뼈들을 움직이려고 시도한다. 그것을 좌측 발에서 가능한 그 움직임의 느낌과 비교한다. 우측발의 뒤꿈치가 뒤꿈치당기의 동작과 유사하게 보다 안쪽으로 회전되기 때문에, 당신은 반드시 오른쪽에서 더 많은 움직임을 느껴야 한다.

발의 적응작용

발꿈치뼈의 가쪽번짐은 목말뼈의 안쪽회전을 유발하며, 이어서 목말뼈가 정강뼈와 종아리뼈에 의하여 하나의 장붓구멍–과–힘줄의 관절로 유지되기 때문에, 이러한 회전은 그 두 뼈의 안쪽 회전을 유발한다(**그림 2.12**). 무릎이 굽혀지며 몸통의 전면으로 나오면서, 정강뼈와 종아리뼈는 대략 4–8° 안쪽으로 회전하며, 무릎관절에서 일종의 바깥굽어진(valgus) 연관성을 만든다(바깥굽이[valgus]는 무릎을 구성하는 두 개의 뼈 사이에서 만들어진 각도를 말한다. 바깥굽어진 자세에서 정강뼈는 넙다리뼈로부터 아래로 벌어지는 각도를 만들게 된다).

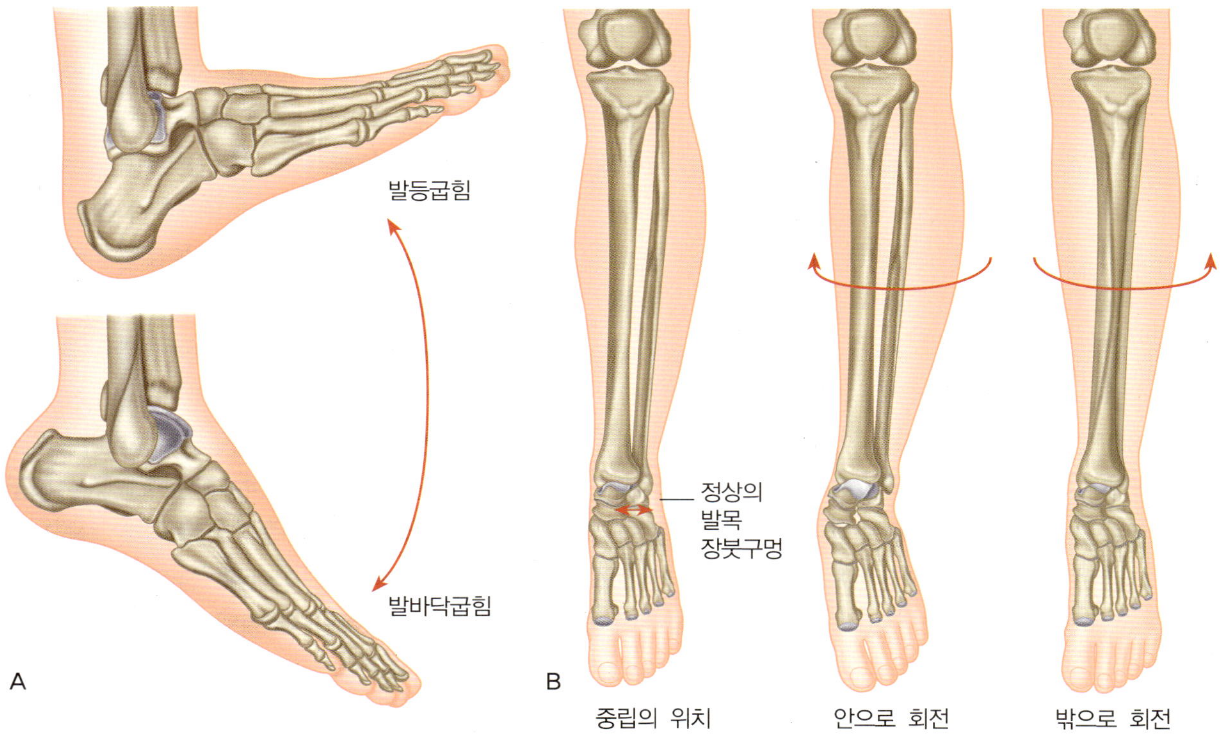

그림 2.12 목말뼈 관절의 뼈들에서 장붓구멍–과–힘줄 배열은 동작의 시상면– 발등굽힘과 발바닥굽힘 –안에서 발의 독립적인 동작을 허용한다(A). 횡단면 동작이 유도될 때, 이러한 형태의 관절에서 선천적인 안정성으로 인해서, 3개의 뼈들은 각각 서로를 따라간다(B). 이것이 운동 2.1에서 그 두발 안에서의 움직임 차이의 원인인 것이다. 그 운동을 다시 시도한다면, 당신은 자신의 우측 다리와 좌측 다리가 각각 안쪽으로 그리고 가쪽으로 돌아간다는 것을 감지할 것이다. 종아리의 회전은 목말뼈의 위치잡기에 영향을 미친다. 이것이 보행주기에서 심부 전방의 연결선을 경유하는 관절 연관성의 전환을 위해서 중요할 것이다.

정강뼈의 안쪽 회전은 넙다리뼈를 마찬가지로 안쪽 회전으로 끌어당길 것이며, 이러한 넙다리의 회전– 보폭의 크기와 함께 –은 골반을 동일한 방향에서 회전시키는 원인이 될 것이다.

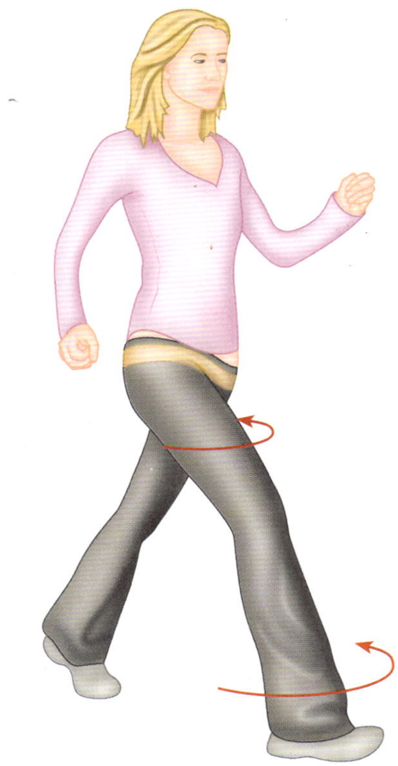

그림 2.13 다리를 들어 올릴 때, 모든 뼈들은 동일한 방향 안에서 움직이고 있으며(뼈의 운동학) 관절들에서 연관성(관절 운동학)은 안쪽 돌림이고: 뼈들은 모두 안쪽으로 움직이지만, 속력과 움직임 각도의 차이로 인해서, 각 관절에서 아래쪽 뼈가 위쪽의 뼈와 비교했을 때 안쪽으로 돌아간다.

무릎에서 정강뼈와 넙다리뼈 모두는 안쪽으로 돌아가지만, 정강뼈가 넙다리뼈보다 좀 더 빠르고 더 멀리 움직인다. 이것은 그 두 개의 뼈 사이에서 연관적인 관계가 무릎에서의 안쪽 돌림(넙다리뼈와 비교해서 정강뼈의)이 될 것임을 의미한다. 엉덩관절 안에서, 넙다리와 골반은 동일한 방향인 안쪽으로 돌아가지만, 골반이 그 걸음걸이 중인 유각기 다리로부터 더 멀리 회전될 것이며, 이 관절은 가쪽으로 돌아갈 것이다. 보폭에서 간격 확보를 위한 필요성이 체중을 받치고 있는 넙다리 주위에서 축회전하는 골반의 더 많은 회전을 유발하기 때문에 이러한 가쪽회전은 증가한다 (3장을 참조).

체중의 수용

뒤꿈치닿기 후, 체중이 하지로 전해지면서, 무릎은 뒤꿈치닿기에서 자체의 비교적 곧았던 각도에서부터 굽어질 것이며(20° 까지에 이르는), 엉덩관절은 골반이 상체의 체중을 받아들이면서 모일 것이다(대략 4－5° 로) (**그림 2.14**를 참조).

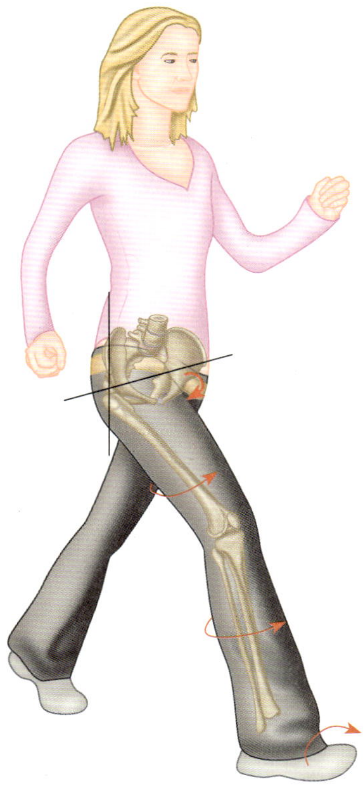

그림 2.14 체중이 앞쪽의 다리로 전해지면서, 그쪽 무릎은 부가적인 충격흡수를 위해서 굽어진다. 신체의 중력 중심이 엉덩관절에 대하여 내측에 놓이기 때문에, 가쪽으로 향해있는 엉덩관절 벌림근들이 상체로부터 체중을 받아들이며 상체를 똑바로 유지하도록 수축하므로, 골반은 모음으로 강화된다. 골반의 이러한 기울어짐은 머리에 도달하기 전에 척추 안에서 반드시 교정되어야 하며 – 이러한 조정의 대부분은 하부 요추에 의하여 달성된다.

골반의 가쪽 기울어짐의 대부분이 요추의 적응작용에 의하여 감소되는 반면(4장에서 깊이 설명함), 요추는 골반의 회전을 줄여주는 능력이 부족하다. 인체는 회전을 담아두는 다수의 기전을 보유하며, 그 주된 것 중 하나가 반대쪽에서 위쪽의 팔이음뼈를 앞으로 돌려주는 것이며, 이것은 위쪽 가슴을 골반회전의 방향과 반대로 돌리도록 도와준다. 골반과 하지로부터 전해지는 회전은 그러므로 위쪽 가슴의 대립회전과 "만나게 되며," 회전의 움직임이 목과 머리로 도달하기에 앞서 그 힘들은 서로를 상쇄시킨다(5장에서 세밀하게 설명함).

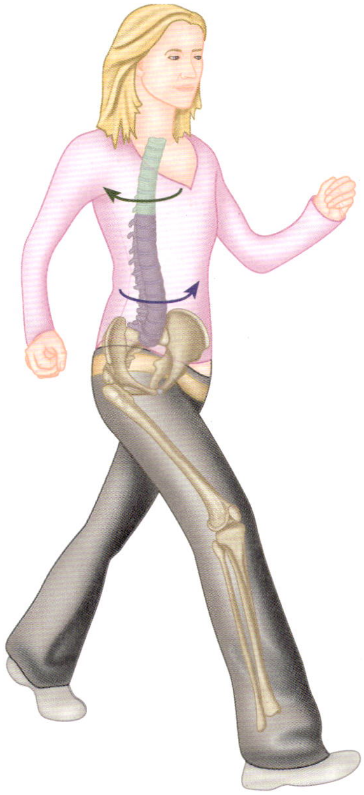

그림 2.15 오른 발이 뒤꿈치닿기 단계에 도달하므로, 골반은 좌측으로 회전될 것이며, 이것은 또한 엉치뼈와 요추를 좌측으로 돌려준다. 이것은 반대 방향에서 팔의 흔들기에 의하여 부분적으로 대립균형을 이루며, 위쪽 가슴을 오른쪽으로 돌려준다. 이러한 두 개의 회전력은 대략 T8 주위에서 반드시 균형을 이루어야 한다.

발이 상체의 체중을 받으면서, 위의 동작들 모두는 뒤꿈치닿기에서 발생한다. 발이 지면과 접촉하면서 그 발의 감속 작용은 뒤꿈치뼈에서 구르기를 유발하며, 그 발을 발바닥굽히도록 만든다. 이제는 확고하게 바닥에 밀착된 그 발은 더 이상 앞으로 움직일 수 없으며(얼음 위에서 걷는 것이 아니라면), 그러므로 신체의 운동량은 장대높이뛰기 선수의 장대와 유사하게, 목말뼈관절 안에서 정강뼈와 종아리뼈를 회전시키도록 강요하며, 한쪽 끝이 바닥에 닿을 때, 이것은 다른 쪽 끝을 들어 올리도록 축회전하게 된다. 정강뼈와 종아리뼈의 축회전은 후방 조직이 이러한 동작의 가동범위의 한계에 도달할 때까지 발목관절에서 발등굽힘을 만들게 된다. 이러한 시점에서, 신체의 부가적인 전방 동작은 발바닥의 볼(앞쪽)부분 위로 발이 구르는 원인이 될 것이다(**그림 2.16**).

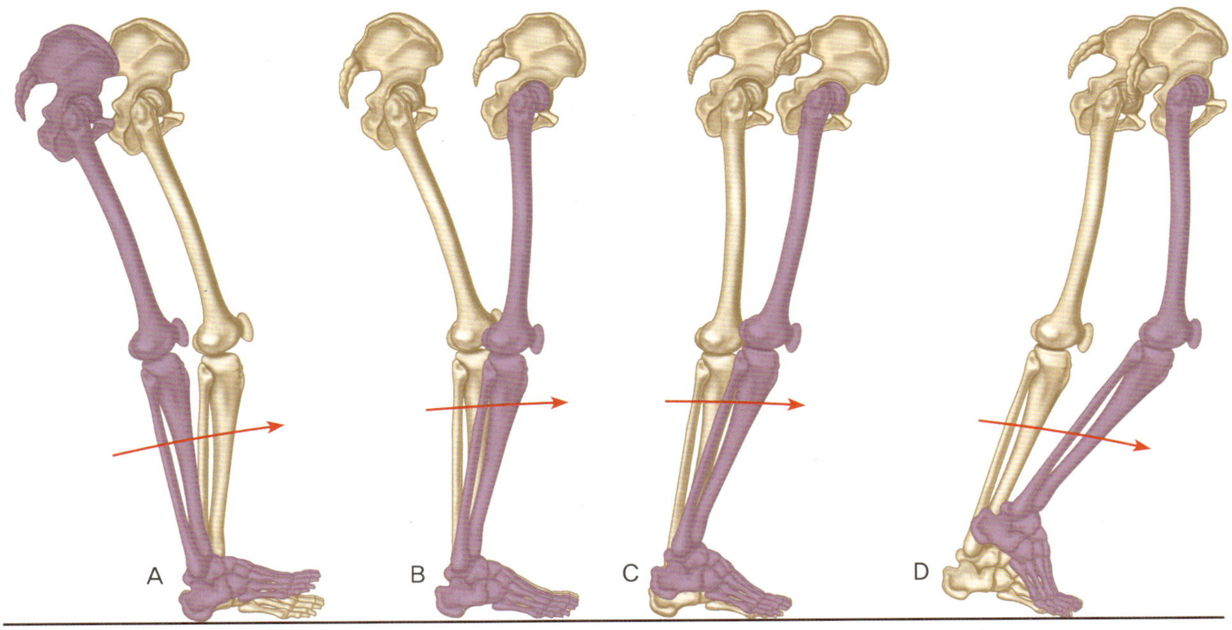

그림 2.16 전방으로 추진력을 위한 발바닥밀기(push-off) 로 이어지는 네 개의 단계. 처음의 뒤꿈치닿기(A)와 체중을 받아들임은 발이 멈추며, 발바닥굽힘으로 진행하고, 바닥과 완전한 접촉을 만드는 원인이 된다. 이러한 과정은 중간발목의 관절들이 벌어지며 그 발이 약간 내려간 아치로 적응하도록 허용하는 원인이 되며, 이러한 내려간 아치는 닿기 충격의 힘을 발바닥근막을 넘어서 더 깊은 조직으로 퍼지게 만든다. 반대 쪽 다리의 앞으로 들려감(B) 그리고 체간과 골반의 진행은 정강뼈와 종아리뼈가 발 위에서 발등굽힘하며 이어서 뒤꿈치가 들려지는 원인이 될 것이며, 발아래의 볼부분을 대고 돌려짐을 만들고(C), 발허리뼈와 발가락의 끝부분으로부터의 발바닥밀기(D)로 이어진다.

반대 쪽 다리의 앞으로 들려감(Swing)은 뒤꿈치닿기(Heel-Strike)로부터 발생한 회전의 교정으로 이어지는 작용이다. 앞으로 들려가는 다리가 뒤에서부터 앞으로 진행하면서, 반드시 이것은 골반을 반대 방향으로 돌려줄 것이다. 골반의 움직임은 체중을 받친 발의 넙다리뼈를 가쪽으로 회전시킬 것이며, 이것은 정강뼈와 종아리뼈를 돌려주며, 그것이 마지막으로 목말뼈를 회전시키고, 발꿈치뼈도 회전시킨다.

운동 2.1을 다시 살펴보자. 안쪽으로 회전하는 발의 뼈들은 느슨하며 적응력있는 형태에 놓이는 반면, 가쪽으로 회전하는 발의 뼈들은 딱딱하며 안정적이다. 이러한 교정을 발바닥밀기를 위해서 준비하도록 다시 통합되고 안정적인 발로 되돌려주어야 한다는 것을 기억함이 중요하다. 충격을 받는 표면에 맞춰지기 위해서 이상적인 느슨한 발은 발바닥밀기에 앞서 발바닥의 볼부분으로 앞으로 돌아가기 위해서 좀 더 딱딱한 발이 된다(**그림 2.17**).

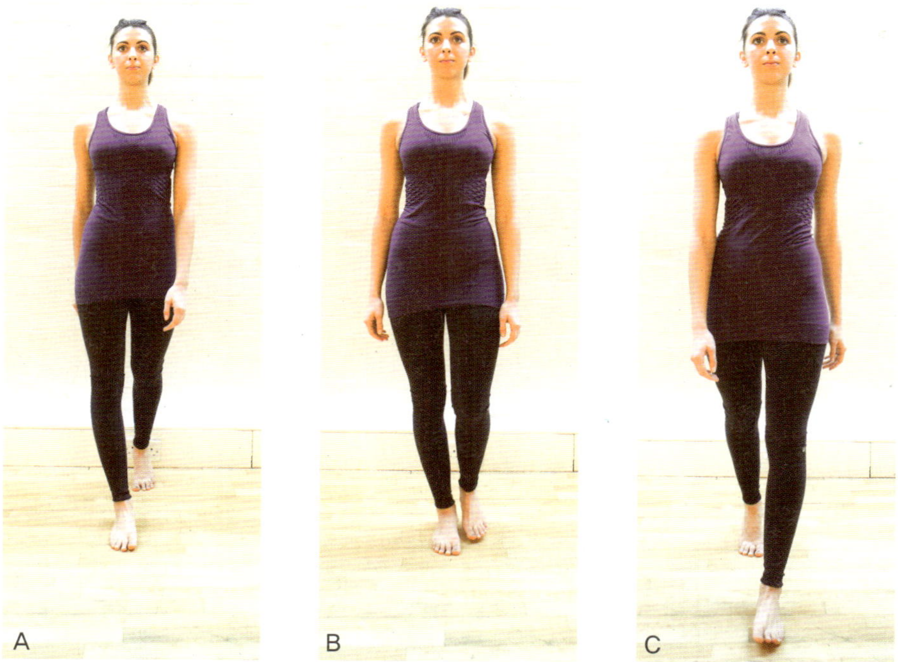

그림 2.17 어느 한 시점에서 어느 것이 보다 빠르게 움직이는가에 의하여 회전이 결정된다. 뒤꿈치닿기의 순간, 위에서 설명한 것처럼, 신체의 나머지 부분으로 올라가는 연속적인 발생의 사건을 결정하는 것은 뒤꿈치뼈의 가쪽번짐이다. 일단 앞쪽의 발이 바닥으로 확고하게 고정된 후(A), 뒤쪽 다리는 이어서 그 발의 발바닥밀기로부터 가속하게 될 것이며, 그 운동량과 앞으로 뻗기가 반대 쪽으로 골반을 돌려줄 것이며, 앞쪽 다리를 통해서 전해진 회전을 교정하도록 만든다(B와 C).

신체의 나머지 부분들

보행주기를 통해서 상체도 역시 지속적으로 적응하게 된다. 골반의 움직임과 각도형성 및 양팔의 흔들기는 체간의 움직임을 이해하기 위한 핵심요소가 된다. 양쪽 눈이 일정하게 유지되고 뒤꿈치닿기에 의하여 뇌가 충격을 받지 않도록 하체 안에서 만들어진 어떠한 움직임도 머리에 도달하기 전에 반드시 감소되어야 한다. 척추를 통한 3차원적인 움직임은 나중에, 특히 3장에서 5장에 걸쳐 해부학적 연결선의 설명을 통해서 가장 잘 설명될 것이다.

팔은 각별히 움직임의 각 평면 안에서 머리로 진행하는 힘에 대하여 대립균형을 이루도록 사용되지만, 팔은 각별히 비스듬한 평면 안에서 체간을 통하여 작용하는 탄력적인 힘에도 역시 기여하며, 각각의 팔은 반대 방향에서 다리의 움직임과 함께 작용한다. 상체가 보행에 대하여 중요한 기여요인이 되는 반면, 상체의 작용은 대체로 확실하며 해부학적 연결선의 설명을 통해서 나중에 설명할 것이다.

사건발생의 순서와 물렁조직의 반응

The Sequence of Events and the Soft Tissue Response

이어질 두 개의 장에서 핵심은 두 가지 극단에서 신체의 자세에 대한 분석이 될 것이다: 뒤꿈치닿기(체중수용의 과정을 포함하는) 그리고 발바닥밀기. 바닥과의 접촉지점이 신체의 중력중심에서부터 멀리 놓이게 될 것이므로, 물렁조직이 가장 깊이 관여하며, 관절을 가로질러 늘려지며 더 많은 힘을 전달하는 것은 바로 이러한 시점이다.

뒤꿈치닿기와 발바닥밀기에서, 조직은 신체의 나머지 부분들 전반에 걸쳐서 자연스럽게 결정된 교정을 위해서 준비한다. 뼈와 관절 안에서 만들어진 패턴을 먼저 이해함에 의하여, 어디에서 충돌의 힘이 물렁조직 안으로 향하는가, 어떤 것이 운동량의 상호작용, 중력 그리고 바닥의 반응력에 의하여 유발된 신체의 하방으로 향하는 움직임을 감속하도록 적절한 근육을 준비시키는가 살펴볼 수 있다. 올바른 감속작용의 이러한 기전으로, 신체는 에너지 효율성이 높고, 편안하며 우아한 걷기를 허용하는 근막의 반동력과 짧아진 보행주기를 늘려주는 모든 요소를 사용함에 의하여, 최대의 효율성으로 그 운동사슬의 순차적 진행을 역전시킬 수 있다.

뒤꿈치닿기에서, 발꿈치뼈의 충돌은 물렁조직 안으로 관절들에 의해서 전해진 엎침 움직임의 연쇄작용인, 발생사건의 순차적 진행을 착수시킨다. 이것은 중간발목의 관절들을 풀어주며 종아리를 안쪽으로 회전시킨다. 종아리의 안쪽회전은 골반으로부터 전해진 반대 쪽 다리의 앞으로 들려짐에 의하여 유발된 가쪽회전으로 변한다. 정강뼈와 종아리뼈의 가쪽회전은 이어서 그 뼈들의 목말뼈 "닫아주기"를 통해서 발의 뒤침을 도와준다. 이러한 뒤침은 중간발목의 관절들을 재정렬시키며 발의 관절들을 폐쇄하도록 강요하며, 발바닥밀기를 위한 보다 강한 받침대를 만들어 준다.

등척성 수축을 시작하도록 근방추를 자극하는 반대움직임 또는 준비의 움직임이 되는 미리-스트레스를 만드는 것은 관절의 겹쳐짐이다. 근육들에서 이러한 팽팽해짐은 연관된 근막이 모든 더 많은 감소의 힘을 흡수하도록 허용한다. 일단 근막이 자체의 탄력적인 이행지점에 위치함으로써, 근막은 마치 스프링처럼 반동할 수 있다. 더욱이 그것이 조합된 근육바깥막, 근육섬유막 그리고 근육다발막이란 조직들의 팽팽하게 둘러싸는 주머니에 대항해서 밀어내므로 그 근육의 모든 필연적으로 집중된 수축은 보다 더 강력하게 만들어진다.

이러한 시스템 안에서 결함이 있다면- 한 관절 움직임이 생략된다면 -그 운동사슬을 따라 어딘가에서 근육섬유는 작동되지 않을 것이며, 다른 근육이 보상작용하게 될 것이다. 우리가 움직임을 지속하도록 각별한 노력을 기울여야 한다는 것을 느낄 때 이러한 결함을 인식한다. 다음 장에서 해부학적 연결선들을 따라서 탄력적인 운동의 에너지와 함께 기능하기 위한 조직의 능력을 강화시키는 관절들 내부에서의 중요한 사건을 보다 세밀하게 살펴볼 것이다.

3 표면의 전방 연결선과 표면의 후방 연결선

Superficial Front and Superficial Back Lines

걷기: 가장 오래된 운동이면서도 여전히 최고의 현대적 운동이다.
— Carrie Latet

개요 Introduction

굽힘과 폄은 우리가 걸을 때 보게 되는 가장 분명한 움직임일 것이며, 이 동작들은 대부분의 분석에서 집중 조명되었을 것이다. 최근에 인체치료의 일부 분야에서, 보행의 회전적인 측면에 관해서만 이야기하는 것이 거의 하나의 추세가 되었지만, 보행은 각각 이같은 정도의 중요성과 독립성을 보유한, 세 평면 모두의 진정한 조합이다.

엉덩관절 아래를 살펴볼 때, 우리가 보게 되는 우세한 관절의 배열은 시상평면 안에서 존재하며, 굽힘과 폄의 움직임을 다루게 된다. 이것은 전액평면과 수평평면에 중요한 요소가 존재하지 않는다는 것을 말하려는 것이 아니며, 그 평면의 동작은 각각 4장과 5장에서 다룰 것이다. 중력의 당김을 상쇄시키도록 그리고 편하고, 매끄러운 움직임을 보장하도록 신체에 의하여 만들어진 전략을 더욱 잘 이해하도록, 우리는 기능적인 연결선과 심부의 전방 연결선를 살펴볼 필요가 있을 것이다. 이러한 연결선들의 조직 중 일부가 중첩되는 반면, 연결선들 각각 각별한 받침을 제공하거나 상이한 단계에서 움직임을 위해서 교정이나 준비하는 것을 돕기 위한 필수적인 벡터를 더해 준다. 그렇지만 이것은 나중의 장에서 설명할 것이다. 이 장에서는 시상면 동작기전에 집중할 것이며 두발보행이 한 발을 앞으로 내딛음에 의하여 회전을 만드는 방법을 살펴볼 것이다.

연속적으로 조절된 넘어짐 A Series of Controlled Falls

각각의 발걸음에서, 우리는 자신을 넘어짐으로부터 막아야만 한다. 발이 바닥에 닿을 때, 상당량의 아래로 향하는 힘은 신체의 물렁조직에 의하여 흡수되며, 이러한 작용의 대부분은 엉덩관절과 무릎의 폄근들에 의하여 시행되며, 폄근은 추가적인 굽힘을 막도록 중력에 대항해서 작용한다. 우리가 1장에서 살펴보았듯, 충격 흡수(즉, 이것은 뇌가 이리저리 흔들리는 것을 막아주며)를 제공하며 신진대사의 비용상 값싼 탄력에너지를 제공하는 것은 관절들의 이러한 겹쳐짐 – 그 시스템 안에서 선천적인 불안정성 –인 것이다. 아래로 향한 동작은 근육근막 내부의 그 스프링에 하중을 부여한다(**그림** 3.1).

앞으로 들려진 다리는 딛고 있는 발의 흔들받침(rockers : 볼 부분)을 지나서 이어지므로, 몸통이 딛고 있는 발의 앞쪽발 위로 올라서면서, 전신의 부드러운 올라감이 만들어진다. 몸통은 다시 뒤꿈치닿기 시에 내려간다. 이러한 위로 향한 그리고 아래로 향한 움직임은 늘어남 짧아짐 주기의 이점을 취하도록 탄력적 조직의 하중부하의 대부분을 도와주는 것으로 보인다. 신체의 올라감은 넘어짐으로 운동학적(움직임의) 에너지를 돌려주는 잠재적인 에너지를 만들도록 필수적이며, 이러한 운동량의 감속은 탄력적인 반동을 제공하도록 탄력적인 조직의 늘어남을 제공하는 원인이 된다.

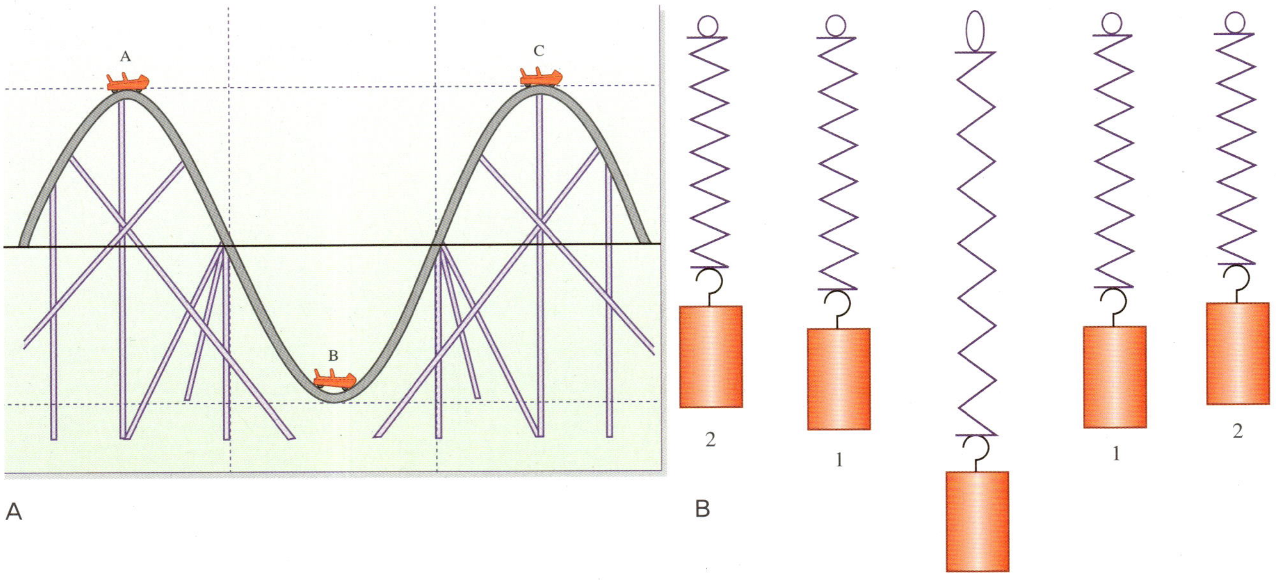

그림 3.1 A. 롤러코스터에 있는 차가 철길을 타고 미끄러져 내려오면서, 그 차는 다음 경사로를 올라가도록 사용될 운동학적 에너지를 저장한다. 꼭대기에서 운동학적 에너지의 대부분이 소모되었지만(작용하므로), 경사로의 꼭대기에 올라선 새로운 위치로 인해서, 그 차는 다시 위치에너지의 상당량을 보유한다. 그 차가 경사로의 내리막에 들어서며 가속하기 시작하면서, 이러한 위치에너지는 신속하게 운동에너지로 전환한다. B. 추의 아래로 내려가는 동작은 스프링의 저항에 의하여 감속된다. 이것은 내려가는 움직임의 운동학적 에너지가 스프링 안으로 전환되었으며, 추의 무게에 의하여 주어진 그 힘이 스프링의 탄력강도와 일치하는 어떤 지점에 도달한 것을 말하며 더 이상의 내려가는 움직임은 발생하지 않는다. 이것은 경사로의 꼭대기에 올라간 롤러코스터와 동일한 지점이며—우리는 이제 그 추를 다시 위로 "되튀게 만들도록" 스프링 안에서 저장된 충분한 위치에너지를 보유한다.

Ortega와 Farley에 의한 연구에서 머리의 수직이동(즉, 걷기의 위로/아래로 "반동")을 감소시킴은 근육이 더 강하게 작용해야 하는 신진대사적 작용에서 증가로 이끌렸다는 것을 보여주었다(2005). 이것은 위/아래 움직임을 최소화시키는 것이 훨씬 더 좋은 에너지 효율성으로 이끌릴 것이라고 추측한 전통적인 생각에 상반됨을 의미한다. 그렇지만, 체간이 우리의 두발보행의 효율성의 한 부분이 되는 탄력적 에너지에서 미리—늘리기를 만들도록 운동량이 필요했다. 이러한 운동량은 전방 및 후방 연결선들의 탄력적인 특징을 이용하는, 신체의 앞으로 나가는 움직임과 중력 모두에 의하여 제공된다.

많은 연구들은 체간의 위/아래 움직임에 초점을 맞췄으며 소수의 연구만이 개별적인 근육의 단위 이상에서, 시상면 조직에 대한 하중부하의 영향을 살폈다. 이 장은 우리가 표면의 전방과 후방 연결선에서 조직의 효율적인 하중부하를 만들도록 앞으로의 움직임과 함께 중력의 이용을 조합할 수 있다는 것을 설명한다.

시작하기 – 일단 중력과 함께 Getting Started Once with Gravity

가장 긴 여행도 오직 첫 걸음부터 시작한다.
— Lao Tsu (노자)

미리-하중부하로부터 얻어진 이점은 걷기를 시작하기 전에 우리의 유각기쪽 다리로 자신의 체중을 전달하는 이유의 한 가지가 될 것이다. 서서 발걸음을 내딛으려고 의도할 때, 우리의 체중은 체중을 받치고 있는 다리로 전해지기에 앞서, 순간적으로(그리고 무의식적으로) 양발 사이에 중앙의 위치에서부터 앞으로 들려지려는 다리 쪽으로 이동한다(**그림 3.2**). 이것은 유각기쪽 다리로 수직으로 하중부하가 그 다리가 위로 그리고 앞으로 반동하는 것과 함께 도와줄 것임을 제안한다.

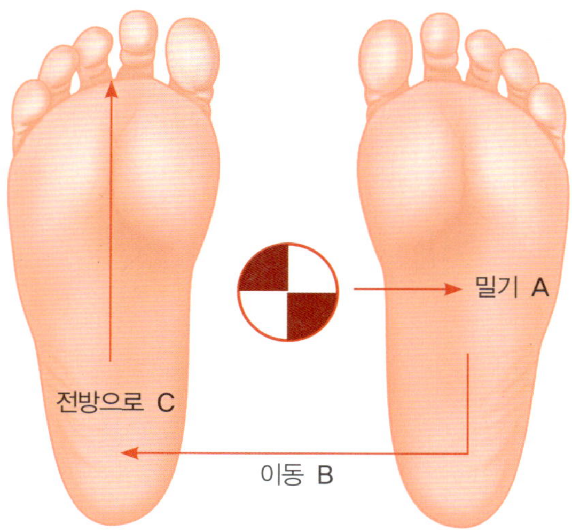

그림 3.2 압력판 분석은 첫 번째 발걸음을 위한 준비에서, 발걸음을 시작하도록 입각기의 다리위로 체중을 실어주기 전에 순간적으로 유각기쪽 다리 위로 우리가 자신의 중력중심을 이동시킨다는 것을 보여준다. 이것은 들기를 도와주며 그 다리를 앞으로 내밀도록 들려지는 다리의 조직들로 역학적인 하중을 부여하도록 도와줄 것이다. 체중을 유각기쪽 다리로 가져오므로, 그쪽 조직들은 하중을 받게 될 것이며 그 다리의 첫 번째 들림을 도와주기 위한 스프링을 제공하도록 잠재적으로 약간 변형될 것이다(Perry and Burnfield 2010).

수직의 이동은 신체 크기와 속력에 연관되며, 우리가 속력을 올린다면, 우리는 또한 수직의 움직임도 증가시킬 것이며, 우리에게 조직들의 풀어짐에서 탄력적 에너지를 제공하도록 탄력적 조직을 늘려주고 하중을 부여하기 위한 더 많은 하방으로 운동량을 제공한다. 전략에서 이러한 변화는 보행에서 속력이 빨라지면서 우리가 보게 되는 일부 변화를 설명할 것이다. 이것은 조랑말에 대하여 상이한 속력에서 에너지 소모를 측정한, Hoyt와 Taylor에 의하여 확인되었다(Vogel에서 2001). 그들은 동물들이 각각의 보행– 걷기, 빠른 걷기 그리고 질주 –에 대하여 그 자체가 최선의 에너지 효율성을 갖는 즉, 탄력적 하중부하를 최적화하도록 이어지는 움직임의 상이한 양상인 특정한 속력을 선택한다는 것을 확인했다.

당신은 이것을 한 동안 걸으면서 서서히 속력을 올려봄으로 자신에게서도 느껴볼 수 있다. 당신이 충분히 빠르게 걸을 때, 자연스럽게 가벼운 뛰기로 전환하며 달리며 결국은 전력으로 질주한다. 각각의 변화 후, 당신은 그 진행과정이 자신에게 감소된 근육 수축력과 함께 늘어남 짧아짐 주기 (stretch shortening cycle)의 이점을 취하도록 허용하면서 당신이 일부 효율성을 취하는 것을 느낄 수 있다. 중심성 수축에 바로 이어지는 원심성 수축. 원심성 시기 중 발생한 탄력적 잠재력이 중심성 수축에서 발생한 수축력을 증가시킨다. 그렇지만, 속력, 근력 그리고 생체역학 등을 포함하는 많은 요소들이 이것에 포함된다는 것을 잊지않는 것이 중요하다. 이 책은 주로 근육근막성 사슬의 이점을 취하는 가장 효율적인 그리고 공통적인 생체역학적 경로를 따라간다.

표면의 전방 및 후방 연결선(SFL 과 SBL)은 보행주기의 상이한 시기에 신체의 위로/아래로 움직임을 통해서 관여된 자체의 연결선의 부분들을 포함하며 관절을 건너가는 조직들이 늘어날 필요가 있을 때 뒤꿈치당기와 발바닥밀기라는 어느 쪽 말단부분에서도 그것들은 완전하게 관여한다(**그림 3.3**과 3.4). 2장에서는 관절들의 완전한 관여가 신체의 한 구획으로부터 또 다른 구획으로 관절을 가로질러 힘의 전달을 허용하는 방법을 설명했다.

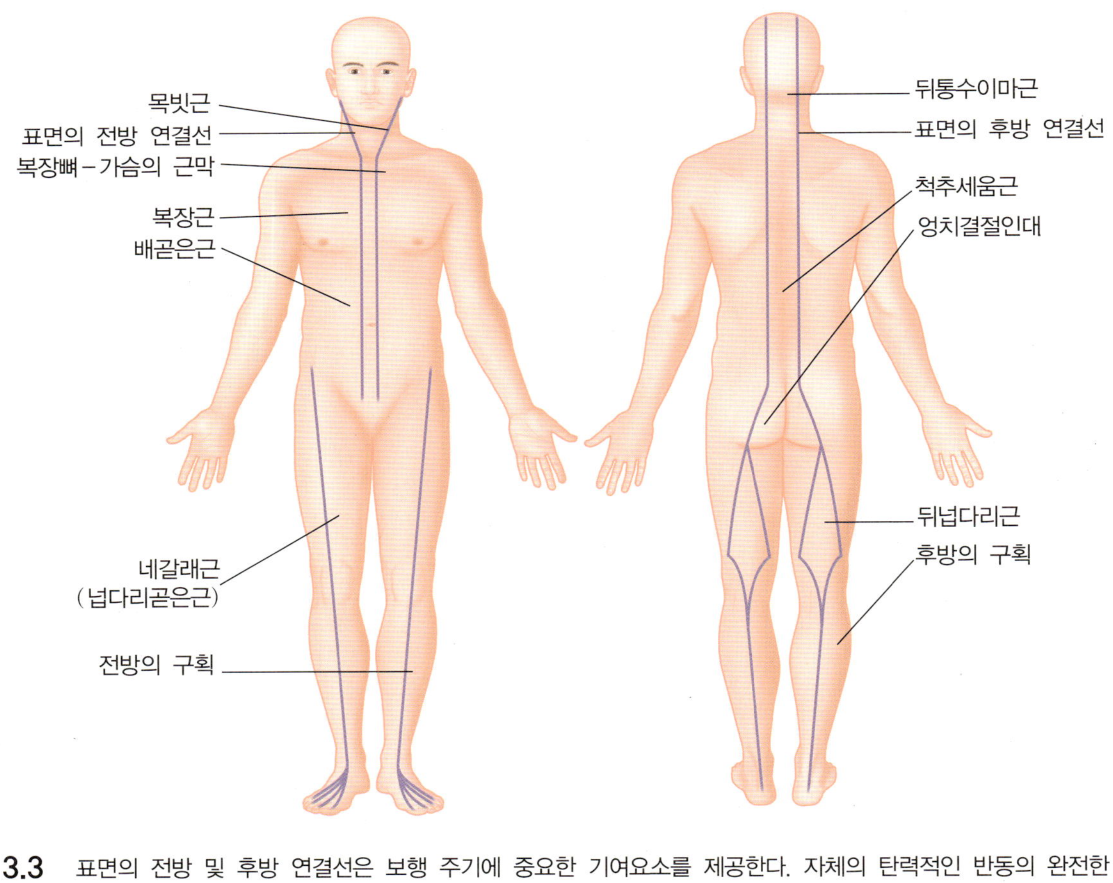

그림 3.3 표면의 전방 및 후방 연결선은 보행 주기에 중요한 기여요소를 제공한다. 자체의 탄력적인 반동의 완전한 이점을 성취하도록, 그 연결선들은 뒤꿈치당기와 발바닥밀기에서 반드시 늘어나 있어야 한다.

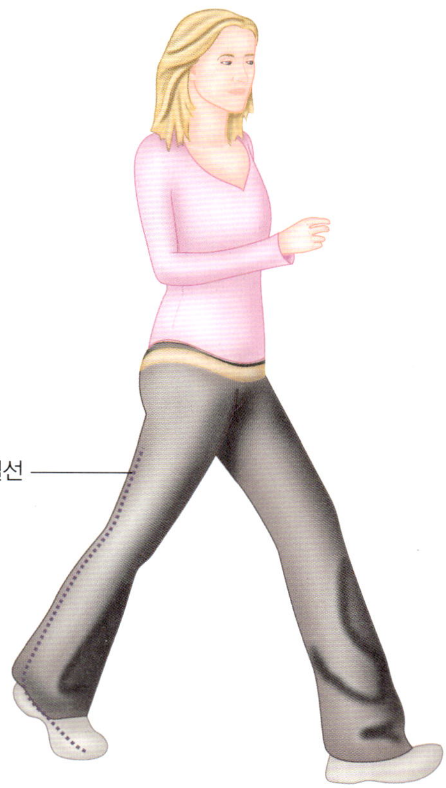

그림 3.4 표면의 후방 연결선도 역시 보행 주기로 중대한 기여요소를 제공한다. 자체의 탄력적 반동의 완전한 이점을 취하도록, 연결선은 뒤꿈치당기에서 반드시 늘어나 있어야 할 필요가 있다.

근막이 중력의 수직 작용력을 앞으로 또는 후방으로의 운동량(즉, 엉덩관절이 굽혀지거나 펴질 때)으로 전환시킬 수 있는 것은 통상적으로 한 발이 골반과 갈비우리 모두의 뒤에 놓이거나 앞에 놓여있을 때, 그 연결선의 대부분은 늘려져 있을 때가 된다. 연속성은 어떤 방향에서든 불안정성을 감지하며 안정성을 유지하도록 굳게 만드는 그리고 힘을 반대 쪽 방향 안에서 운동적인 상태에서 탄력적인 상태로 전환시키는 신체를 위한 "저장하는 스프링"으로서 볼 수 있다. 우리는 이러한 개념을 Zorn과 Hodeck의 "흔들리는 보행자(Swingwalker)" 모델의 논의에서, 심부 전방의 그리고 나선의 연결선에서 좀 더 깊이 살펴볼 것이다.

발바닥밀기 Push – off

SFL은 발바닥밀기의 시점에서 그 다리가 엉덩관절과 무릎관절 폄으로 가져와짐에 의하여 긴장되며, 이것은 앞으로 들려진 단계를 도와주도록 저장된 에너지를 사용하며, 뒤꿈치당기를 위한 준비에서 그 하지를 굽힘으로 만든다. 신체의 후면이 중력에 저항하도록 반드시 강력하게 수축해야 하므로 이 시점에서 두드러진 긴장은 표면의 후방 연결선(SBL)으로 되돌아간다.

골반이 체중을 받치는 발로 앞으로 이동하면서, SFL의 근막은 골격의 운동량에 의하여 수동적으로 긴장될 것이다(**그림 3.5**). 엉덩관절과 허리는 폄으로 진행하며, 넙다리곧은근과 배곧은근 등을 그 근육들의 근막과 함께 늘려준다. 일단 발바닥밀기의 단계가 다시 성취되고 난 후, 이것은 다음 번 유각기를 위하여 필요할 굽힘을 위한 약간의 근막성 반동에 기여할 것이다.

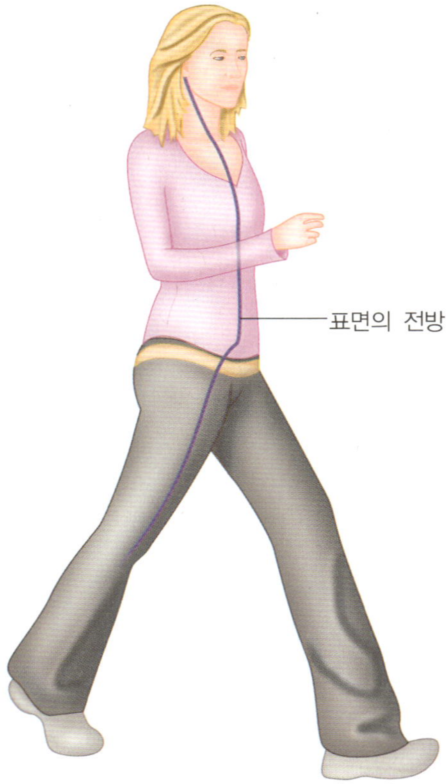

그림 3.5 발 위에서 움직이는 골격의 진행과정은 표면의 전방 연결선의 대부분의 내부에서 자연적인 긴장력을 만들게 된다.

시작하기 – 시상면 하중부하의 두 번째 시기
Getting Started – A Second Time with Sagittal Loading

Dalton, Bishop, Tillman, 그리고 Haas는 첫 번째 발걸음을 내딛기에 앞서 입각기쪽 발의 약간 뒤로 유각기쪽 발을 위치시키는 것은 전방으로 추진력을 증가시킬 수 있으며 발걸음을 시작하기 위하여 요구된 시간의 양을 감소시킬 수 있다는 것을 설명했다(2011). 앞으로 들려진 발이 오로지 입각기 발의 반보 뒤에 위치할 때만 효과적인 것으로 확인되었으며, 이것은 엉덩관절 굽힘근들과 발의 발바닥 굽힘근들 모두를 미리–긴장시킨다. 이러한 단순한 재–위치설정은 노인들에게 그리고 파킨슨씨 병으로 진단된 사람들에게 모두 성공적이었으며, 이것은 표면의 후방 연결선(SBL)의 뒤쪽 부위와 함께 표면의 전방 연결선(SFL) 내부에서 조직의 미리–긴장시킴에 의하여 쉽게 설명될 수 있다.

운동 3.1

우리는 자신의 뒤쪽 바닥을 발가락으로 두드림에 의하여 SFL의 긴장상태의 긍정적인 효과를 상당히 쉽게 감지할 수 있다. 자신의 뒤쪽 바닥을 접촉하도록 시도하며 한쪽 발을 상당히 신속하게 뒤로 뻗어주며 이어서 이완시키고, 그쪽 다리를 자체의 시작자세로 능동적으로 되돌리려고 가져오지 않으려고 시도한다. 그것은 자기가 원해서

되돌아올 것이며, 그 다리의 뒤쪽으로 들려짐이 그것의 탄력적 요소를 늘려줌에 의하여 표면의 전방 연결선 안으로 주어졌던 그 에너지를 사용한다. 이것의 감각을 진정으로 받아들이기에 앞서 약간의 실험이 필요하겠지만, 다양한 속력에서 그리고 상이한 힘의 양으로 시험해보며, 또한 당신의 발가락이 당신의 뒤에서 바닥에 유지되도록 허용하는 시간의 양을 증가시키도록 시도한다. 대부분의 사람들은 보다 긴 가동범위가 그러하듯 속력을 증가시키는 것이 그 반동력을 증가시킨다는 것을 느끼겠지만, 단지 당신이 반대 쪽 엉덩관절을 굽혀야 하는 범위 전까지 진행할 때까지이며, 이러한 굽힘은 표면의 전방 연결선의 연속성을 깨뜨린다. 타이밍(적절한 시기의 선택)이 절대적으로 중요하며 – 당신의 발가락을 당신 뒤의 바닥에 너무 오래 유지하면, 그 운동량을 상실하게 된다. 이것이 상환효과(amortization effect) 인 것이다: 지나치게 오래 중단하면, 그 다리를 다시 전방으로 가져가도록 능동적인 작용에서 증가를 만들며 가열해야 하므로 그 탄력적 하중부하의 대부분이 상실되며, 낭비된다.

운동 3.1은 유각기의 발을 이동시킴으로부터 결과하는 것으로 확인된 Dalton 실험의 이유에 대한 설명을 제공한다. 비록 조직들 내부에서의 가벼운 미리−긴장조차도 그 다리를 유각기로 착수시키도록 필요한 근육 작용과 협동작용의 필요한 양을 줄여줄 것이다. 다리의 폄은 굽힘으로 복귀를 위하여 사용될 수 있는 탄력적인 잠재적 에너지를 제공했다. 이것은 여전히 사용되지 않았기 때문에 '잠재적(위치)' 에너지라 불린다: 이것은 다른 사건으로 전환될 수 있다. 탄력적 에너지의 사례에서, 만들어진 그 잠재력(위치에서 높아짐)은 일반적으로 반대 쪽 방향에서 움직임을 향한다.

어떤 조직에 대한 가압은 근막성 구성요소로부터 모든 느슨함을 제거하며 −이것은 그 근육 주변의 근막을 "오그라들게 하여"− 근막의 내부에 담겨있는 근육들이 수축하도록 한 후, 근육에 의하여 만들어진 힘이 즉각적으로 근막의 길이를 통해서 전해진다는 것을 의미한다. 이것은 근육에서 요구된 작업의 양을 효율적으로 줄여주며 연관적인 파워를 증가시킨다.

표면의 전방 연결선(SFL)은 보행 중 상체의 구조적인 그리고 기능적인 자세잡기의 의미에 대한 고찰을 위한 단서를 제공할 것이다. 자신의 갈비우리를 여러 방향에서 기울이기 또는 이동한 채 그리고 자신의 양 팔과 어깨를 앞으로 당김이나 뒤로 당겨준 채, **운동 3.1**을 반복해 보라. 이러한 각각의 자세에서 당신이 엉덩관절 안에서 "반동하기"의 양에 영향을 줄 것이며 그러므로 아마도 손상된 보행 효율성을 보유한 환자에게서 다루어질 필요가 있을 것이다 (아래의 임상 노트를 참조).

임상 노트

표면의 전방 연결선(SFL)의 일부를 긴장시키는 것이 당신 환자의 갈비우리에서 후방 기울어짐에 대한 이유의 일부분일 수 있는가? 만약 머리가 앞으로 내민 위치에서 유지된다면, 이것은 표면의 전방 연결선을 단축시킬 수 있으며 (그림 3.6A), 가슴의 후방 기울어짐은 일반적인 보상작용이다 (그림 3.6B). 가슴의 후방 기울어짐은 주로 습득된 머리 위치에 대한 대립균형의 요소로서 작용하지만, 이것은 보행 중 굽힘으로 향하는 반동을 도와주도록 전면에서 만들어진 긴장력을 도와줄 것이다.

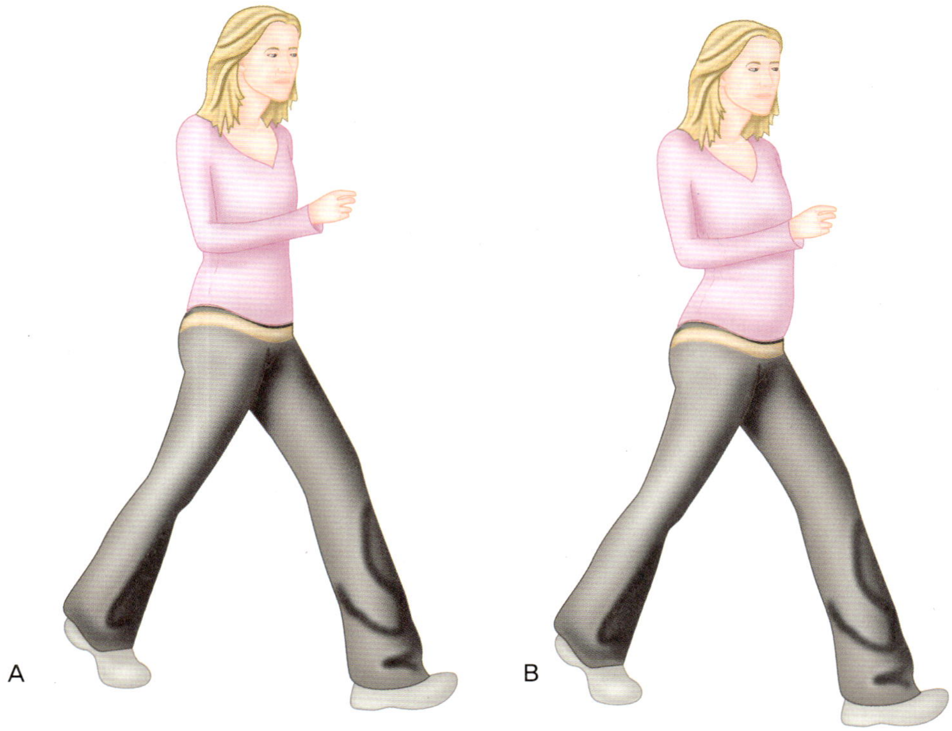

그림 3.6 앞으로 이동된 머리의 위치에서, 표면의 전방 연결선의 근막은 엉덩관절 폄 동작에 의하여 효율적으로 긴장을 만들지 못하며(A), 이것은 갈비우리를 후방으로 기울여서 보상되어야 할 것이다(B). 이러한 방식에서, 신체가 균형의 특정한 형태를 만들려고 시도하면서, 표면의 전방 연결선(SFL)과 표면의 후방 연결선(SBL)은 제한된 부위를 발달시킬 것이다.

미리 – 유각기

골반이 발 위로 올라가면서, 무릎은 미리 – 유각기 단계에서 굽어지기 시작하며, 표면의 전방 연결선의 근막들에 대항해서 밀어준다(**그림** 3.7). 이것은 그 결합조직을 더욱 더 자극하며 그 발을 들어올리고 유각기 전반에 걸쳐 그 발을 받쳐줌에 참여하도록 전방구획의 근육들이 수축하도록 자극할 것이다. 앞정강근에서 여분의 근막성 긴장은 안쪽 아치의 안쪽번짐/뒤침 동작에서 한 역할을 보유할 것이며, 비록 뒤에서 설명될 것처럼, 이러한 뒤침에서 작용하는 강력한 힘이 존재한다는 것이 좀 더 개연성이 있을지라도, 뒤꿈치닿기에서 만들어진 가쪽번짐/엎침을 만들어준다.

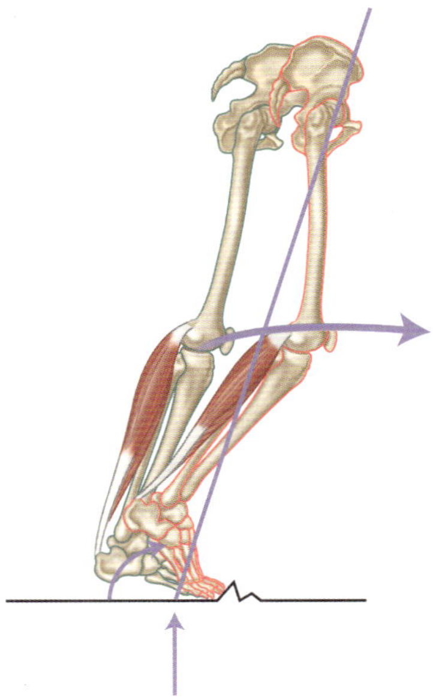

그림 3.7 무릎이 그 다리의 유각기를 준비하도록 앞으로 이동할 때, 이것은 표면의 전방 연결선(SFL)의 근막성 연결선 안으로 밀어줄 것이며(A), 그 다리의 들기를 도와주며 전방 구획의 근육들이 그 발을 들어 올려서 받쳐주도록 수축함을 시작하도록 신호를 보내준다. EMG 기록에서는 앞정강근과 긴 폄근들 모두가 미리-유각기 동안 수축하기 시작하는 것과 체중이 하중부하 반응에 있는 그 발에 의하여 완전하게 수용될 때까지 활성상태로 유지되는 것을 보여준다(after Perry and Burnfield 2010).

뒤꿈치닿기 그리고....

표면의 전방 연결선이 굽힘을 위한 반동을 도와주는 것처럼, 표면의 후방 연결선은 폄에서 도와준다. 뒤꿈치닿기에서, 발은 중력의 중심의 전면에 놓이며 엉덩관절은 굽혀지고, 바닥과 접촉한 신체지점의 뒤에서 상당한 하방의 힘을 만들게 된다(**그림 3.7**). 이러한 자세에서 자동적으로 관여된 다수의 근막성 작용기전이 존재하며, 그 첫 번째는 표면의 전방 연결선(SBL)이 된다. 엉덩관절이 굽혀지면서, 엉치엉덩관절은 흔들리며(앞뒤로 숙여지며), 발목관절은 발등굽혀지며, 표면의 후방 연결선의 근막은 뒤꿈치닿기에 앞서 길어질 것이다(나중에 논의되듯이, 측방의, 나선의 그리고 후방의 기능적 연결선들 역시 엉덩관절 굽힘을 위한 중력에 저항하는 강력한 대항자를 만들 것이며, 그것을 감속시킴에 의하여 연결선은 엉덩관절 폄으로 향하는 전방으로의 추진을 강화시킨다).

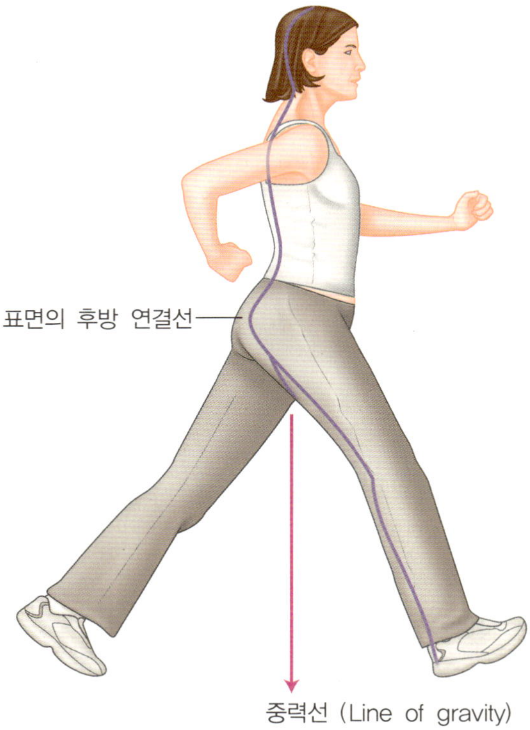

그림 3.8 위 그림의 자세에서, 표면의 후방 연결선의 근막은 엉덩관절에서 굽힘에 의하여 긴장된다(A). 신체가 발 위로 훨씬 더 정렬될 때, 이것은 중간-유각기로부터 하중부하 반응까지 받쳐주고 있는 뒤넙다리근을 자극하는 것으로 보인다(B). 중간-유각기 중 수축의 착수는 하지의 감속작용과 조절에 기여하지만, 이것은 또한 늘어남 짧아짐 주기(stretch shortening cycle)을 위해서 준비하도록 근막을 미리-긴장시키며, 근육수축을 도와주기 위한 반동의 이점을 취한다.

뒤꿈치닿기 중 강력하게 하중이 주어진(착지) 후, 발목관절이 발등굽힘으로 움직이면서, 표면의 후방 연결선은 이제 무릎 아래의 하방 부위에서 반드시 길어져야 한다. 발목관절 발등굽힘은 발바닥굽힘근들의 전부를 늘려줄 것이며, 측방의 연결선(종아리뼈 근육들) 그리고 심부의 전방 연결선(뒤정강근과 엄지발가락 굽힘근 그리고 긴 발가락 굽힘근)등과 연관된 근막을 포함한다. 그 근육들이 가동범위의 자체의 자연적인 최종범위로 전방으로 나오면서, 정강뼈를 감속시키며, 그동안 넙다리뼈는 보다 빠르게 위로 올라가며, 무릎관절을 폄으로 가져온다.

발이라는 흔들받침과 권양기 효과

Foot rockers and the windlass effect

걷기는 복잡한 문제를 해결하기에 적합하다 – 양발은 마치 심리치료사와 비슷하다.
— Pepper Giardino

일단 뒤꿈치가 바닥과 접촉한 후, 중력과 함께 몸통으로부터의 운동량과 상호작용하는 바닥의 반응력은 발이 뒤꿈치뼈 위에서 굴러감을 유발한다(**그림 3.9**). 작용력의 이러한 변화는 장대높이뛰기 선수가 장대를 고정시키며 그 장대의 하방 움직임을 전방으로 그리고 상방으로 향하는 움직임으로 변화시키는 작용과 유사하다. 뒤꿈치뼈와 바닥의 상호작용은 일종의 브레이크 작용기전을 형성하며, 종아리라는 "장대"가 그 브레이크 위로 지나가도록 도와준다.

골반이 고정된 발 위로 넘어가면서, 발목관절은 발바닥굽힘 자세에서부터 발등굽혀짐으로 변화하며, 최종적으로 발목은 자체 범위의 한계에 도달하며, 뒤꿈치의 들림을 유발하고 발은 발허리뼈 머리 위로 굴러가며 이어서 신속하게 발가락까지 진행한다.

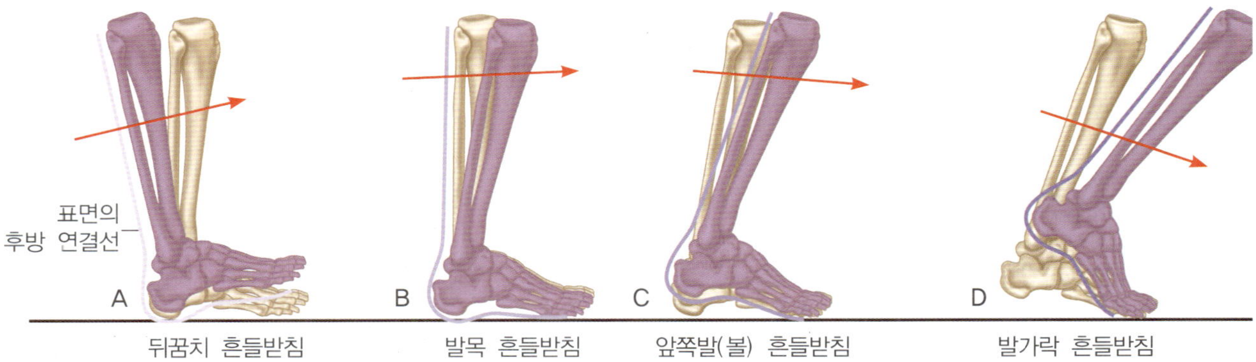

그림 3.9 뒤꿈치닿기로부터, 그 다리의 나머지 부분은 뒤꿈치뼈(A)라는 흔들받침 위로 "타고 올라가며" 목말뼈 관절을 경유해서 발등굽힘으로 진행한다. 이것은 SBL을 긴장시킨다(B). 그것의 자연적인 범위에 맞추어질 때, 뒤꿈치는 바닥과의 접촉지점을 발의 볼(C)의 앞쪽발 흔들받침 위로 그리고 궁극적으로 발가락(D) 위쪽으로 접촉을 만들도록 들어 올린다.

이것은 발 안에서 소위 네 개의 흔들받침을 만들어낸다: 뒤꿈치, 발목, 앞쪽발(볼), 그리고 발가락. 이러한 흔들받침의 각각을 통해서 유연한 진행을 위해서, 관절들은 반드시 자유로워야 하며 발바닥 굽힘근은 완전한 움직임이 발생하도록 허용하기 위해 충분하게 길어야 한다. 우리가 심부의 전방 연결선과 측방의 연결선에서 보게 될 것처럼, 발목 복사 주변을 지나가는 힘줄들도 뒤꿈치닿기와 체중받치기에 의하여 만들어진 가쪽번짐/엎침으로부터 발목이 되돌아오도록 허용할 수 있도록 균형상태에 놓여야 한다.

발목 흔들림동작이 가자미근과 장딴지근을 늘려주면서(**그림 3.10**), 발은 뒤침동작에 의하여 중립의 자세로 복귀할 것이며 중간발 관절들을 다시 사용할 것이다. 이것은 가자미근, 장딴지근 그리고 발바닥근막 등의 연속성이 앞쪽발과 발가락 흔들받침을 통해서 유연한 변화를 제공하도록 발의 많은 관절들을 더욱 더 받쳐주는 것을 허용한다.

중간발이 적절하게 복귀하지 않는다면(즉, 중간발 관절들이 잠긴 자세로 다시 돌아가지 않는다면), 발바닥근막이 강제로 발의 주된 안정요소가 되도록 하여, 불필요한 스트레스가 발바닥근막으로 주어질 것이다.

두 개의 종아리 근육의 심부 근육인 가자미근은 뒤꿈치뼈에서 안쪽으로 부착하기 때문에, 그 근육은 뒤꿈치뼈를 뒤침에서 벗어나도록 끌고 가도록 도와준다. 거기에서 심부 후방구획의 힘줄이 목말뼈 아래 관절을 건너가는 각도로 인해서, 가자미근은 이것을 위해서 심부의 전방 연결선이 참여하도록 만들 것이다(6장을 참조).

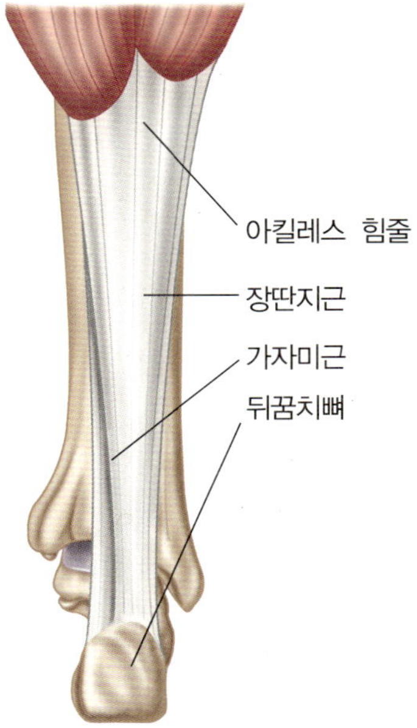

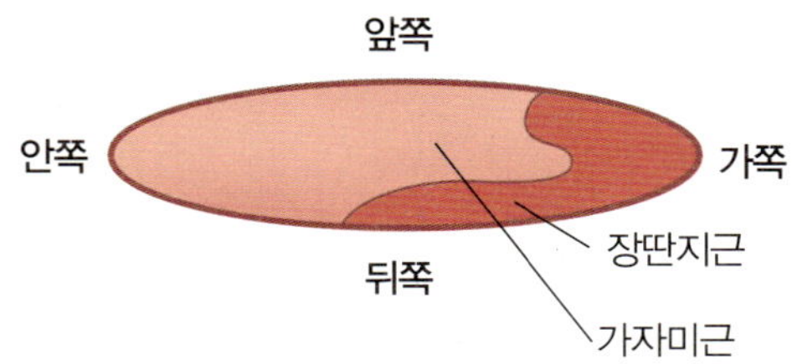

그림 3.10 가자미근의 보다 깊고 더 안쪽의 부착으로 인해서, 이 근육은 뒤꿈치뼈를 안쪽번짐으로 가져오도록 도와줄 수 있으며, 그것에 의해서 목말뼈를 재정렬하도록 도와준다. 장딴지근 부착부는 뒤꿈치 주변에서 이어져 있는 그 근육의 근막성 조직들 대부분과 함께 그리고 발바닥근막 안으로 좀 더 가쪽이며 표면에 놓인다(그림 3.11을 참조). Perry와 Burnfield 2010에서 인용함.

위의 "흔들받침들"의 어떠한 손상이라도 발에서 효율적인 발바닥밀기를 위한 발가락으로 이어지는 굴러감을 막게 될 것이다. 발걸음은 자연히 짧아지며, 손상이 있는 다리가 굽힘을 통해서 골반의 같은 쪽 옆 부위에서부터 "들려질" 때 종종 엉덩관절 들어올리기(hip - hiking) 전략이 보상작용으로 사용될 것이다. 이러한 보상작용은 그 원인에(그 작용은 엉덩관절 폄, 무릎 폄 발목 발등굽힘 등의 부족 또는 발의 흔들받침의 어떤 것에서든 손상 등) 관계없이 나타날 것이며, 치료적 계획을 수립하도록 감별진단을 위한 어떤 전략이 반드시 만들어져야 한다.

활차와 권양기 효과

발목의 발등굽힘은 양발뼈들의 안쪽번짐과 함께 공존하며; 두 가지 동작 모두는 발바닥 조직의 긴장상태를 도와준다(**그림 3.11**). 이러한 발의 뼈들을 함께 모아줌과 탄력적 조직의 긴장상태는 소위 권양기 효과를 만들게 된다. 권양기는 발꿈치뼈와 양쪽 발목복사라는 활차 주변을 둘러싸는 발바닥굽힘근 힘줄에 의하여 만들어진다; 정강뼈가 발 위쪽에서 발등굽힘으로 움직이면서, 이러한 힘줄의 연결선은 팽팽하게 당겨진다.

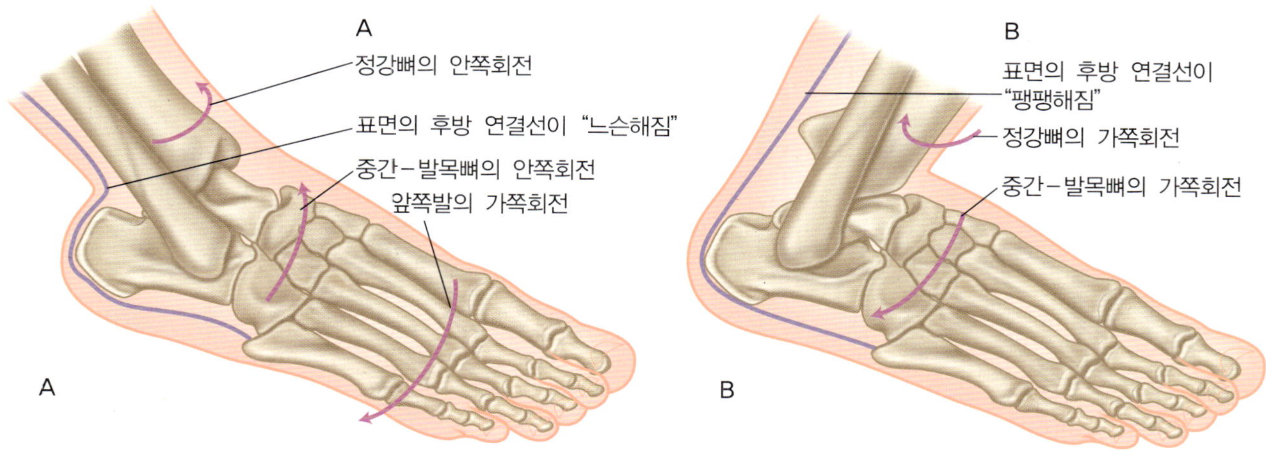

그림 3.11 뒤꿈치닿기 시 발바닥 굽힘은 SBL의 아랫부분에서 느슨함을 만들며, 이것은 중간발목 관절들과 뼈들이 벌어지며 바닥의 표면에 적응하는 것을 허용한다(A). 발등굽힘으로 돌아옴(B)은 가자미근과 장딴지근을 긴장시키며 그것에 의해서 발바닥근막을 긴장시키도록 도와주며, 이것이 중간발목의 뼈들을 다시 함께 모이도록 끌어당기며 발바닥밀기를 위해서 소위 권양기 효과로 통합된 발을 만들어준다.

아킬레스에겐 약점이었을 것이지만, 감사하게도 그 힘줄은 우리 몸 안에서 가장 강력한 지점이다. 가지미근과 장딴지근으로부터 나오는 섬유는 힘줄 안으로 약 90° 의 각도로 비스듬하게 감겨진다. 이것은 가자미근을 발꿈치뼈의 중앙 쪽으로 가져오며, 거기에서 그 근육은 안쪽번짐을 만들도록 도와줄 수 있으며; 발꿈치뼈를 상당하게 강화시킬 것이다(Doral과 동료 2010). 그렇지만 그 힘줄의 상당한 강도에도 불구하고, 아킬레스 힘줄은 여전히 몸 안에서 돌림근띠와 무릎의 힘줄 다음으로 세 번째로 가장 잘 파열되는 힘줄이다. 우리가 우리 몸무게의
12배에 이르는 힘을 그 힘줄이 감당하고 있다는 것을 생각한다면 이것이 그리 놀라운 일이 아니다.

신체의 나머지 부분과 비슷하게, 아킬레스 힘줄은 엄청난 적응 가능성을 보여주었으며, 외견상으로 사용이 증가하면서 그것의 단면적을 증가시킨다. 그 힘줄이 비-운동선수들보다 운동선수들에게서 상당히 더 두꺼운 것을 보게 된다. 보다 두꺼운 아킬레스 힘줄은 더 뛰어난 경기력으로 이어진다는 것을 주목할 수 있다(Malvankar와 Khan 2011). 그 힘줄의 경도와 부착하는/조절하는 근육의 긴장력 사이에서 피드백이 존재한다는 것을 연구에서 보여주었다. 그 근육은 탄력적인 출력의 효율성을 최대화하도록 힘줄의 탄력성에 맞추도록 자체의 긴장도를 조절할 것이며(Lichtwark와 Wilson 2007)-이것의 보다 깊은 의미는 6장에서 설명할 것이다.

권양기 효과는 상당부분 발바닥밀기 중 아킬레스 힘줄의 수행력과 강도에 의존한다. 발가락 흔들받침까지 이어지는 진행과정이 힘줄을 긴장시킬 것이며, 중간발목의 관절들을 바로잡으며 발바닥근막을 동원한다. 점진적인 발등굽힘에 의하여 만들어진 길어짐은 조직으로 상당하게 하중을 부여할 것이며, 그것이 배출될 때 신체를 전방으로 밀어주도록 이용될 수 있는 엄청난 양의 에너지를 만들게 된다.

이것은 큰볼기근과 함께, 아킬레스 힘줄을 인간 보행을 위한 가장 중요한 해부학적 요소 중 하나로 만든다. 인간의 아킬레스 힘줄은 다른 유인원들의 그것보다 훨씬 더 길며— 그리고 장딴지는 두께가 가늘고 —그 파워가 근육수축보다는 탄력성을 통해서 만들어진다. 이것은 우리의 종아리를 보다 가볍게 만들도록 허용하며, 이것은 종아리를 움직이도록 더 적은 에너지를 취한다는 것을 의미한다. 이것은 또한 종아리에 보다 큰 힘줄성 저장시스템의 보조라는 이점과 함께, 우리 신체의 어떠한 부분들보다 가장 빠른 속도를 제공한다. 우리는 이러한 역동성을 말, 영양, 그리고 캥거루 등과 같이 길고 가는 힘줄성의 뒷다리를 조절하도록 강력한 엉덩관절 근육을 사용하는 동물들의 다리에서 최대 효과를 볼 수 있다.

투석기효과

발목의 발등굽힘과 무릎 폄을 통해서 발생하는 조직을 긴장시킴과 발의 흔들받침의 효과는 투석기 기전을 만든다. 정강뼈와 넙다리뼈의 앞으로 향하는 운동량은 발바닥 굽힘근의 등척성 수축에 의하여 감속된다. 이것은 탄력적 조직의 역학적인 하중부하로 이어지며, 일단 그 발이 발가락 흔들받침 위로 진행한 후 마지막으로 발바닥밀기에서 분출될 때까지 늘려진다. 발가락은 최종적인 고정의 장치로서 작용하며, 일단 그것이 분출된 후, 탄력적 조직 안에서 저장된 에너지는 전방으로 추진력을 도와주도록 분출될 수 있다. 이것은 무릎의 완전한 폄에 의하여 유발되며, 무릎 펴기는 뒤넙다리근과 장딴지근 조직들이 하나의 이어진 시스템으로 함께 연결하도록 허용하며, 몸쪽으로부터 다리의 먼 쪽 뼈들까지 힘의 매끄러운 전달을 만들어준다.

운동 3.2

권양기 효과의 대부분은 종아리 안에서 만들어지지만, 단지 그 다리를 완전하게 펴지 않고 몇 발자국 걸어봄에 의하여 무릎 펴기의 부족함에 의하여 가져오는 파워의 상실을 느껴볼 수 있다. 이것을 당신의 정상적인 보행(당신이 당연하게 무릎을 폄으로 가져온다면!)과 비교하라. 그러면 당신은 무릎관절을 지나가는 근막의 관여가 발바닥굽힘의 파워를 얼마나 크게 도와줄 수 있는가 느낄 것이다. 이것의 일부는 아마도 장딴지근을 짧게 만드는 그러므로 무릎을 그 공식에서 빼버리는 무릎 굽힘에 의하여 설명될 수 있을 것이지만, 무릎 위치에서 아주 미미한 변화도 우리가 기대하는 것보다 더 많은 변화를 만든다. 이것은 아마도 뒤넙다리근으로부터 근막의 맞물림 효과에서 기인할 것이며, 무릎이 펴져있을 때 뒤넙다리근은 발바닥굽힘근과 보다 효율적으로 작용한다(Myers 2009). 무릎이 완전하게 펴지지 않으므로, 일부 사람들은 그들이 발가락 흔들받침 위로 체중을 실리면서 증가된 가동범위의 느낌을 갖게 될 것이며, 발바닥밀기의 파워를 상실한다. 이것은 근육근막성 연결선의 완전성이 개별적인 요소들보다 훨씬 효율적인 전달로 도와줄 수 있는 방식의 한 가지 사례이다.

발이라는 투석기는 표면의 전방 연결선과 함께 엉덩관절의 전면을 지나가는 조직 안에서의 유사한 장치에 의하여 도움을 받는다. 골반이 엉덩관절 폄으로 앞으로 이동하면서, 엉덩관절 굽힘근들의 근막을 늘려줄 것이다. 같은 쪽 다리가 지나치게 일찍 앞으로 나오는 것을 막아주는 그 발에 의하여 만들어진 바닥 위에서, "고정"으로 인해서 엉덩관절 폄은 근막을 늘려줄 수 있는 것이다. 일단 발이 발가락 흔들받침 위로 진행한 후, 하나는 엉덩관절 굽힘을 위해서 그리고 다른 하나는 발의 굽힘을 위해서 사용되는 두 개의 투석기가 동시에 힘을 분출시킨다. 당신은 운동 3.2에서 이러한 힘의 상실을 느꼈을 것이며, 이러한 두 가지 작용이 조화를 이루면서, 근막이란 스프링에 효율적으로 하중을 부하하고 이어서 배출하도록 관여된 관절들에서 균형을 이루고 있는 동작을 필요로 할 것이다.

SFL이란 스프링은 굽힘으로 다리를 전방으로 전진시키도록 발가락 흔들받침의 기전을 "작동시키거나" 긴장력의 배출을 요구한다. 이론적으로, 발가락 흔들받침으로부터 만들어진 발의 긴장력의 분출이 없다면, 엉덩관절 폄으로 만들어진 탄력적 긴장도 다리를 전방으로 보내기보다 오히려 골반을 후방으로 밀게 될 것이다.

투석기 기전은 다른 동물의 움직임에서 논의되어 왔지만 인간에서는 별로 연구되지 않았다. 갈라고 원숭이의 엄청난 도약이나 감겨있는 도마뱀의 혀의 경이적인 발사보다 극적이지는 못할지라도, 유사한 전략을 따를 것이다. 별로 특화되지 않음으로 인해, 우리의 스프링은 보다 활기가 부족한 특성이 있지만, 그럼에도 불구하고 우리가 자신의 탄력적 조직으로부터 획득하는 스프링 작동에 대한 중요한 기여요소이다.

권양기 및 투석기 작용은 무릎과 엉덩관절 폄 그리고 적절하게 이어지는 발의 흔들받침들 모두를 포함하는 근막성 연결선을 작동시키기 위한 사건들의 가지 수에 의존하며, 신체 각 부분의 운동량이 다른 부위의 움직임을 도와주도록 허용한다. 그러므로 우리의 가동범위는 우아한 걷기를 위해서 절대적이다. 훈련시킨 침팬지를 이용해서 바로 선 자세 VS. 네발 보행의 효율성을 비교하는 많은 실험들이 이루어졌다. 침팬지의 관절이 우리와는 상이한 범위를 보유하며 그러므로 근막성 개입이 발생하도록 허용하지 않을 것이므로, 그 실험의 설계는 출발부터 결함이 있었다.

침팬지는 발등굽힘의 45° 범위를 보유하며, 이것은 그들의 발이 타고 올라가는 나무줄기를 잡고 있는 것을 허용한다. 이것은 인간이 갖고 있는 20°를 훨씬 넘어선다. 권양기 또는 탄력적 기전이 작용하기 위해서, 우리는 반드시 근막성 조직을 늘리기에 참여시켜야 하며; 침팬지는 자신들의 아킬레스 힘줄에서 당겨지도록 충분한 발등굽힘을 만들기 위해서 매우 긴 발걸음을 취해야 할 것이다. 고대 인류들은 발목관절을 일종의 바로선 보행의 지표로서 사용하며; 먼쪽 정강뼈의 모양을 살펴봄으로, 그들은 관절의 가동범위와 힘의 이동 각도를 추측할 수 있었다. 바로 선 자세의 두 발 보행에서 체중은 그 관절을 통해서 거의 직선으로 전해질 것이다. 반대로 대부분의 네발 보행에선 움직이면서 발목이 보다 발등굽힘을 유지하므로, 체중은 그 관절들을 통해서 비스듬히 지나갈 것이다.

두발기립을 보여주는 발목관절을 볼 수 있는 첫 번째 유인원의 화석은 "루시"이며, 1974년에 에디오피아에서 Donald Johanson에 의하여 발견된 세상의 가장 유명한 인간 선조일 것이다. "다이아몬드로 가득한 하늘에 있는 루시(Lucy in the Sky with Diamonds)"라는 비틀즈의 히트곡 이후 명명된, 루시는 오스트랄로피테쿠스 아파렌시스(Australopithecus afarensis)의 사례로서 확인되었으며 대략 320만년전으로 거슬러간다. 그녀는 대략 3피트 7인치 정도의 꽤 단신이며 그녀의 뼈들은 골반, 넙다리뼈 그리고 위팔뼈의 변화를 포함한(많은 다른 유인원은 오로지 가끔씩만 두발로 섰다), 두발로 지속적으로 걸었다는 것을 보여주는 많은 특징을 드러낸다. 루시는 다리뼈 안에서 이러한 변화들의 일부를 보여주는 가장 오래된 화석이다. 비록 그것들이 루시처럼 완벽하지는 않을지라도, 현재까지의 화석 기록에서 남아있는 몇 개의 다리뼈들과 함께, 많은 오래된 화석들 역시 두발보행의 일부 모습을 보여준다.

당신이 **운동 3.2**를 다시 살펴본다면, 당신은 무릎을 펴지 않음이 감소된 엉덩관절 펴기와 병발했다는 것을 알게 될 것이다. 이러한 "구부린–무릎, 구부린–엉덩관절" 보행은 인간–이외의 유인원의 특징이지만, 보행에서 그것들의 사용은 조직 내부에서 길이의 부족함보다는 허리 앞굽이를 만들지 못하는 근육의 무능력함에서 기인한다. 효율성의 의미에서 이것이 의미하는 것은 바로 서서 걸을 때 그것들이 긴 다중–관절의 근막 사슬을 충분하게 동원할 수 없다는 것이며, 그러므로 그것들이 좀 더 많은 근육 파워에 의존하게 된다.

다리 스프링

종아리는 걷기와 달리기 중 모든 우리 몸의 부위 중에서 가장 빠른 속도를 보유한다. 그러므로 자체의 무게를 최소화함은 에너지 보존을 위한 많은 이점을 보유한다. 보다 길고, 더 강한 힘줄을 보유함으로써, 힘줄은 더 많은 에너지 저장을 위해서 사용될 수 있으며, 종아리에서 무거운 근육에 대한 필요성을 줄여준다. 우리는 이러한 배열을 말, 영양 그리고 캥거루 등과 같은 동물들에서 빈번하게 이러한 배열을 보게 되며, 이러한 동물들은 길고, 가는 힘줄성의 다리를 조절하도록 자신들의 강력한 엉덩관절 근육들을 사용한다(**그림 3.12**). 근육의 효율성은 근막의 탄력반동(elastic recoil)이 만들어 주며 근막 조직에 저장된 운동 에너지의 방출은 뛰거나 점프하는 움직임에 관여한다.

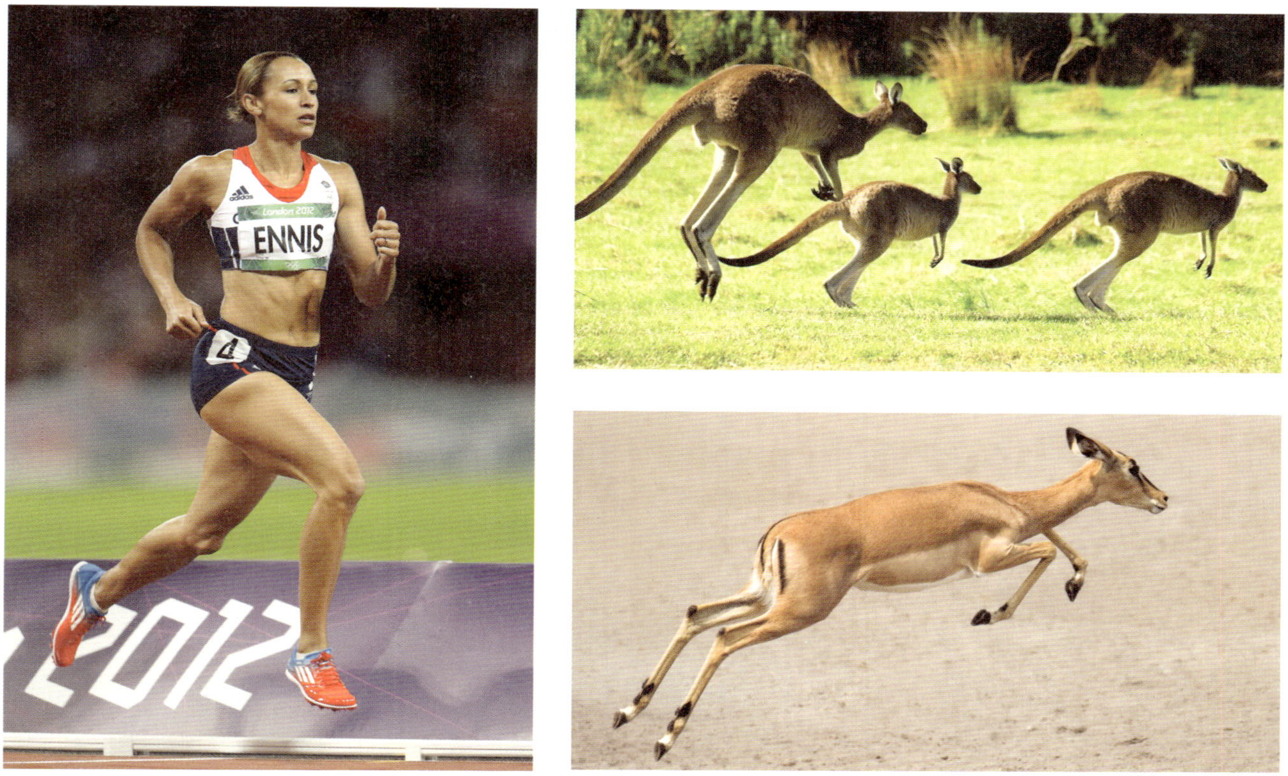

그림 3.12 모든 전문적인 육상선수처럼, 자신의 상체 크기에 비교해서 Jessica Ennis의 종아리는 지극히 가늘어 보인다. 인간-이외의 동물계의 전문적 "육상선수"들과 비교할 때, 종아리의 길고, 힘줄성의 부위를 조절하는 몸쪽 근육들의 이러한 배열은 일반적으로 보인다. Jessica Ennis 사진은 Getty 이미지에서 허락됨. 캥거루와 영양 사진은 istock.com에서 허락됨.

"급행"과 "완행"

자신의 "해부학적 연결선" 모델에서, Myers는 "급행" 대 "완행"의 개념을 설명한다(2009). 그는 "완행" 근육들을 하나의 관절만을 건너가는 근육으로 그리고 "급행"은 둘 또는 그 이상을 건너는 근육으로 설명한다. 이러한 개념을 투석기 현상을 설명하도록 이용할 수 있다. 무릎관절과 엉덩관절이 펴지도록 그리고 발목관절이 발등굽힘 하도록 허용함으로, "급행"은 늘려진 상태인 근육근막성 사슬의 보다 긴 부분과 함께 이러한 부위들을 보다 완전하게 지나가도록 이용된다. 그 늘어남이 없다면, 조직은 굽힘을 위하여 필요한 힘을 만들도록 능동적으로 수축해야 할 것이다.

그러므로 제한없는 발걸음에 포함된 긴 사슬의 늘리기는 보다 깊은, 주로 "완행" 근육들에서 압박을 덜어준다. 탄력적 에너지의 부재에서, 그 근육들이 반드시 일(수축)을 해야 할 것이며 그래서 잠재적으로 과사용될 것이다. 다른 유인원이 자신들의 무릎과 엉덩관절을 충분히 펴지 못하므로, 그들의 근육은 우리의 것과 비교해서 매우 발달되었다.

골반 비틀림(그러나 좋은 방향에서)

뒤꿈치닿기를 향해서 다리를 앞으로 들고 가는 동안, 그 다리 쪽에서 SBL의 근막은 긴장되며, 일단 발꿈치뼈가 바닥과 접촉한 후 중력에 저항하는 다리의 능력에 기여할 것이다. 반드시, 엉덩관절의 굽힘은 뒤꿈치닿기에 앞서 뒤넙다리근의 미리-늘리기를 만들어야 한다(기타 엉덩관절 폄근들과 함께, 그렇지만 지금은 SBL의 조직에만 집중해 살펴볼 것이다). 이것은 탄력조직으로 미리-하중부하를 만들며 그래서 항중력근(이번 사례에서는 뒤넙다리근)의 힘 발생을 강화시키므로 우리가 바닥으로 넘어지지 않도록 예방하기 위해서 근육들이 반드시 시행해야 하는 작업량(수축)을 줄여준다.

다리가 엉덩관절 굽힘을 통해서 들려지면서 뒤넙다리근은 그 동작과 함께 궁둥뼈 결절을 당길 것이며, 그것에 의해서 연관된 엉덩관절을 후방 기울이기로 만들 것이다. 반대 쪽 다리에서 엉덩관절은 폄으로 진행할 것이며, 그래서 엉덩관절 굽힘근은 팽팽해지고 자체의 엉덩관절을 비교적 전방 기울어짐으로 당기게 될 것이다. 엉덩뼈의 번갈음 동작과 상반적인 동작은 골반 안에선 전면에서는 두덩결합과, 뒤쪽에서는 엉치엉덩관절의 설계에 의하여 허용된 일종의 움직임인 비틀림을 만들게 된다(**그림 3.13**).

운동 3.3

양손을 엉덩뼈 능선 위로 올려놓고 걸어본다. 그 조직 아래에서 엉덩뼈의 움직임을 감지할 수 있겠는가? 당신이 그 다리를 앞으로 들고 가면서 엉덩뼈의 뒤로 기울어짐을 그리고 넙다리가 펴지면서 앞으로 기울어짐을 느낄 수 있는가? 그러므로 SFL과 SBL은 골반을 통해서 이러한 비틀림 동작에 관여돼 있는 것으로 보인다 (그림 3.13). 골반에서 이러한 영향은 측방의 및 나선의 연결선에서 작용을 위한 중요한 작동요인이다 (4장과 5장을 참조).

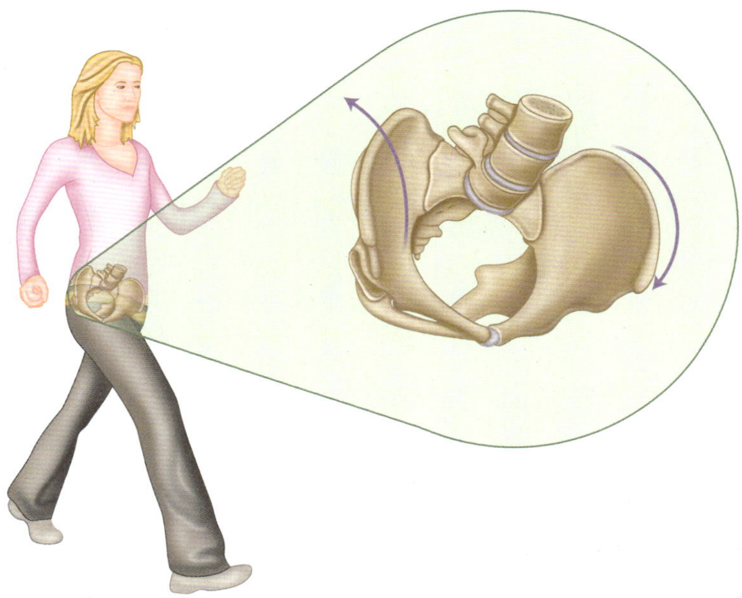

그림 3.13 두발보행은 골반을 통과하는 힘의 많은 벡터를 부여하며, 골반이 동작의 모든 세 평면(시상면, 전액면, 수평면) 안에서 적응할 것을 요구한다. 번갈아서 양 측면 SFL과 SBL의 길어짐과 짧아짐은 시상면 안에서 기울어짐을 만들며, 이것이 골반에서 비틀림으로 이어진다.

펴진 다리 위에서 골반의 전방 기울어짐은 동측에서 복부 근육들을 긴장시키며 그것에 의해서 작동시킬 것이다. 움직일 수 있는 골반의 능력은 그러므로 복부 근육들의 작용에서 필수적이며, 회전과 옆으로 기울어짐이 활성화되어야 하는 "코어"의 세 평면을 위해서 필수적이라는 것을 나중에 보게 될 것이다. 골반의 전반적인 전방 기울어짐은 허리에서 폄을 만들며 Myers의 해부학적 연결선에서 개략적으로 설명된, 골반의 역학적인 연결을 경유해서 엉덩관절굽힘을 도와주도록 SFL의 전체 전면을 긴장시킨다(**그림 3.14**).

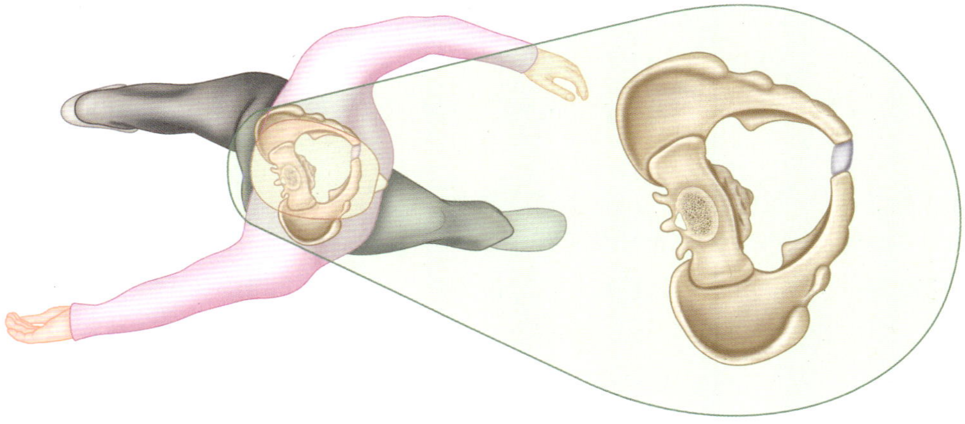

그림 3.14 걷는 동안, 골반은 빈번하게 전반적인 전방 기울어짐 상태에 놓인다(굽혀진 다리의 쪽에서 엉덩뼈의 후방 기울어짐은 전체적으로 골반의 안정상태 기울어짐과 연관된다). 다리가 펴지면서, 골반은 상부 SFL의 조직으로 다리의 긴장상태를 이어주기 위한 역학적 연결장치로서 작용하며, 근막성 탄력성을 동원한다.

운동 3.4

자신의 복부 근육으로 한 손을 올려놓고 잠시 걸어본다. 당신은 배곧은근 위에서 어느 쪽 다리든 폄으로 진행하면서 팽팽해지는 것을 느낄 수 있겠는가? 배 위의 손을 복장뼈까지 위로 이동시킨다. 당신은 그 뼈 위에 놓여있는 그 조직 안에서 긴장을 느낄 수 있는가? 여러 속력에서 실험으로－당신이 속력을 빠르게 하면서 전반적인 근막성 긴장상태를 느낄 수 있는가?

회전

좀 이상스럽게도, 각별하게 골반으로 보행 중 신체로 유도된 회전의 대부분은 SFL과 SBL이란 시상 평면의 요소에 의하여 시작되었다. 한쪽 다리의 앞으로 들려가기는(유각기) 뒤넙다리근의 부착부를 통해서 그 쪽의 엉덩관절을 앞으로 당기며, 반대 쪽 골반은 엉덩관절이 폄으로 진행하면서 SFL의 긴장상태에 의하여 뒤쪽으로 유지될 것이다. 그러므로 발걸음이 양쪽 연결선 모두를 동원하기에 충분히 길다면, 그 조합된 영향은 골반을 회전시켜야 할 것이다. 그러므로 반대작용의 SFL과 SBL의 반대 쪽에서 힘은 많은 다른 연결선들의 동원을 위해서와 마찬가지로, 신체의 나머지 부분을 위한 연쇄작용의 발생을 위해서 절대적이다.

걷기를 옆에서 살펴볼 때, 발바닥밀기(push off)에 앞서 분명한 엉덩관절의 20° 폄이 존재한다. 이것은 순순한 폄 동작이 아닌, 이보다는 상이한 관절들에서 생긴 작용들의 종합일 것이다: 엉덩관절 자체(이것은 10－12° 펴질 수 있다), 이어지는 엉덩뼈의 전방 기울어짐(3－7° 사이에 의하여), 그리고 전체 골반의 후방 회전(8－12° 사이). 엉덩관절 폄과 엉덩뼈의 전방 기울어짐은 SFL, SBL 그리고 DFL의 미리－하중부하를 도와주도록 작용한다 (5장과 6장을 참조).

골반의 회전은 발걸음을 늘려주도록 도와주기 위해서 필요하다. 체중을 받치고 있는 엉덩관절의 축회전 작용은 반대 쪽 다리가 좀 더 전방으로 뻗을 수 있도록 허용한다. 양 측면으로 골반 회전이 없는 그리고 회전과 함께 걷기에 의한 실험은 그 차이를 느껴보게 하며; 시상평면 안에서 전방으로 나아가도록 골반은 수평면 안에서 회전작용에 의해서 도와준다.

발걸음이 충분히 길다면, 그 발걸음 길이는 SFL과 SBL의 조직들을(다른 연결선들과 함께) 긴장시키겠지만, 이것은 또한 골반 안에서 회전도 만든다(**그림 3.15**). 골반의 회전은 엉치뼈를 회전시키며, 수평면의 동작(즉, 회전)은 척추 안으로 전해진다. 앞서 말했듯, 우리는 자신의 머리와 양손에서 서로 반대 쪽으로 가져가도록 걷는다. 우리의 시선이 목표물에 고정되기 위해서, 우리의 머리는 비교적 움직임이 없이 유지되어야 하며, 그러므로 신체 안에서 이러한 회전은 머리에 도달하기 전에 반드시 상쇄되어야 한다.

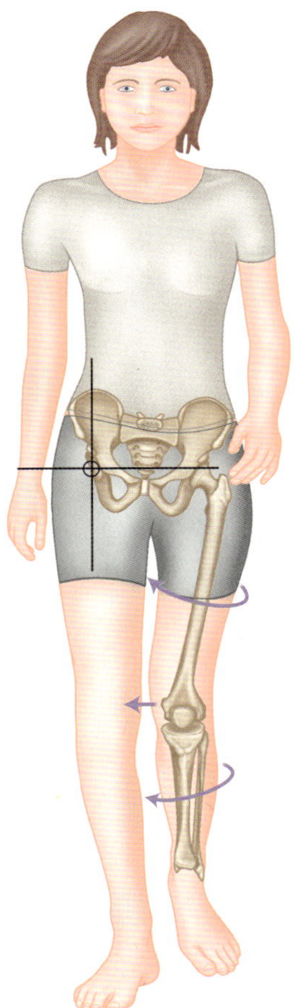

그림 3.15 번갈은 발걸음으로 앞으로 진행하면서 우리의 두발보행은 자연적으로 우리를 회전하게 만든다. 골반에서 이러한 회전은 그 힘을 측방의 및 나선의 연결선 안으로 전달하기 위해 유용했지만, 이 회전은 반드시 머리에 도달하기 전에 상쇄되어야 한다.

그림 3.16 은 각각의 척추 분절에서 가능한 회전의 양을 보여준다. 회전의 일부는 가장 적은 각도로 회전하는 엉치뼈와 가장 아래의 요추 사이의 대립면인 L5/S1 사이에서 흡수될 수 있지만, 그 나머지의 회전력은 흉추로 도달하도록 요추를 통해서 전해질 것이다. 흉추는 수평면 안에서 훨씬 더 많은 가동범위를 보유하며 그 회전력을 더욱 잘 상쇄시켜 줄 수 있다.

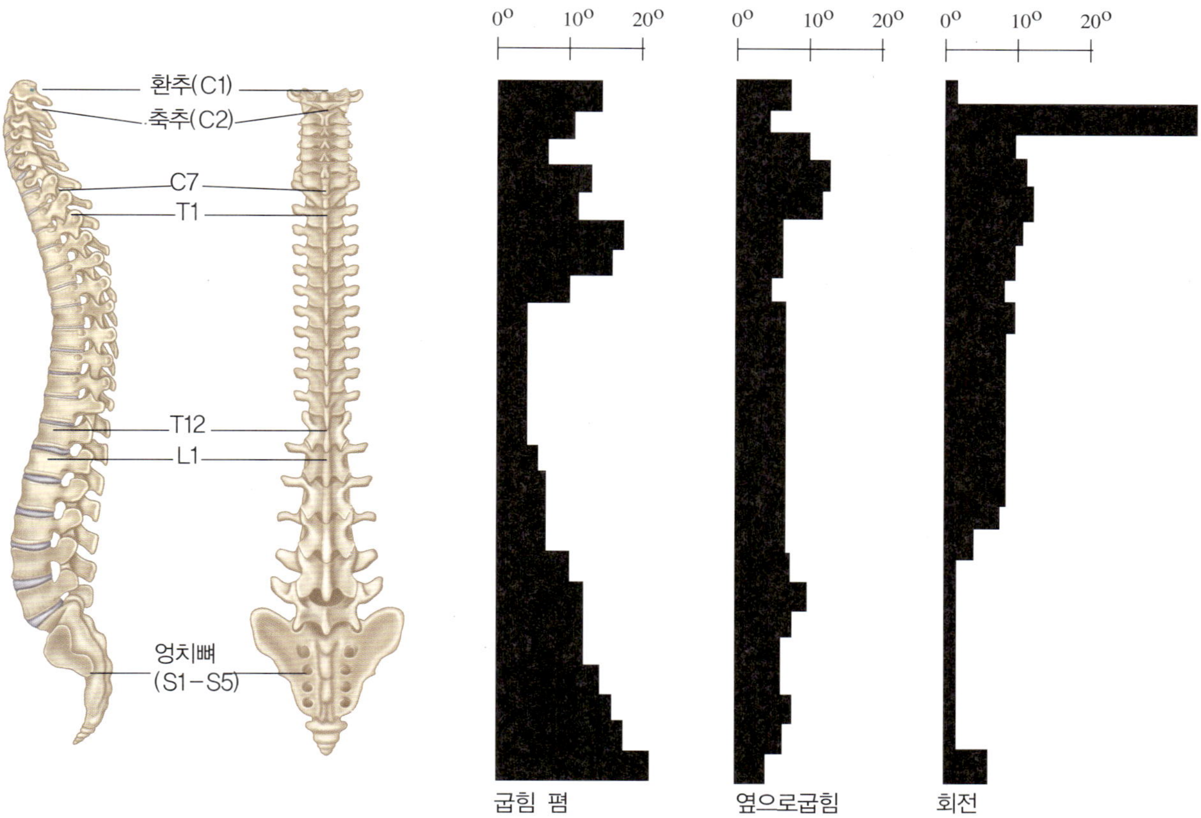

그림 3.16 개별적인 척추 분절은 각각의 평면 안에서 움직이는 자체의 능력에서 달라진다. 요추는 별로 많지 않은 회전력을 보유하며, 그러므로 이것은 골반회전을 흉추까지 위로 전달할 것이다.

요추의 돌기사이 관절들은 주로 시상면 안에서 배열되며 굽힘과 폄의 넓은 범위를 허용하고, 이것이 허리 앞굽이를 만들 수 있는 능력을 우리에게 제공하므로 똑 바로 선, 두발의 보행을 우리에게 허용하는 바로 그 부분이다(**그림 3.17**). 그 돌기사이관절이 수평면 안에서는 서로 간에 대립해서 막게 될 것이므로 아무튼 이러한 배열은 회전을 제한한다.

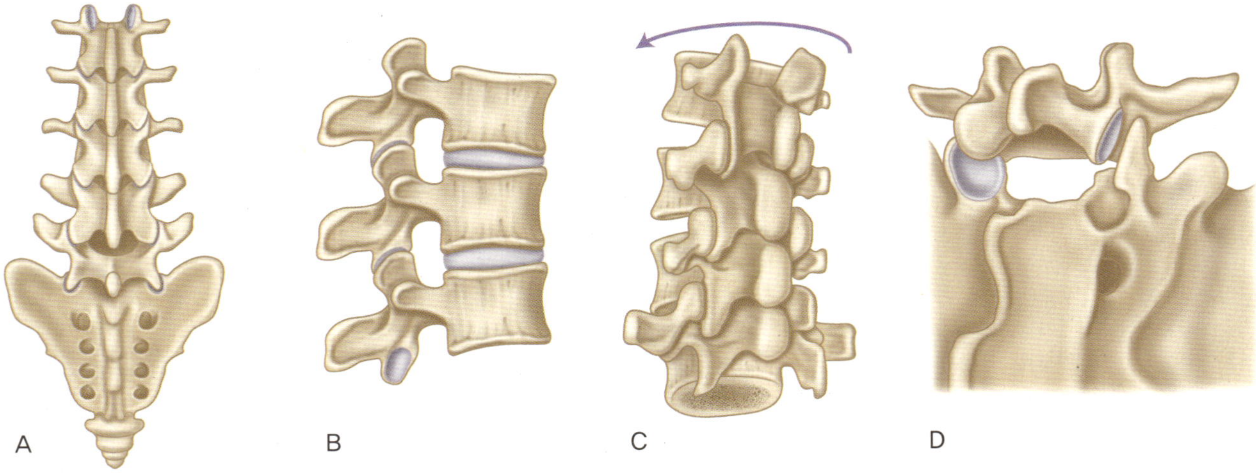

그림 3.17 요추부 돌기사이 관절 대부분의 수직배열(A)은 상당한 정도의 굽힘과 폄(B)을 허용하지만, 그것들이 서로 간에 너무 빠르게 마주하므로(C) 회전을 제한한다. 이러한 작용에 대한 예외는 L5/S1에서 그 돌기사이의 관절이며, 기울어진 엉치를 잡아주어야 하는 L5의 필요성으로 인해서, 그 관절은 약간 더 전액면으로 돌려진 돌기사이관절을 보유하며 그러므로 그 두 개의 표면(L5와 S1) 사이에서 약간 더 많은 회전을 허용한다.

5장에서 보게 되듯, 요추의 (회전에서) 제한은 매우 유용하며: 가슴 쪽으로 회전을 강화시킴으로써, 이것은 나선의 연결선의 양 측면의 힘을 만나게 만들며 반동하도록 허용한다.

중요한 사건

알맞게 방아쇠를 당겨주기 Matching Triggers

발바닥밀기의 시점에 두 개의 투석기 기전이 만들어지며, 각각 하나는 발바닥밀기를 위해서 그리고 다른 하나는 SFL과 SBL에서 엉덩관절 굽힘을 위해서이다. 이상적으로는, 이러한 기전 모두는 동시에 발생되며, SBL 아랫부분의 탄력적 에너지가 발바닥굽힘을 만들도록 그리고 엉덩관절 굽힘을 위해서 SFL의 힘 배출을 도와주도록 허용하며 – 각각의 힘은 펴진 다리의 전방 추진작용을 도와준다.

그것이 발생하기 위해서, 몇 가지 시상면에서의 사건이 발생해야 한다. 우리는 발의 흔들받침 – 뒤꿈치, 발목, 중간발, 그리고 발가락 –들의 각각을 통해서 굴려줄 필요가 있으며, 무릎과 엉덩관절은 반드시 펴져야 한다. 요추와 흉추도 역시 반드시 펴져야 한다. 마지막으로 뒤꿈치는 SFL을 동원하도록 그리고 그 다리의 굽힘을 보조하도록 반드시 똑바로 유지되어야 한다.

뒤꿈치 흔들받침 Heel Rocker

우리의 발꿈치뼈는 다른 유인원들의 그것보다 훨씬 크며, 우리가 뒤꿈치닿기 시 힘을 분산시키도록 더 넓은 접촉면을 보유해야 할 필요성을 의미한다. 이러한 기능은 발꿈치뼈 아래에서 두꺼운 지방 패드의 존재로 인해 (이 패드는 충격량의 대략 17－19%를 흡수하며) 그리고 지극히 유연한 뼈 자체의 구성에 의하여 도움을 받는다. 빈번하게 국소화된 외상에 의하여 유발된, 이러한 조직들 어느 것에서든 어떠한 변화도 보호적인 절룩임을 만드는 원인이 될 수 있다. 발걸음은 뒤꿈치닿기를, 그리고 바닥과 이환된 발의 접촉 시간을 줄이거나 피하도록 짧아질 것이다.

발꿈치뼈의 둥근 표면은 바닥과 편안하게 접촉을 만드는 것이 반드시 가능해야 할 것이며, 목말관절의 뒤쪽에 위치한 그 뼈의 위치로 인해서, 발이 발바닥 굽히도록 그리고 바닥표면과 마주하도록 도와준다. 두 가지 가장 일반적인 발꿈치뼈 골극 그리고 발바닥 근막염 등 몇 가지 요인들은 접촉의 첫 지점으로서 발꿈치뼈의 역할을 수행하는 능력에 영향을 미칠 것이다.

발목 흔들받침

뒤꿈치닿기에 바로 뒤따라서, 발목관절은 전방구획(특히, 앞정강근)에 의하여 조절되며 감소된 움직임인, 약 10° 정도 반드시 발바닥굽힘을 만들어야 한다. 이러한 움직임의 실패는 발바닥이 바닥에 철썩 내리침으로 이어지며 충돌의 충격량의 적절한 흡수를 부족하게 만든다. 이러한 근육들에서 기능의 상실은 종종 신경학적 손상(예를 들어, 뇌졸중 또는 구획 증후군 －형태의 압박)에서 기인할 것이며 그러므로 반드시 의사에 의하여 치료되어야 할 것이다.

목말뼈 위에서 정강뼈와 종아리뼈로 진행은 여러 가지의 원인으로 제한될 수 있다. 후방 구획(SBL)의 외견상의 짧음이 가장 우선하며 가장 분명한 원인이겠지만, 우리가 뒤의 각 장을 살펴보면서, 이것은 각기 심부의 표면 연결선과 측방의 연결선의 심부 후방과 측방 구획들의 물렁조직의 제한에서 기인할 수 있다. 이러한 부위에서 제한은 그것들의 발목 주위에서 가쪽과 안쪽의 경로설정으로 인해서, 발의 수평면 균형에도 영향을 줄 것이다.

목말뼈가 발의 뒤쪽보다 앞쪽에서 더 넓기 때문에, 정강뼈와 종아리뼈 복사뼈는 발등굽힘에서 이것을 보상하도록 반드시 벌어져야 한다(**그림 3.19**). 이러한 장붓구멍－과－힘줄 설계는 발이 발등굽힘 될 때, 목말뼈가 추가된 발목관절 안정성을 위해서 고정된다는 것을 의미한다. 뼈의 벌어짐은 두 뼈 사이에서 뼈사이막 내부의 적응성과 또 몸쪽 정강뼈의 외측면 위에서 움직이는 종아리뼈의 능력 모두를 필요로 한다. 물렁조직 도수교정과 늘리기가 근막의 가동범위에서의 제한을 치료함에서 효과적인 반면, 발등굽힘이 관절 대립면에 의하여 제한된다면 뼈의 도수교정의 일부 형태가 필요할 것이다. 목말뼈가 양쪽 복사뼈 사이에서 대립하기에는 앞쪽에서 지나치게 넓거나 평편하다면, 이것은 선천적인 문제로부터 기인할 수 있다. 이러한 경우, 약간의 뒤꿈치 올림이 적합한 해결책이 될 것이며, 이것은 연관적인 발등굽힘을 제공할 것이며 엎침과 안쪽 발바닥밀기로 향하는 모든 보상작용을 줄여줄 것이다.

제한의 원인으로서 차이점은 아래의 설명처럼(**그림 3.18B**) 간단한 무릎 굽힘 또는 스쿼트를 사용해서 평가될 수 있다.

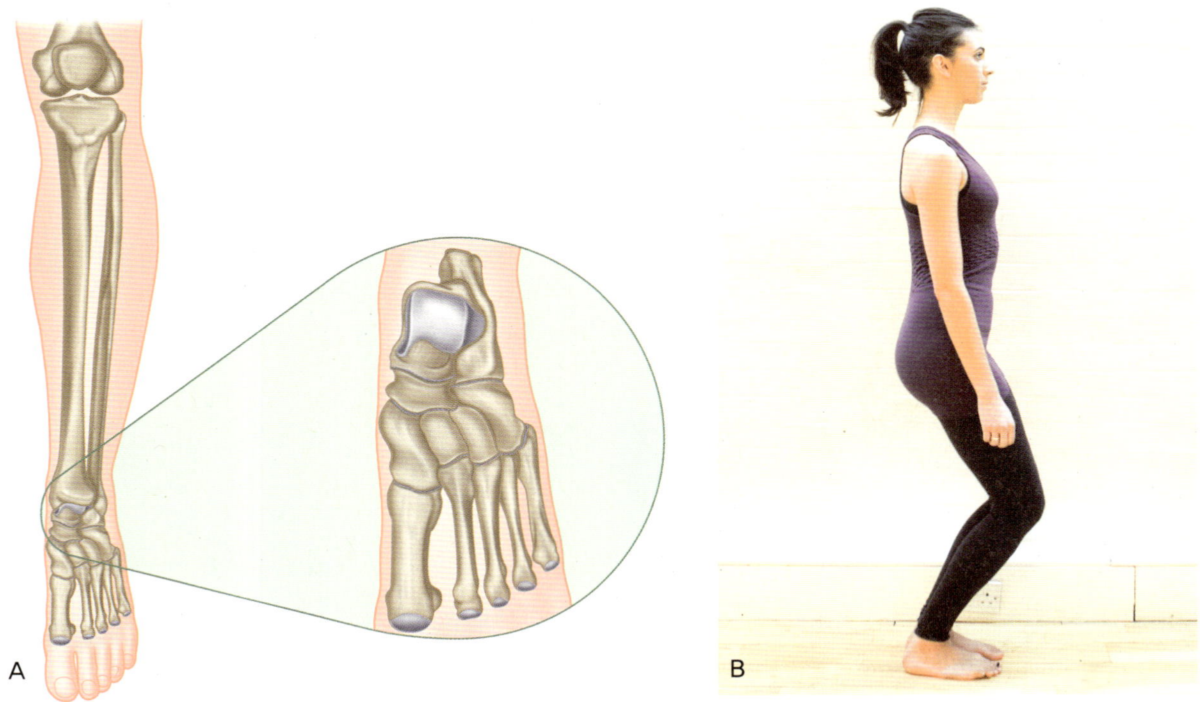

그림 3.18 A. 정강뼈와 종아리뼈는 목말뼈의 앞쪽에서 좀 더 넓은 폭에 맞추도록 발등굽힘에서 약간 벌어질 수 있어야 한다. 그것의 제한은 뼈사이막 내부에서 또는 몸쪽 정강-종아리뼈 관절에서 발생할 수 있지만, 이러한 것들은 종종 가동범위를 개선시키도록 교정될 수 있다. 목말뼈의 앞쪽에서 뼈의 변화도 후천적이든 선천적이든 발생할 수 있으며, 영구적인 제한을 만든다. B. 환자가 발등굽힘의 최대범위로 쪼그릴 때, 그 환자는 발목관절의 뒤쪽에서(일반적으로 물렁조직의 문제를 나타내는) 또는 앞쪽에서 (이것은 관절 제한을 나타내기 쉬운) 어떤 "장벽"을 느낄 것이다.

지나치게 심한 발등굽힘이라는 드문 문제는 후방 근육근막에 대한 과사용 좌상으로 이끌릴 것이며 오로지 과도한 또는 지나친 사용 중에만 문제가 될 것이다.

중간발 흔들받침

발바닥밀기에 앞서, 체중은 이상적으로 반드시 첫 번째와 두 번째 발허리뼈 머리로 실려야 한다. 첫 번째 발허리뼈는 다른 발허리뼈 보다 더 넓고 더 강하며 그것을 통해서 더 많은 힘을 실리도록 확실하게 설계되었지만, 안정적인 발바닥밀기를 만들기 위해서 그것의 길이는 대체적으로 두 번째 발허리뼈의 길이와 일치할 필요가 있다.

1920년대에 의사이며 진화론적 허부학자인 Dudley J. Morton은 전 인구의 대략 15% 정도가 "Morton의 발"이라고 알려진 변형을 보유한다는 것을 발견했다. 이러한 병변에서 두 번째 발허리뼈는 첫 번째보다 8mm이상 길게 되며, 발이 발바닥밀기로 진행할 때 그 동작은 두 지점보다는 하나의 지점(두번 째 발허리뼈)에서 그렇게 진행할 것이다. 이것은 발이 그쪽이나 다른 쪽에서 "내려가도록" 도와주며, 일종의 회전으로 이어진다(**그림** 3.19). 발허리뼈가 심하게 차이나는 길이를 보유한다면, 정형외과적 교정(Morton의 절제술)이 필요할 것이다.

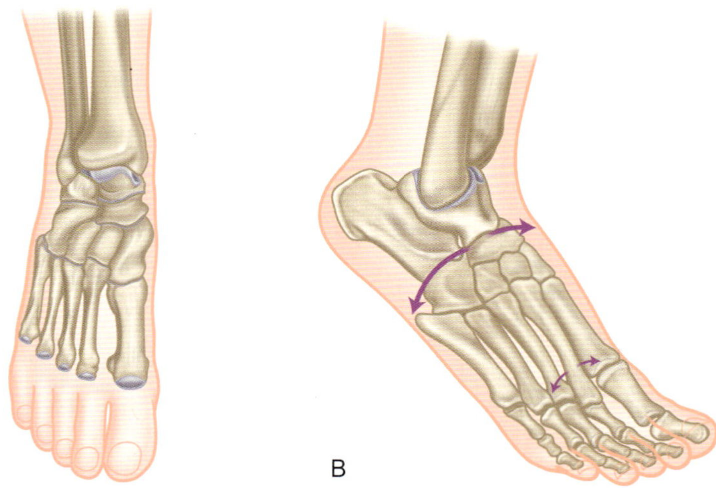

그림 3.19 이상적으로 첫 번째와 두 번째 발허리뼈는 동일한 길이여야 하며(A), 이것은 발바닥밀기를 위한 안정적인 받침을 만들어준다. 두 번째(또는 드물지만, 첫 번째) 벌허리뼈가 길 때(B), 발바닥밀기에 앞서 불안정한 한 지점의 접촉이 만들어지며, 그 발이 좀 더 내측으로 또는 외측으로 진행하도록 도와준다.

불균형은 또한 각별히 높은 아치패턴과 짧은 발바닥근막을 보유한 물렁조직에서의 변화를 통해서 만들어질 수 있다. 이러한 기능적인(구조적이기 보다) 불균형은 종종 첫 번째와 두 번째보다 세 번째, 네 번째 그리고 다섯 번째 발허리뼈 머리 위에서 발바닥밀기가 발생하는 이유가 된다. 이것은 SBL이란 근육근막성 방아쇠에서 만들어진 힘의 총량에서의 감소로 이어지며, 그것은 주로 엉덩관절 굽힘근이 될 어딘가 다른 곳에서 만들어지고 있는 더 많은 작용으로 보상되어야 한다.

엄지발가락의 내측면에서 발바닥밀기는 무지외반증(hallux valgus : 건막류(bunion))의 발생으로 이끌리며, 첫 번째와 두 번째 발가락 위로 시상평면을 따른 이어짐이 없다면, 비틀림의 힘이 무릎에서 발생될 것이며 무릎관절의 외반 패턴을 유발하며 인대(주로 내측의) 그리고/또는 반월상 연골(외측면)의 문제를 유발한다(**그림 3.20**).

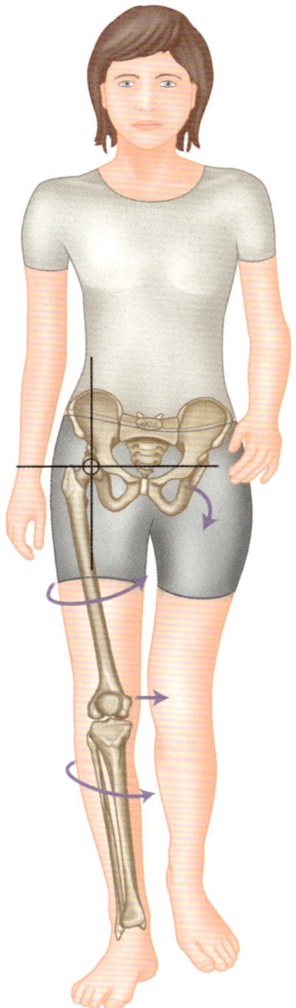

그림 3.20 엄지발가락의 내측면을 통한 발바닥밀기는 첫 번째 발허리발가락뼈 관절로 향하는 비틀림의 힘을 그리고 무릎에서 외반의 힘을 만든다. 이것은 바깥쪽에서 무릎관절을 좁히기 때문에 가쪽 반월상연골의 가능한 압박과 함께, 무릎관절을 안쪽에서 벌려주려 하기 때문에 안쪽 인대에서 증가된 긴장으로 이어진다.

이러한 동역학은 뾰쪽한 또는 좁은 발가락 부분을 보유한 신발을 신으면서 악화될 수 있다. 발가락을 압박함은 역학적으로 발의 정렬을 깨뜨릴 수 있으며, 걷기 중 추가된 힘과 함께 더 심한 관절의 고통으로 이어진다. 발허리뼈를 펼 수 있도록 허용하는 넓은 발끝부분을 보유한 신발이 이상적이며, 오로지 관절정렬만이 아니라 뼈사이근을 자극하기에도 이상적이며, 뼈사이근은 네갈래근과 반사적 연관성을 보유한다. 뼈사이근이 벌어지면서 근육들 사이의 조직 안에서 역학수용기들은 움직임을 감지하며 중력과 바닥의 반응력을 흡수하도록 무릎 폄근들로 자극을 중계한다(Michaud 2011).

두 개의 발허리뼈 머리가 발판 위에서 이루어진다면 발바닥밀기는 가장 효과적일 것이며, 이것은 시상면과 전액면 안에서 올바른 정렬을 만들 필요가 있다. 불행스럽게도 또 다른 일반적인 발허리뼈 오정렬은 "발바닥 굽혀진 첫 번째 발가락 살"이 된다(살[ray]은 첫 번째 발허리뼈와 쐐기뼈 사이의 뼈 연결선이다). 발이 중립자세로 유지될 때 첫 번째 발허리뼈의 머리가 다른 것의 연결선 아래에 유지될 때 이것은 분명해진다. 전액면 흔들받침에서 그 영향은 첫 번째 살이 가동적인가, 반쯤 가동적인가 또는 고정되었는가에 달린다. 그 살이 발바닥굽힘으로 고정된다면, 이것은 그 발을 뒤침하도록 그리고 외측으로 발바닥밀기를 만들도록 강요할 것이다. 이것이 가동적이라면, 발은 좀 더 안쪽으로 돌아갈 것이며 엎침으로 향할 것이다(아마도 무지외반증을 강화시킬 것인). 반쯤 가동적인 첫 번째 살은 발의 생체역학적 나머지에 의하여 덜 외상을 받겠지만, 그 첫 번째 살이 충격에서 충분하게 올라갈 정도로 불안정하다면 종자뼈로 더 많은 충격이 주어질 것이다.

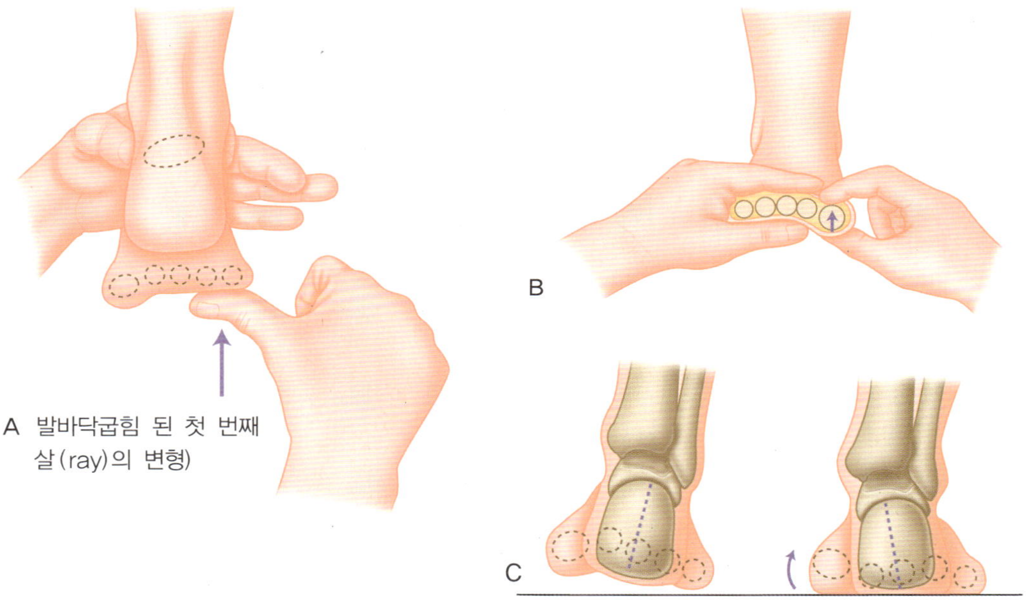

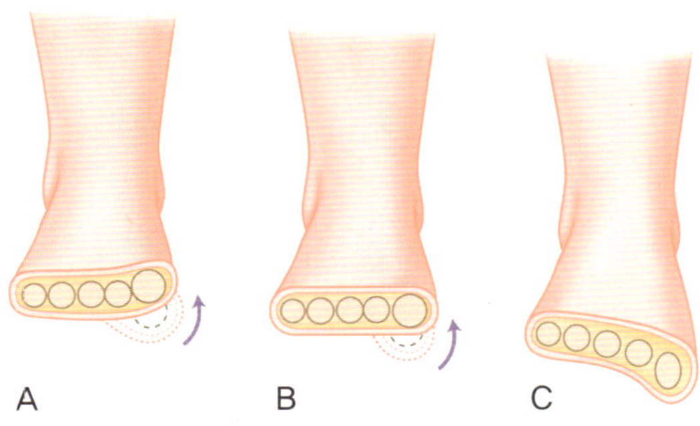

그림 3.21 A, 발이 중립자세로 놓이며 그 첫 번째 살이 다른 살들의 수준보다 아래에 놓인다면, 이것은 가동성을 위해서 반드시 확인되어야 한다(A). 그것이 과가동적이며 다른 살들의 높이보다 위로 올라간다면, 이것은 첫 번째 살의 불안정성을 만들 수 있으며 엎침으로 이어진다. 만약 그 살이 고정되었다면 그 반대 현상이 발생할 것이며, 그 발이 외측으로 강요되면서 그 발은 뒤침으로 진행될 것이다. 첫 번째 발허리뼈가 오로지 반쯤-가동적일 때만, 다른 발허리뼈와 일직선을 이루며 충격의 힘은 아래놓인 종자뼈로 전해질 것이며, 다른 보상작용과 절룩임으로 이끌리게 될 염증을 만들 것이다. 만약 그것들이 제한된다면, 이러한 패턴의 해결은 그 관절의 도수교정과 함께 긴 종아리근을 포함할 것이다.
Michaud 2011로부터 인용됨.

발가락 흔들받침

첫 번째와 두 번째 발허리발가락관절은 반드시 서로 간에 균형을 유지해야 하며 40–55° 의 폄에 도달할 수 있어야 한다. 이러한 능력에서 어떠한 감소도 역시 통상 수평면 안에서 보상작용으로 이어진다.

"엄지발가락 굽음증(Hallux rigidus)"은 거의 교정이 가능하지 않은 첫 번째 발허리발가락뼈의 관절에서의 융합이며 그러므로 그 환경(상태)에 대한 적응– 신발이든 교정기 사용이든 –이 필요하다.

"엄지발가락 제한증(Hallux limitus)"은 발바닥밀기를 위해서 이상적으로 필요한 40–55° 이하의 엄지발가락 폄의 능력에서의 모든 감소로 나타난다. 이것의 발생에 대한 이유는 많을 것이며, 완전한 정형적 조사가 뼈의 변화에 대하여 확인하도록 필요할 것이다. 도수교정의 치료법은 각별히 짧은 엄지발가락 굽힘근에서 모든 엄지발가락 굽힘근에 대한 치료를 포함할 것이다.

무릎 폄

다리가 뒤꿈치닿기에 앞서 앞으로 들려가므로, 무릎은 점차적으로 폄으로 진행할 것이다. 이것을 5장과 6장("나선의 연결선"과 "심부의 전방 연결선")에서 다시 살펴볼 것이며, 거기에서 우리는 무릎 폄이 넙다리두갈래근과 종아리근육(SpL) 사이에서 그리고 큰 모음근과 심부 후방의 구획(DFL) 사이에서 연결을 허용한다. 무릎 폄은 뒤넙다리근으로부터 수축하는 힘의 일부를 분산시키도록 도와주기 위한 아주 유용한 보조가 될 것이다. 뒤꿈치닿기의 순간에 장딴지근육의 조직과 뒤넙다리근의 서로 맞물림은 종아리 조직이 하지를 안정시키도록 도와주도록 허용하며 그 힘의 일부를 흡수한다. 한 가지 보너스로 이것은 중력과 함께 무릎굽힘을 착수하도록 도와줄 것이다.

뒤꿈치닿기 직후, 무릎은 연관된 힘을 흡수하도록 약 20–25° 에서 굽혀질 것이며, 이어서 뒤꿈치들기에 앞서 다시 점차적으로 펴질 것이다. 위에서 이야기 한 듯 탄력적 에너지의 반동을 통해서, 굽힘은 펴짐을 보조할 것이며 이어서 일단 그 하지가 펴진 후 다른 신체 분절은 무릎을 가로질러 힘을 전달할 수 있으며 무릎 폄근들이 비교적 수동적으로 유지되는 것을 허용한다.

무릎–굽혀진 보행으로 걷기가 50%까지 산소의 증가된 소비로 이어진다는 것이 확인되었으며, 이것은 무릎을 완전하게 편 채로 걷도록 허용하는 것에 비교해서, 이러한 보행의 비효율성의 범위를 보여준다(Michaud 2011). 이것은 다른 유인원과 인간 사이에서 근력의 차이에 의하여 더욱 더 증명된다. 평균적인 침팬지가 평균적인 인간보다 훨씬 더 강하며, 이것은 유전적인 차이와 근육 구성의 조합에 의해서 유발된다. 침팬지도 역시 날개모양근– 당김의 중심선에 대하여 어떤 각도로 배열된 근육섬유를 보유한 근육으로, 이 각도는 근육 효율성을 증가시킴 –을 보유하며, 근육의 섬유들이 보다 길어지는 성향이 있고, 근육들이 훨씬 더 큰 범위에서 더 많은 힘을 발생하도록 허용한다.

침팬지도 ACTN3이라고 불리는 유전자의 높은 수준을 보유하며, 이러한 유전자는 더 많은 근육성 근육을 만든다. 인간에서, ACTN3은 스프린터에서 보다 높은 수준을 그리고 장거리 달리기 선수에서 훨씬 낮은 수준을 보여준다. 그러므로, 이것은 물렁조직 내부에서 근막의/근육섬유의 균형과 연관될 것이다(Hawks 2009).

이러한 차이를 보유함은 침팬지와 다른 원숭이들이 구부린 무릎과 엉덩관절로 보다 편안한 보행을 허용한다.

뒤꿈치들기에 앞서, 무릎은 굽혀지며 발은 동시에 발바닥 굽혀지며, 우리가 이러한 사건 모두를 조절하도록 장딴지근을 사용한다는 것을 보여주며: 그 힘은 많은 다른 근막의 요소에 의하여 도움을 받겠지만, 이러한 두 사건 사이의 협조성은 종아리 근육들의 "급행"에 의하여 가장 강하게 영향을 받는다. 무릎 폄을 제한하는 요소는 장딴지근에서 가동범위의 부족, 뒤넙다리근의 만성적인 구축 그리고 반월상연골, 연골 또는 인대를 포함하는 관절 기능장애 등을 포함할 것이다. 이러한 것들은 아마도 포함되어있을 그 조직을 구분하도록 하중부하된 그리고 하중제거된 평가의 범위를 사용하여 검사될 것이다.

엉덩관절 폄/굽힘

엉덩관절에서 폄은 강력한 엉덩넙다리 인대로 인해서 약 10°로 제한되며, 발걸음의 길이를 증가시키도록 엉덩관절 폄과 조합해서 골반 기울어짐과 회전의 혼합을 이용한다(**그림 3.22**). 엉덩관절을 폄에 의하여 엉덩넙다리 인대와 넙다리 곧은근을 작동시키며, 우리는 위쪽 SFL의 근막을 끌어당길 것이며, 배곧은근의 조직이 엉덩관절 굽힘을 도와준다는 것을 의미한다(**운동 3.4**를 참조).

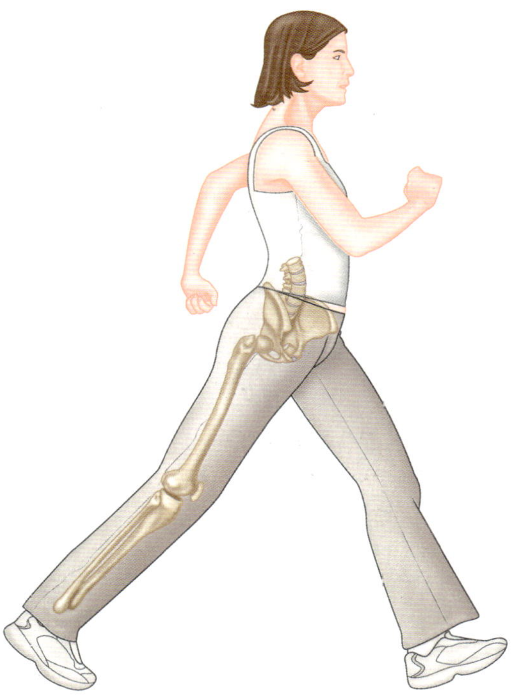

그림 3.22 엉덩관절의 분명한 폄은 부분적으로 골반 기울어짐과 회전에 의하여 만들어진다. 엉덩관절 폄에서 제한은 골반이 더욱 기울어지거나 회전하도록 강요할 것이며, 요추와 흉추에 스트레스를 가중시킬 것이다. 또한 엉덩관절 폄에서 제한은 보다 짧은 발걸음으로 이끌릴 수 있으며, 이것은 골반을 회전시키고 비틀어줌을 실패하게 만들 것이며, 상체 안에서 기타 근막의 연결선의 탄력적인 하중부하를 감소시키며 그것에 의해서 그 다리(허리근을 포함한)에 의하여 이루어지고 있는 일을 증가시킬 것이다.

엉덩관절 굽힘의 부족은 SBL(후방의 기능적 연결선, 나선의 연결선 그리고 심부의 전방 연결선의 후방 구획에서와 함께)에서 존재하는 미리–긴장시키기의 총량을 제한할 것이다. 그렇지만, 엉덩관절 굽힘의 부족은 또한 그 발이 신체의 중력중심에 가깝게 위치할 것이며 그러므로 중력에 저항하도록 그리고 엉덩관절 폄을 만들도록 이루어져야 하는 훨씬 적은 일을 요구할 것이므로, 뒤꿈치닿기 시 만들어진 지렛대길이를 줄여준다. 이것은 후방의 운동사슬의 근육들이 더욱 힘들게 일하도록 강요할 것이며 보행은 그 사람의 근막성 반동(스프링) 기전을 완전하게 동원하는 사람의 편안함에 비교해서, 훨씬 힘들어 보인다.

SFL과 SBL의 반동력을 이용함은 엉덩관절과 무릎관절 근육들에서 최소의 수축을 허용하며 올바르게 협동한다면, 그 발은 오직 1.29cm의 바닥과 떨어짐으로 걷기를 진행한다(Michaud 2011). 하지 굽힘의 각각의 범위는 작게 유지되며, 그것들은 의식적으로 만들어지기보다 발가락 흔들받침의 "작동"의 배출에 의하여 만들어진다. 우리는 평평한 표면과 더 많은 바닥과의 떨어짐을 요구하는 그러므로 더 많은 근육 작용을 요구하는 울퉁불퉁한 표면 위를 걷는 것 사이에서 차이를 쉽게 느낄 수 있다.

허리 폄

위에서 설명한 듯, 허리 폄은 그것이 우리가 바로 서는 것을 허용하며 또한 우리가 앞으로 발을 내딛으면서 골반이 전방으로 기울어짐을 허용하기 때문에, 두발 보행을 허용하는 독특한 인간 특징의 하나이다. 허리가 전방으로 기울어진 골반이나 후방으로 기울어진 갈비우리로 인해서 펴졌다면, 그것들은 그 사람이 자신의 엉덩관절을 펴고 골반의 전면을 끌어당기는 것이 가능한 총량을 제한할 것이다(**그림 3.23**).

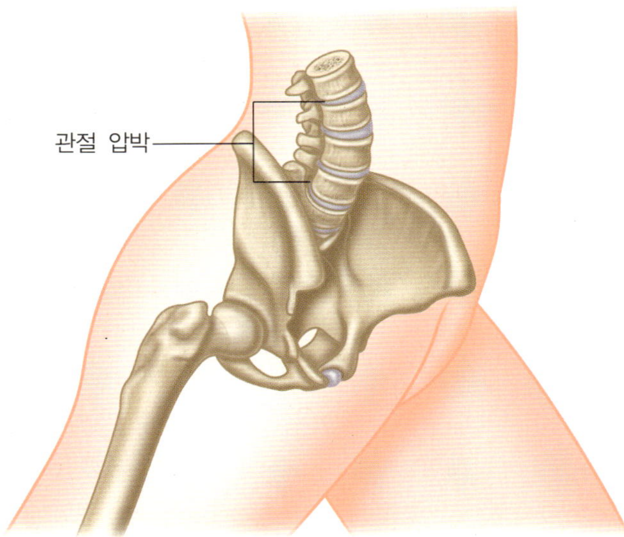

그림 3.23 전방으로 기울어진 골반은 더 많은 허리 폄으로 이어지며, 엉덩관절 굽힘근이 정상보다 짧다면, 이것은 가능한 엉덩관절 폄의 총량을 감소시킬 것이다. 연관된 가동범위도 폄에서 더 큰 가동범위의 모습을 그리고 굽힘에서 제한의 모습을 만들도록 조절될 것이다. 안정길이가 정상의 범위 안에 놓인다면, 치료사의 관심은 엉덩관절 굽힘근/폄근의 균형보다는 골반의 재위치시킴에 먼저 집중되어야 한다.

반대로, 전방으로 기울어진 골반은 아마도 보다 외견상의 폄을 도와줄 것이다. 엉덩관절 굽힘근이 정상 길이이며 골반의 모양이 달라진다면, 그때 움직임의 가동범위는 실제적인 의미에서 증가하기보다는 체간에 대한 관계에서 보다 더 폄으로 움직이며 외견상의 엉덩관절 굽힘의 양을 감소시킬 것이다. 이것은 폄에서 더 길고 굽힘에서 더 짧게 보이는 보행을 만든다.

흉추의 신전과 머리의 위치

운동 3.1은 다리 굽힘에 대한 연결 또는 다리 굽힘의 파워에 대한 머리와 체간의 연관성을 보여준다. 전방의 머리 위치 그리고/또는 흉추에서 제한된 폄도 심부 엉덩관절 굽힘근에서 좌상을 감소시키도록 반드시 다루어져야 한다. 만약 SFL이 완전하게 그리고 적절하게 작동할 수 없다면, 엉덩관절 굽힘은 심부의 전방 연결선이 대신해서 시작할 것이며, 과사용으로 이어진다.

위의 구조적인 문제는 과도하게 짧은 SFL에 의하여 만들어질 것이며, 머리를 아래로 끌어당기고 있으며 갈비우리의 전면을 압박하고 있을 것이며, 이러한 경우 표면의 조직은 엉덩관절 폄에서 상당히 일찍 작동할 것이다. 환자가 엉덩관절을 완전하게 펼 수 없다면, 심부의 전방 연결선은 올바르게 하중이 부하될 수 없으며 굽힘을 보조하는 것이 불가능할 것이다. 이러한 시나리오는 SFL의 과사용으로 이끌리거나 회전의 전략으로 이어지며, 거기에서 그 환자는 SFL/SBL의 제한을 피하도록 다리를 (안쪽으로 또는 가쪽으로) 돌릴 것이다. 이러한 회전적인 보상작용은 각별하게 발과 엉덩관절에서, 시상면 어떠한 사건도 개선하도록 사용될 수 있다. 가쪽의 또는 안쪽의 치우침이 확인될 때 (각별히 그것들이 구조적인 모습에 비교해서 보다 기능적으로 보일 때), 이러한 시상면의 "중요한 사건들"의 각각은 반드시 가동범위와 질적인 면에 대하여 평가되어야 한다.

요약 Summary

이러한 시상면 "필수 사건들"의 각각은 SFL과 SBL의 완전한 이용을 위해서 필수적이며, 그것들이 근막의 길어짐에 의하여 만들어진 완전한 위치에너지를 이용하도록 허용한다.

똑바로 선 두발의 보행을 발달시킴에서, 중력에 대한 우리의 정렬은 네발보행의 그리고 유인원의 손 집고 걷기의 정렬보다 훨씬 더 중앙으로 이동했다. 그것이 더 많은 안정성에 대한 필요성을 만들었던 반면, 그것은 또한 탄력적 에너지로, 근막성 연속성으로 하중을 부여하는 앞으로 향한 움직임을 사용하는 능력을 우리에게 부여했다. 그것은 마치 우리의 골격이 그것들 안으로 걷기에 의하여 근막성 연결선들을 늘려주는 것과 같으며, 우리를 똑바로 서도록 유지하고 앞으로 이동함에서 포함된 그 작업들을 최소화 하도록 골반은 그 연결선들의 길이를 만들도록 앞으로 또는 뒤로 밀어주며 근육들은 긴장도를 조율한다.

중력은 바닥의 반응력의 저항에 대한 반응에서 조직으로 하중을 부여하며, 앞으로 또는 뒤로의 추진력은 우리를 앞으로 내던져주는 연결선을 만든다. 이러한 탄력적인 근육근막의 투석기들은 발가락에서 발바닥밀기가 이루어지고 있는 가장 큰 것인, 특정한 방아쇠들에 의하여 조절되며, 이것은 SFL의 중간 부분과 SBL의 아래 부분 모두로부터 동시에 그 에너지를 방출한다.

우리가 보듯이, 골반과 엉덩관절 역시 모든 세 평면에 의하여 보조되고 있는 심부의 전방 연결선과 함께, 전액면(측방의 연결선)과 수평면(나선의 및 기능적인 연결선)에서 기타의 연결선들에 탄력적인 하중부하를 만든다.
일단 우리가 이러한 것들의 균형을 잡게 되면, 우리는 진정으로 "우리 발걸음에서 탄력(스프링)"을 성취하게 될 수 있다.

4 측방의 연결선
Lateral Line

행복이란 걷기에 후천적으로 애정을 갖고 익히게 된 사람이다!
— W. J. Holland

개요 Introduction

뇌의 크기는 종종 선대의 인간 혈통을 연구하는 과학자들에 의하여 일종의 종별지표로서 사용된다. 기타의 형태학적인 지표와 함께, 뇌의 크기는 초기의 오스트랄로피테쿠스로부터 인간(Homo) 종을, 그리고 그 이전의 아르디피테쿠스로부터 오스트랄로피테쿠스를 구분짓도록 사용되었다(**그림** 4.1). 그렇지만 우리와 거의 30만년이나 세상에서

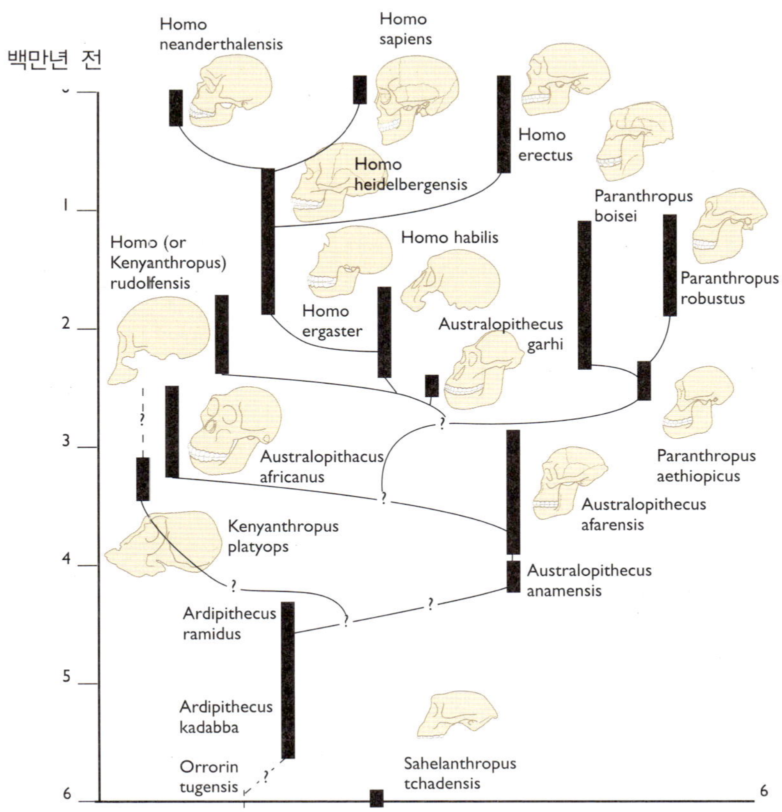

그림 4.1 가설의 인간 계통도

공존했던 우리의 분명한 사촌인 네안데르탈인이 호모사피엔스보다 훨씬 더 크고 더 근육성인 몸집만이 아니라 보다 큰 두뇌도 보유했다는 것을 대부분의 사람들은 알지 못한다. 그러면 우리는 어떻게 우리의 더 영리하고 더 건장한 동거인들보다 더 오래 살 수 있었던 것인가?

해부학적 연결선에서, Myers는 귀라는 다중목적성 감각기관이 우리 몸의 외측면을 따라서 놓이는 방식을 설명했다(2009). 이것은 우리가 우리의 경쟁우위를 보유하는 부위일 것이다. Myers와 McCredie가 지적한 듯, 우리 몸의 양 측면은 주변 환경으로부터 파동을 감지하도록 사용된 물고기의 측면 연결선 장기들에서, 자체의 발생학적 기원을 보유한다(Myers 2009; McCredie 2007). 이러한 물고기의 감각기관은 단지 들을 수 있을뿐만 아니라 정렬상태와 움직임을 감지할 수 있는 자체의 능력과 함께 인간의 귀로 발달했으며: 내이의 반고리관은 세 개의 차원을 감지할 수 있다: 기울어짐, 회전, 좌우 흔들림

네안데르탈인의 두개골에 대한 최근의 조사에서 그들의 반고리관이 호모사피엔스의 반고리관보다 작았으며 덜 발달되었던 것을 보여주었다. 균형감, 협조성, 달리기, 그리고 던지기 등은 그들에게서 훨씬 어려웠을 것이라고 보는 것이다(그렇지만 절대로 불가능한 것은 아닌). 네안데르탈인의 골격에 대한 분석은 오늘날의 로데오 선수들에서 보이는 마모, 손상 그리고 관절증 등의 형태를 보여주며, 아마도 그들이 창으로 사냥감을 재빠르게 찌를 수 있을만큼 사냥감에 가깝게 접근해야 할 필요성에 의해서 유발되었을 것이다.

Bramble과 Lieberman에 의하여 그리고 McDougall에 의하여 이 바위에서 저 바위로 건너뛰며 나무뿌리를 뛰어넘는 우아하고 훌륭한 장거리 달리기선수로 그려진 호모사피엔스의 그림에 그것을 비교해보라(Bramble과 Lieberman 2004; McDougall 2010). 끈질긴 사냥(사냥감이 탈진해서 죽을 때까지 추적하며, Lieberman과 McDougall은 많은 현대의 수렵채집인들이 그것에서 뛰어나 있을 것이라고 제안하는)을 위하여 그리고 정확한 창던지기와 화살의 발사를 위해서 균형감과 협조성의 높은 수준이 요구된다. 인간의 뛰어난 내이 속 장치들이 우리에게 발전된 항해술의 능력과 함께 이러한 능력의 전부를 제공했다는 것이 제안되었다. 수 마일에 걸쳐 영양을 추적한 후 캠프로 되돌아가는 길을 찾아내는 능력은 아마도 끈질긴 사냥꾼의 도구 중 필수적인 요소가 될 것이며 이것은 확실히 보다 큰 내이에 의하여 가능했다. 네안데르탈인의 생활양식의 증거는 그들이 자신들의 주된 야영지로부터 거의 멀리 돌아다니지 않았다는 것을 보여주는 것이다(Wynn과 Coolidge 2012).

더욱이 우리가 더 이상 주변의 환경과 그것에 대한 우리의 관계에 그렇게 많은 의식적인 관심을 집중할 필요가 없어지면서, 더 잘 발달된 고유감각수용의 감각(자신의 몸이 공간상에서 어디에 있는가의 감지력)을 보유함은 우리의 뇌가 다른 작업을 수행할 수 있도록 허용한다. 이것은 자신의 뇌가 자신의 몸으로부터의 신경 신호의 대부분을 감지하는 능력을 상실한 사람인 Ian Waterman의 사례에 의하여 실증되며 – 마비되지 않았지만, 그는 자신의 몸의 존재를 느낄 수 없으며 본능적으로도 몸을 움직일 수 없었다. Mr. Waterman은 스스로에게 다시 걷는 방법을 가르칠 수 있었지만, 걷기는 자신의 완전한 의식집중과 시각적 자극 입력에 대한 의존이 필요했으며; 주의력이 분산될 때, 그는 넘어질 것이며; 어둠 속에서 움직이는 것은 불가능할 것이다(Muller와 Schleip 2011).

호모사피엔스는 우리의 고유감각수용의 그리고 협조성의 능력을 발달시킴에 의하여 뇌와 강건함 사이에서 효과적인("이상적인"이라고 말하기는 망설여지는) 균형을 찾는 것이 가능했을 것이다. 많은 우연히 발생한 그리고 조건에 맞는 진화적인 사건들은 걷고, 말하고 던지는 것 모두를 동시에 할 수 있는 우리의 능력을 위해서 필요했으므로, 진화와 기능은 그저 한 주먹의 요소들로 축약해서 묶어주기는 어렵다. 그렇지만 우리의 내이 체계의 기능적인 능력에서 증가는 상당하게 기여했다. 탄력적으로 움직이는 것은 정중선에서 많이 벗어남을 요구하며 우리가 체육관이나 거실에서처럼 상이한 방식에서 우리 몸의 운동량을 사용하도록 허용하므로, 그것은 우리가 우리 자신의 탄력적인 조직의 이점을 취하도록 허용했다. 더욱이 우리가 움직임에 관하여 생각할 것이 적을수록, 우리는 삶의 많은 다른 요구조건을 더 만족시킬 수 있으며, 우리의 효율성을 더해준다. 공간상의 인식에 관여되 있는 뇌의 처리과정을 적게 보유하는 것은 우리에게 더 많은 적응성을 제공할 수 있었던 것이다.

무겁고, 근육성의 체격과 커다란 골격을 보유한 네안데르탈인의 평균적인 칼로리 섭취는 하루에 3,500~5,500 칼로리 사이였을 것이며, 주로 다양한 육류 공급원으로부터 얻었을 것이다(Wynn과 Coolidge 2012). 우리의 보다 가볍고 보다 탄력적인 골격은 보다 적은 하루 칼로리 섭취(2,000~3,000)를 요구했으며, 반면 우리의 더 발달한 공간상의 인식은 우리에게 더 넓은 가동범위와 우리의 마음 속에 더 큰 지형의 지도를 보유하는 능력 모두를 제공했을 것임을 쉽게 추측할 수 있다. 즉, 우리의 내이(inner-ear)의 발달과 우리의 가벼운 몸통의 조합이 우리에게 강력한 진화론적인 이점을 제공한다.

안정시켜주는 연결선 The Stabilizing Line

어떤 이들은 나를 눈여겨보며 텍사스에서는 걸음걸이라고 불리는 특정하게 뽐내는 발걸음을 보게된다
— George W. Bush

내이의 적응성은 우리의 두발 보행의 성공에 기여하는 측방 연결선의 유일한 측면이 되는 것은 아니다. 우리가 앞서 보았듯, 한 발로 서기는 전액면 안정성을 제공하기 위하여 외측으로 향하고 있는 엉덩뼈를 필요로 한다. 엉덩관절로부터 무릎까지 안쪽으로 향하는 우리의 넙다리뼈의 각도도 우리가 자신의 중력중심의 바로 아래로 좀 더 우리의 발을 정렬하도록 허용한다(**그림 4.3**). 우리는 그와 함께 다른 방식에서 중력에 대항한다. 우리가 걸을 때, 우리의 양발의 위치는 우리가 자신의 "해부학적 중립성"(즉, 똑바로 서기)에 놓여있을 때보다 우리의 중력중심에 더 가깝게 안으로 움직이며, 추가로 우리가 발걸음을 떼면서 자신의 체중을 옆으로 이동시킨다. 이것은 큰돌기를 측방의 연결선의 조직들 띠에 대항해서 밖으로 밀어내며, 보행에서 측방의 연결선의 가장 분명한 역할은 전액면 안에서 골반을 받쳐주는 것이다. 엉덩관절 벌림근의 삼각형(넙다리근막긴장근, 중간볼기근 그리고 큰볼기근)은 작용하도록 동원되며, 뒤꿈치닿기에서 그리고 다리 앞으로 들고가기(유각기) 시기로 향해서 훨씬 더한 모음으로 내려가지 않도록 골반을 막아준다(**그림 4.3**). 그 비결은 "뽐내는 걸음걸이"가 충분하게 통제된 것이며 "텍사스 주"의 특징이 되지 않는다는 것을 확인한다.

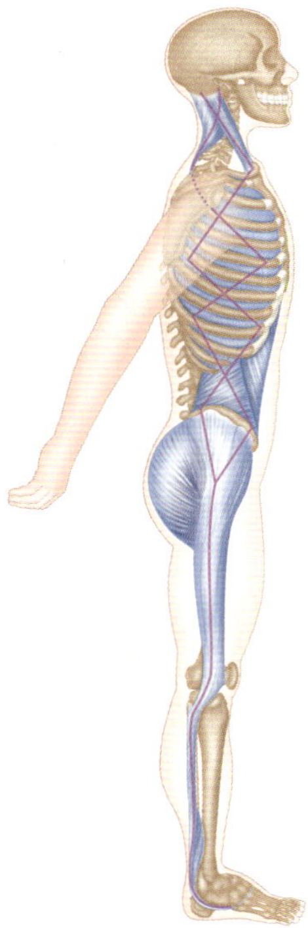

그림 4.2 측방의 연결선

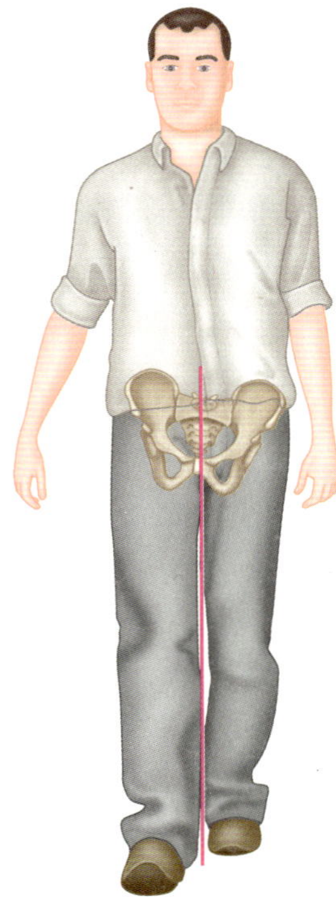

그림 4.3 신체가 두발보행의 노력을 최소화하도록 사용하는 주요 전략 중 하나는 체중을 받치는 발쪽으로 옆으로 흔들기가 된다. 이러한 움직임과 그 발로 체중의 수용을 조합하는 것은 골반이 체중을 받치지 않는 쪽에서 약간 내려감을 유발한다. 이것은 체중을 받치는 쪽에서 엉덩관절을 수동적으로 모아주며, 측방의 연결선 조직으로 하중을 부하한다.

측방의 연결선 안으로 큰결절의 이동은 그 연결선을 안에서부터 늘려준다(**그림 4.3**). 큰볼기근과 중간볼기근(그 두 근육 모두는 엉덩관절의 굽힘과 모음을 감속하도록 긴장되는)과 넙다리근막긴장근(모음을 조절하도록 긴장됨)에 의하여 통제되는, 근막의 이러한 받쳐주는 띠를 팽팽하게 만들기는 이러한 연결선에 단단함을 더해준다. 각각의 사건들은 서로 다른 것을 도와주며 – 근육들의 수축은 근막을 팽팽하게 만들며, 외측으로 기울임에 의해서 만들어진 근막의 팽팽해짐은 근육수축의 완전성을 도와준다.

입각기 쪽으로 체중을 이동시키는 이러한 조합된 전략과 엉덩관절을 모으도록 허용함은 벌림근에 의하여 전해져야 하는 그 힘을 줄여준다. 측방 연결선의 이러한 부위는 마치 "수압의 증폭기"처럼 작용한다: 근육 위에서 마치 압축된 바깥막과 비슷하게 근육 위에서 팽팽하게 늘려짐은 조직의 더 큰 부분을 통해서 힘을 분산시키도록 도와준다(5장에서 "수압의 증폭기"를 참조하라). 그 쪽으로 기울임은 측방의 연결선의 하부 조직들에 대해서 골반과 넙다리를 밖으로 밀어줄 것이며, 체중을 받치고 있는 쪽에서 넙다리와 골반 영역의 보다 표면의 근막성 층 전반에 걸쳐 긴장을 수동적으로 증가시킨다. 네갈래근과 뒤넙다리근의 더 심부의 조직이 밖으로 팽창하면서, 넙다리근막의 "압축된 바깥막"

을 압박함으로써 그 부위는 개별적인 부분들로 보다는 하나의 시스템으로 함께 작용한다. 이것은 넙다리의 전통적인 설명과 대비되며(**그림 4.3**에서 보인), 전통적인 설명은 엉덩관절로부터 엉덩정강 근막띠의 부착부 위로 감속하는 힘에 집중한다.

대부분의 다른 연결선들처럼, 당김은 보행의 시기에 따라서 측방의 연결선을 따라서 일정하지 않다. **그림 4.3**처럼, 엉덩뼈 능선은 오른쪽(뒤꿈치닿기 쪽)에서 넙다리뼈로부터 멀어지게 움직이는 반면, 반대 쪽에서 엉덩뼈와 갈비우리가 벌어지고 있다.

이 책은 차례로 개별 연결선– 그러므로 움직임의 개별 평면 –을 분석하지만, 이러한 발생사건이 세평면 모두에서 동시적으로 발생한다는 것을 기억하는 것이 중요하다. 예를 들어, 좌측 엉덩뼈는 여러 연결선에 의하여 동작의 3세평면 모두에서 받쳐진다(**그림 4.4**). 하지의 작용에 의하여 만들어진 골반의 자연적인 움직임은 이러한 연결선에 긴장을 만들며, 그 긴장은 근육근막의 사슬에 의하여 조절된다. 이 책이 한번에 하나의 평면에 집중할지라도 희망하는 것은, 우리가 그림에 다른 연결선들을 더해 가면서 완전한 3차원적인 이미지가 관심의 중심을 차지하는 것이다.

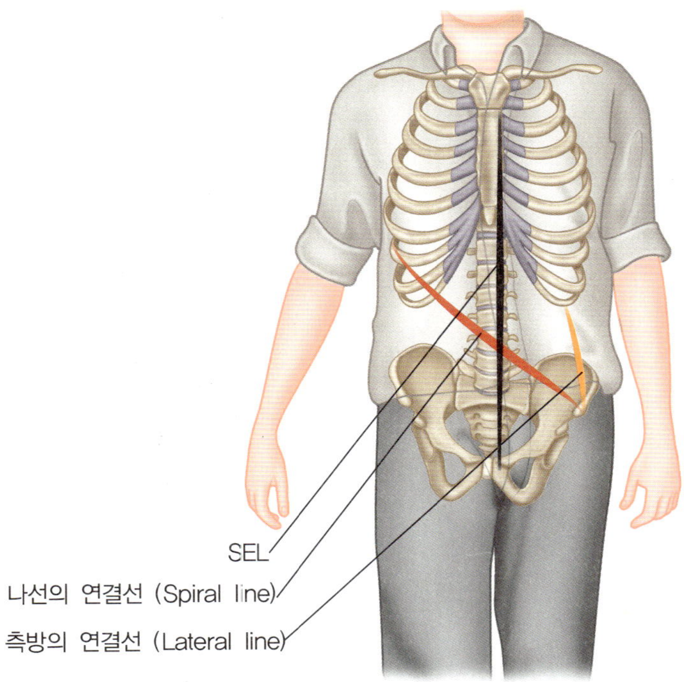

그림 4.4 뒤꿈치닿기에 뒤따라서, 반대 쪽 다리의 엉덩뼈(여기서는 그 그림의 좌측)는 전방으로 하방으로 기울어지며 회전될 것이다. 이러한 움직임은 각각 SFL, LtL 그리고 SpL에 의하여 조절되고 감속된다.

발의 가쪽번짐/안쪽번짐 그리고 흔들받침들

측방 연결선의 아래 부분은 지나친 모음동작을 막아주도록 강력하게 작용하고 있는 엉덩관절 벌림근들의 큰삼각형과 넙다리뼈 회전과 더 많은 엉덩관절 굽힘의 통제를 도와주고 있는 큰볼기근 등과 함께, 체중을 받아들이도록 뒤꿈치닿기로부터 가장 힘들게 작용한다(5장에서 더 설명함). 우리가 측방의 연결선과 함께 다리 아래로 이러한 측방의 힘 작용을 따라간다면, 그 힘 작용의 일부는 종아리뼈의 머리를 반드시 건너가고 긴 및 짧은종아리근에 영향을 주어야 한다.

엉덩정강근막띠의 강력한 수축 힘의 일부가 뒤꿈치닿기에서 바닥에 발이 적응하도록 도와준다. 긴종아리근은 안쪽 아치의 내려감을 도와줄 것이며, 짧은종아리근은 가쪽회전으로 다섯 번째 발허리뼈의 기저부를 당길 것이며 그것에 의해서 앞쪽발을 가쪽회전으로 당길 것이다(**그림 4.5**).

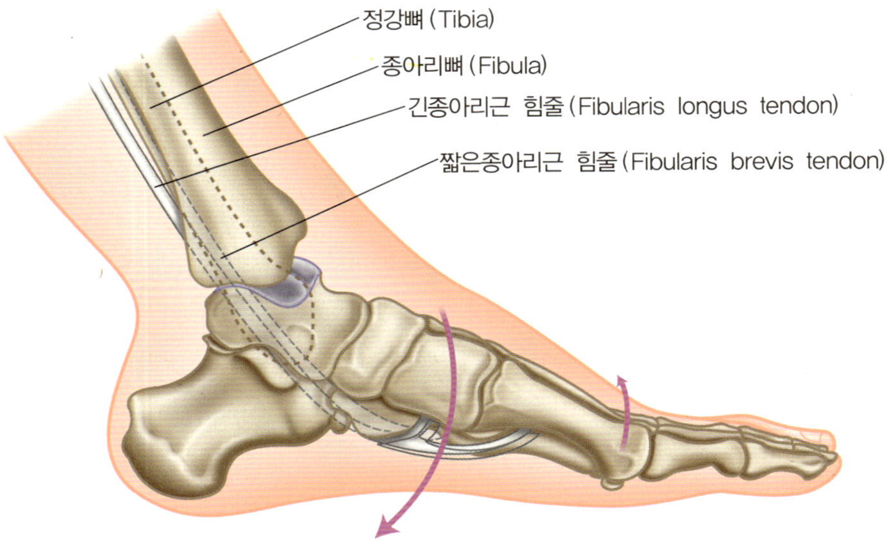

그림 4.5 측방 연결선의 근막을 따라서 나오며 긴 및 짧은종아리근의 근막 안으로 향하는 어떠한 힘도 발이 바닥에 적응하도록 도와줄 것이다. 긴종아리근은 아마도 안쪽 쐐기뼈와 첫 번째 발허리뼈의 안쪽 기울어짐을 도와줄 것인 반면, 짧은종아리근은 다섯 번째 발허리뼈의 기저면 안으로 부착부를 경유해서, 앞쪽발을 가쪽으로 회전하도록 도와준다.

엉덩정강근막띠로부터 이러한 힘의 전달이 실제로 발생하는가 아닌가는 아직 확인되지 않았다(가쪽구획으로 향한 넙다리두갈래근으로부터의 힘과 긴장의 전달은 2009년에 Franklyn - Miller에 의해 행해진 연구에 의하여 주장되었지만, 이것이 엉덩정강근막띠로부터 동일한 것을 반드시 의미하는 것은 아니다). 그럼에도 불구하고, 그 발이 자체의 엎침과 바닥에 대한 적응작용으로부터 스스로를 바로잡는다면, 종아리근육 조직의 길어짐은 반드시 발생한다. 그 하지의 나머지 부분이 발목관절과 발의 흔들받침을 통해서 진행하면서(**그림 4.5**와 **4.6**), 발생하는 발등굽힘은 두 종아리근의 조직 모두가 들러붙음으로부터 자유로울 것을 요구하며(즉, 그것들이 반드시 자체의 연관된 지지띠를 통하여 자유롭게 활주해야 한다는 것), 안쪽 아치가 다시 올려지도록 그 근육들은 충분하게 길어야 하며, 이것은 앞쪽발이 뒤꿈치뼈와 일직선으로 복귀하는 것을 허용할 것이다(**그림 4.6**).

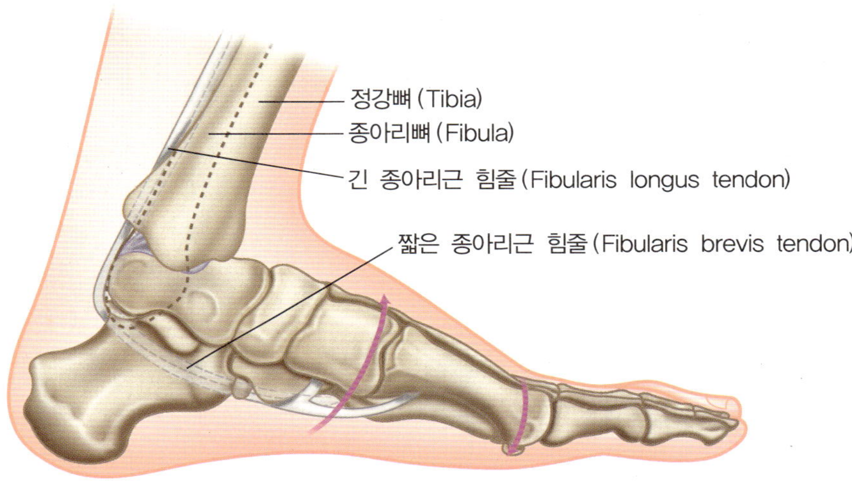

그림 4.6 발목관절이 발등굽힘으로 진행한 후, 그 발은 반드시 자체의 뒤침된 자세로부터 중립의 자세로 되돌아오도록 도움을 받아야 한다(이것은 부분적으로 SpL과 DFL을 경유해서 이루어진다). 발의 이러한 뒤침은 그 발을 가쪽회전과 안쪽 기울어짐으로부터 복귀하도록 종아리근 조직의 길어짐을 요구한다. 엉덩관절 벌림근에서부터 아래로 전해진 긴장이 그 발 위의 연결선 안으로 먼저 들어오며, 이어서 반대 쪽 발검음에서 뒤꿈치닿기로 이어지는 신체에 의하여 점차적으로 하중을 덜어주면서, 종아리근의 근막은 이완하는 것이 가능해진다.

전방의 관절에서 걸림이든 아킬레스 힘줄 또는 후방의 구획 등에서 제약에서든, 발등굽힘의 제한은 발가락이 바깥으로 향해진 채 과장된 보행으로 이끌릴 수 있다. 그 범인을 찾아내도록 일부 형태의 감별진단이 필요하다; 종종 이것은 흔하게 간과된 종아리근 구획에서 기인할 것이다. 종아리근육들이 본질적인 원인이 아닐지라도, 발이 안쪽번짐과 함께 발등굽힘을 조합하지 않는다면, 이러한 근육들은 자체의 최종범위에서 힘쓰지 못할 것이며, 기능적인 단축을 만들며 그것에 의해서 문제의 한 부분이 될 것이다. 이러한 동작을 조합하는 운동과 늘리기는 대부분의 발과 발목 치료 루틴에서 포함되어야 할 것이다(그렇게 하는 것이 안전하다면).

살사! 측방의 연결선과 척추의 측방굽힘

골반의 기울어짐은 배근육을 자극하도록 도와주며, 이것은 척추에서 적응을 도와준다. 만약 우리가 척추 움직임 차트 상에서 척추의 각 분절의 옆으로굽힘 능력을 살펴본다면(**그림 4.7**), 하부 요추가 L3/L4까지 옆으로의 유연성에서 점진적으로 증가를 보유함을 보게된다.

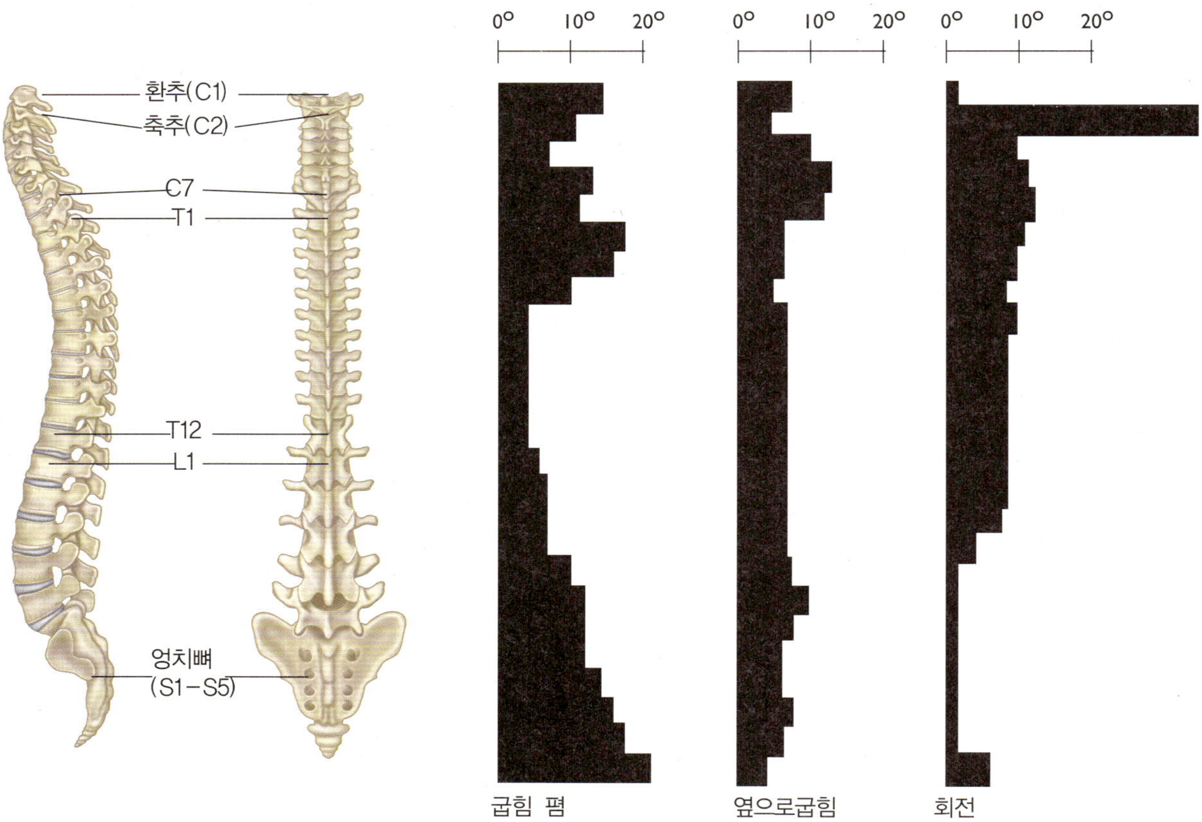

그림 4.7 머리 안정성을 위해서 척추는 반드시 골반 안에서 만들어지는 움직임의 세 평면 상에서 움직임에 적응하고 감소시켜야 한다. 외측의 기울어짐 (전액면 움직임)의 대부분은 L3와 그 아래인 하부 요추들에 의하여 다루어진다. 이 차트는 L5/S1에서부터 위로 L3/L4까지 옆으로 굽힘 능력에서 점차적인 증가를, 중간-요추부에서 약간의 감소를 그리고 흉요추 연결부 주변에서 또 다른 증가를 보여준다. 옆으로 굽힘 능력은 경추-흉추의 연결부까지 흉추 전반에 걸쳐 비교적 일정하게 유지된다 (Middleditch와 Oliver 2005로부터 인용).

가장 하부의 요추에서 옆으로 굽힘은 척추가 언덕빼기에서 자라는 나무를 흉내내게 만든다. 체간의 하부는 위쪽으로 그 나무의 나머지 부분을 보내도록 자체의 성장에 적응할 것이다(**그림 4.8A**). 하부 요추 부위는 더 많은 엉덩관절 모음을 막아주는 엉덩허리 인대와 골반의 기울어짐을 바로잡아 주는 허리네모근의 엉덩허리의 근육섬유등으로 골반의 전액면 움직임을 흡수한다(**그림 4.8B**). 이러한 체계가 자체의 적응성의 일부를 상실한다면, 그 기울어짐은 등허리 연결부까지 위로 강요될 것이며, 이것은 또한 훨씬 덜 유연한 가슴우리의 추골들에 도달하기에 앞서 옆으로 굽힘(**그림 4.4 참조**)을 허용한다.

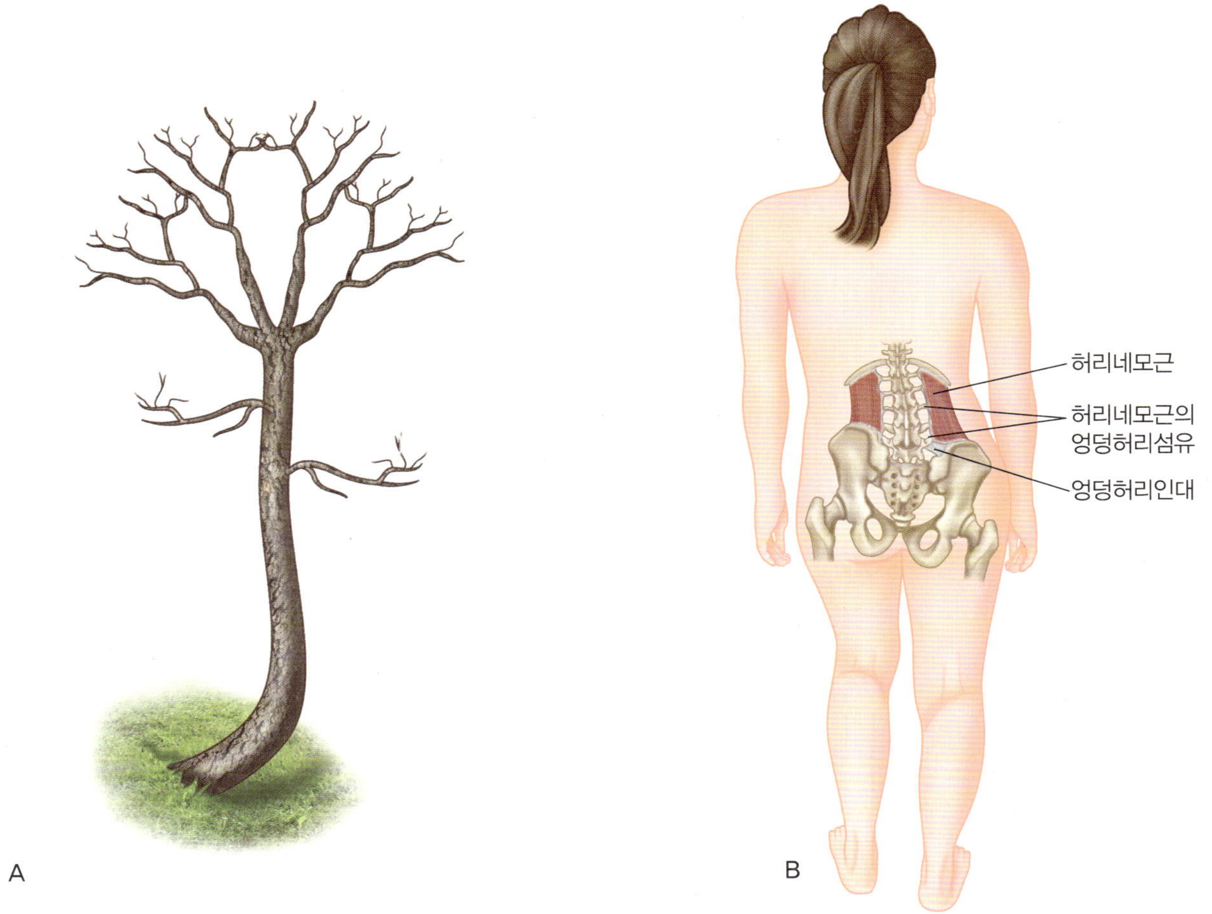

그림 4.8 머리를 공중에 유지하며 그것의 기울어짐을 최소화하는 것은 자연적인 보행 중 엉덩관절에서 발생하는 모음의 감소를 필요로 한다. 나무줄기의 굽어짐(A) 처럼, 움직임이 엉덩허리의 인대와 허리네모근의 엉덩허리의 섬유들에 의하여 허용된다면(B), 전액면 움직임에서 골반의 벗어남의 대부분은 척추 안에서 일찍 흡수될 수 있다. 만약 그렇지 않다면, 옆으로 굽힘은 보다 높이 전해질 것이며(우리가 회전에서 보았듯) 흉요추 연결부 주위에서 과도한 가동성을 만들 수 있거나 요구하게 된다.

임상 노트

상부 요추보다 하부 요추로부터 멀어지게 내려가는 골반의 능력에 대한 간단한 검사는 당신의 환자를 자신의 앞에 서서 한쪽 무릎을 굽히게 만드는 것이다. 환자에게 양발을 바닥에 붙이도록 요청하며, 표적으로 삼은 발은 자연스럽게 발목 또는 앞쪽발 흔들받침 위에서 앞으로 굴려질 것이다 (그림 4.9 A). 이것은 골반이 한쪽에서 내려가는 원인이 될 것이며 굽히기는 반드시 L3 아래의 척추 분절 안에서 주로 발생해야 한다 (그림 4.9 B).

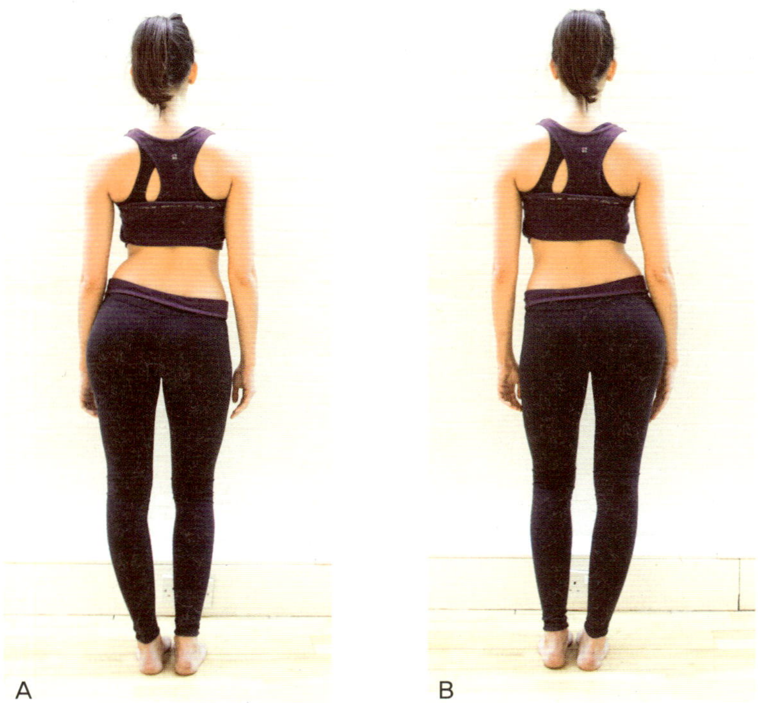

A B

그림 4.9 환자에게 양발을 엉덩관절 폭으로 벌리고 대체로 평행하게 한 채 서도록 요청하며, 이어서 양발은 바닥에 유지한 채 한쪽 무릎만을 굽힌다(A). 이것은 앞으로 내민 무릎쪽에서 골반이 내려가는 이유가 될 것이며 반대 쪽에서 요추의 자유로움이 평가될 것이다. 반응적인 척추는 L3 이전에 분명한 옆으로굽힘을 보여줄 것이며(B), 하부 요추에서 그 움직임을 흡수하는 것이 불가능한 척추는 굽힘이 보다 높은 척추에서 발생하도록 강요할 것이다.

허리에서의 Xs

일단 허리의 위에서 측방의 연결선은 연속적으로 교차된 조직으로 위로 올라간다(**그림 4.2**). 이것은 해부학적 연결선이 직선으로 주행한다는 Myers의 규칙을 벗어나는 듯 보이지만, 수축 또는 받침의 수직방향을 유지하는 것은 근육성 요소들 사이에서의 조합된 벡터이기 때문에, 우리는 이것이 다수의 이점을 제공하는 것 그리고 실제로는 그 규칙을 벗어나지 않는다는 것을 보게 될 것이다.

양발이 뒤꿈치닿기와 발바닥밀기에 있을 때, 3장에서 설명한 듯 골반은 펴진 다리 쪽으로 회전될 것이다. 이것은 골반과 가슴 사이에서 연관적인 회전을 만들며, 그러므로, 골반과 갈비우리 사이에서 안정성을 위해서 필요한 힘의 방향은 진정한 수직이 아닌 비스듬한 각도에 놓일 것이다(**그림 4.10**). 나선의 연결선(위앞엉덩뼈가시로부터 반대 쪽 팔이음뼈까지)과 기능적인 연결선(두덩뼈가지로부터 반대 쪽 위팔뼈까지)은 발바닥밀기/유각기 쪽에서 엉덩뼈를 받쳐줌으로써 역할을 담당한다. 측방의 연결선은 회전을 만들고 유지함에서 이러한 다른 연결선들의 작용을 보조하지만, 연결선은 또한 힘의 비스듬한 연결선의 가변적인 양을 제공함으로 전액면의 안정성을 제공한다. 측방 연결선의 비스듬한 각도는 그러므로 필수적이며: 만약 거기에서 오로지 수직으로 배열된 연결선만이 존재한다면, 골반과 가슴 사이에서 연관적인 회전은 상당한 정도의 불안정성으로 이끌릴 것이다. 그러므로 측방의 연결선에서의 X자 정렬은 회전하기 위한 신체의 안정성을 유지하면서 여전히 좌측/우측 완전성을 유지해준다.

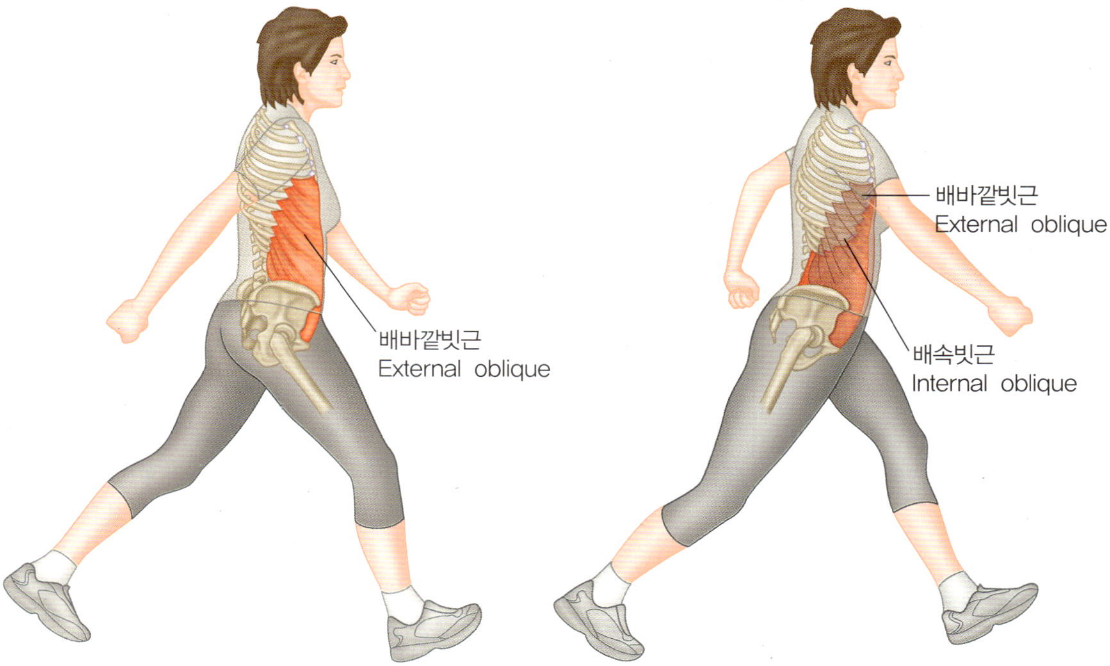

그림 4.10 큰 발걸음에서 골반과 가슴 사이에서 연관적인 회전이 존재하며, 그 회전은 각 측면에서 번갈은 비스듬함에 의하여 조절 (그리고 또한 제한)된다. 이러한 배열은 신체가 양쪽 모두에서 배바깥 및 배속빗근의 상이한 비율의 수축에 의하여 전액면 안에서 안정적으로 놓이게 한다.

우리가 큰 발걸음 길이에 도달하면서 골반과 가슴 사이에서 회전의 정도를 제한하든 감속시키든, 빗근들 역시 발걸음의 크기에 영향을 주거나 영향을 받는다. 그러므로 환자가 비슷한 비율이나 동일하게 회전하는 가슴과 골반을 보여준다면 – 또는 제한된 발걸음 길이(이것은 아마도 회전을 최소화하도록 작용하게 될)를 보여준다면, 그 비스듬한 연결선의 가동 범위는 반드시 검사되어야 한다.

"물고기 몸"과 갈비사이근

측방의 연결선의 상부는 배빗근하고 비슷하게 각도를 이룬 바깥 및 속갈비사이근과 함께 갈비우리를 따라서 이어진다. 이것은 그 근육들을 움직임에서 가슴을 통해서 전해지는 회전과 함께 작용하게 만들며, 갈비활과 엉덩뼈능선 사이에서 그 빗근에 의하여 시행된 역할과 비슷하게 개별 갈비뼈들 사이에서 한 역할을 담당한다: 각 구획 사이에서 연관적인 회전을 조절하는 것.

이러한 배열로 인해서, 갈비사이근은 호흡에서 관여되는 것처럼 때때로 걷기에도 관여하는 것으로 생각된다. 배빗근처럼, 갈비사이근들도 기능적 및 나선의 연결선이 수평면의 움직임을 다루도록 도와주며, 마치 시계태엽처럼 작용한다: 그것들은 다른 쪽 방향에서 감겨지도록 한쪽 방향에서 풀어준다. 비록 나선의 연결선이 보다 표면에서 작용할지라도, 우리는 이러한 기전을 나선의 연결선에 대한 5장에서 다시 살펴볼 것이다. 이것은 "물고기 몸"과 진화상에서 "새로운 몸" 사이에서 차이를 보여주며, 새로운 몸은 팔이음뼈를 포함한다.

측방의 연결선이 갈비우리 위로 올라가면서, 이것은 팔과 팔이음뼈의 조직들에 대하여 깊은 연결선– "물고기 몸" –을 따라간다(**그림 4.11**). 보다 깊은 조직의 층으로 존재함은 측방의 연결선– 체간의 안정성을 향해서 작용하고 있는 –을 양팔과 어깨를 위한 가동성의 다중방향의 연결선("새로운" 몸의 일부)들로부터 분리해서 유지시키며, 새로운 몸은 몸통위에서 가슴근, 넓은등근, 그리고 마름근 등으로 시작하며, 그 근육들 전부는 갈비우리 위에서 표면으로 위치하며 활주한다. 이것은 우리를 힘의 상이한 벡터들의 분리라는 중요한 개념으로 끌고가며, 우리는 나선의 연결선과 그리고 걷기와 같이 체간이 움직일 때 우리가 머리를 안정시키도록 팔이음뼈를 사용하는 방법과 함께 이것을 좀더 깊게 살펴볼 것이다. 측방의 연결선은 전액면 안에서 하부 목뼈의 안정화를 제공함에서 깊히 관여된다.

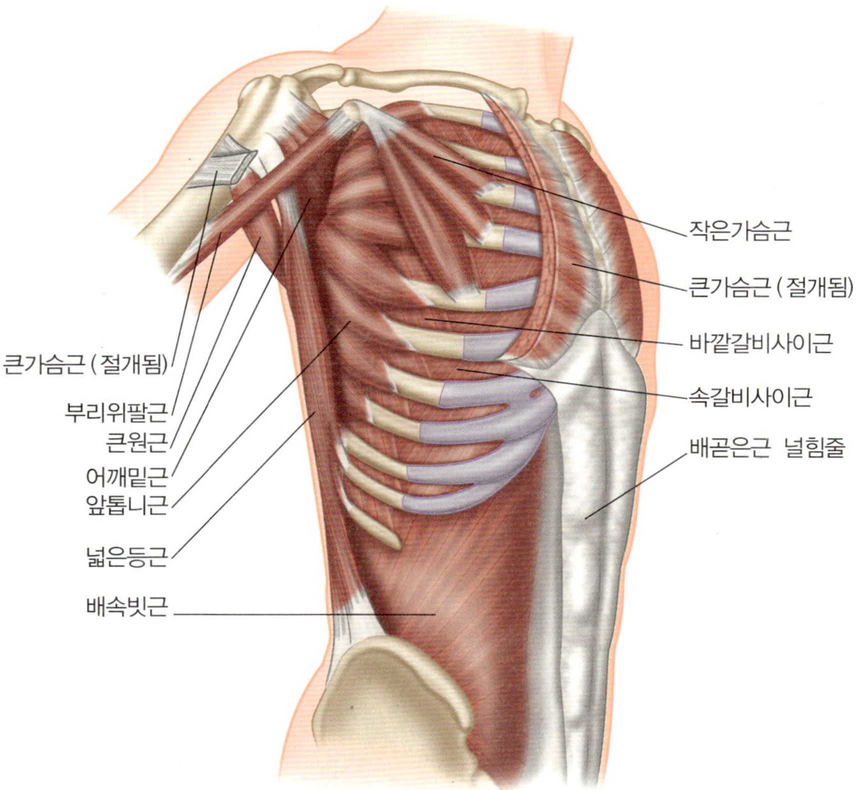

그림 4.11 이러한 관점에서부터, 우리는 갈비사이근이 어깨까지 이어지는 근육근막에서부터 개별화된 수준에 위치하는 것을 볼 수 있다. 이것은 힘 전달의 구분을 허용하며, 보다 깊은 측방 연결선은 좀 더 작은 가동범위를 수행하는 한편, 보다 표면의 조직은 보다 큰 움직임을 수행할 것이다.

경추의 안정성 Cervical Stability

측방의 연결선은 목갈비근을 경유해서 갈비사이근으로부터 경추로 이어진다. Myers는 이러한 연결선을 머리뼈로 이어주기 위해서 목빗근의 복장뼈 부분과 머리널판근을 사용하며, 이러한 두 개의 근육이 머리를 위한 안정성을 만든다고 주장한다. 기립자세에서, 이것은 사실이 될 것이지만, 나는 움직임 중 양팔과 어깨가 훨씬 더 많은 역할을 한다고 믿는다. 팔이음뼈의 무게는 머리에서 대립균형을 잡아주도록 사용되며, 그것들은 머리를 똑바로 잘 받쳐진 상태를 유지하도록 도와주는 다양한 전략을 조합한다 (5장을 참조).

나는 목갈비근을 경유해서 C2/C3까지 측방 연결선의 상부를 따라가는 것을 좋아한다 (**그림 4.2**를 참조). 척추의 움직임의 차트(**그림 4.7**을 참조)를 살펴볼 때, 우리는 경추를 두 개의 구획으로 구분할 수 있다: C2에서 후두골까지인 상부는 훨씬 더 가동적이며; C7에서 C3까지 이어지는 하부. 하부는 여전히 비교적 큰 가동범위를 보유하지만, C1/C2사이의 회전과 고리뼈-뒤통수 관절의 굽힘/폄에 비교해서는 지극히 미미하다. 기능적인, 움직이는 신체의 의미에서, 측방의 연결선은 C3까지 올라가는 하부의 보다 안정적인 부분에 대한 받침을 제공한다. 후두골까지의 상부 경추는 수평으로 정렬된 귀와 눈을 유지하도록 섬세한 조정을 수행하도록 목갈비근의 강력한 부착에서부터 벗어나 있다. 이러한 정렬은 머리가 과도하게 안정시키려는 힘으로부터 독립적으로 존재하는 것을 허용한다(**그림 4.12**)

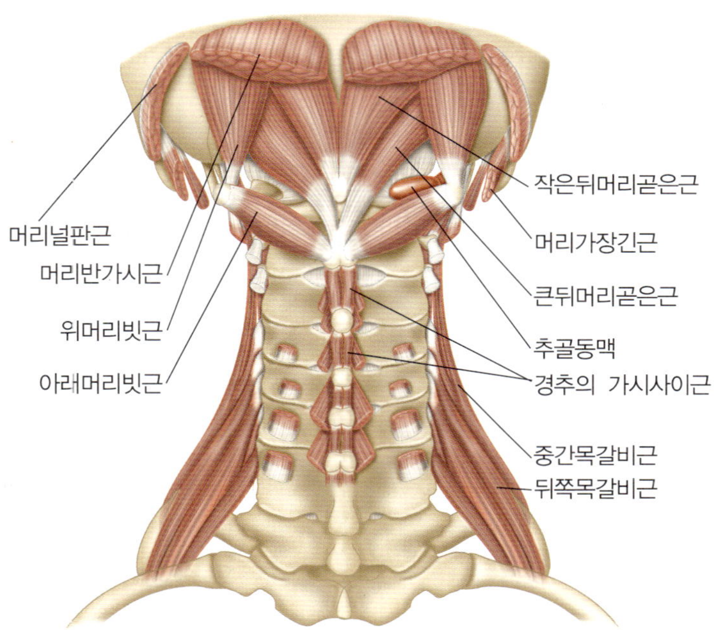

그림 4.12 여기에서 우리는 목의 하부의 안정적인 부위가 목갈비근에 의하여 갈비우리로 강력하게 매달려있는 방식을 볼 수 있으며, 그 매달림은 세 개의 움직임 평면들 각각에서 C2/C3까지 올라가는 경추를 위한 지지의 고정하는 스커트(아래로 벌어짐)를 형성한다. C2부터 후두골까지는 보다 작은 "완행"(한 관절의 및 두 관절의 근육) 근육들의 많은 수를 보유하며, 이것은 뒤통수, 고리뼈 그리고 중쇠뼈 복합체에 대한 섬세한 조절력을 제공한다.

측방의 연결선을 머리널판근과 목빗근까지 이어주기 보다는 목갈비근까지 연장함에 의해서, 우리가 동일한 근막의 층에 남아있으면서, 우리는 "물고기 몸"에 대한 진실을 견지한다. 머리가 경추의 발달에 의하여 갈비우리로부터 분리될 때, 우리가 다음 장에서 팔이음뼈와 그것의 연관된 근육구조의 발달과 크기에서 증가와 동시에 발생한 진화의 단계인 더 나중의 단계에서 발달된 보다 표면의 근육근막의 층을 살펴볼 것이다.

요약 Summary

1. 측방의 연결선은 엉덩뼈의 배열에서 진화적인 변화에 의하여 생겨난 한 가지 능력인, 한발 기립자세를 허용하기 위한 전액면의 안정성을 제공한다.

2. 벌림근에서 하중부하를 덜어주도록, 우리는 자연적으로 골반을 입각기의 다리쪽으로 골반을 이동시키며, 우리의 중력중심을 입박기 발인 받침면 안으로 가져오며, 균형을 유지하기 위한 작업을 최소화시킨다.

3. 골반의 움직임과 엉덩관절의 모음은 전액면 안에서 측방 연결선의 근막성 조직으로 하중부하도록 도와주며, 그것에 의하여 그 반동력이 중립으로 향하는 것을 도와주며 그것의 효율성을 증대시킨다.

4. 벌림근의 하중부하는 종아리 근육들에서 당김에 의하여 발의 엎침을 증가시킬 것이며, 그 근육들은 그때 발이 발바닥밀기에 앞서 뒤침되며 발등굽힘하도록 허용할 수 있도록 반드시 이완되고 길어져야 한다.

5. SFL과 SBL에 의하여 만들어진 골반의 회전은 신체를 통한 회전의 움직임의 일부를 위해서 시계태엽 기전을 만들도록 그 회전을 갈비우리로 그리고 갈비사이근 안으로 전해줄 것이다.

6. 목갈비근은 하부와 중간 목을 위한 내부적인 안정작용의 연결선을 제공하며, 머리 안정화 작용의 최종점검과 섬세한 조정을 제공하도록 뒤통수밑근들을 자유롭게 남겨두며, 그럼에 의하여 머리뼈로부터 "물고기 몸"을 구분해준다.

중요한 사건

전액면 조절

측방의 연결선에서 가장 분명한 첫 번째 특징은 전액면 하중부하를 처리하는 능력이다. 환자는 중력중심을 재정렬하도록 반드시 자신의 체중을 지지하는 발 위로 이동시킬 수 있어야 하며, 엉덩관절은 반드시 약 4° 정도 내전하는 것이 가능해야 한다.

양발 위에서 중력중심의 유지는 여러 가지 기전에 의하여 조장된다. 첫 번째는 넙다리뼈를 안쪽으로 향해 배열한 진화론적인 적응이며, 보다 수직으로 정렬된 정강뼈의 상면 위에서 가쪽 및 안쪽관절융기 모두가 안착하도록 가쪽 관절융기보다 안쪽관절융기가 더 클 것을 요구한다(**그림 4.13**).

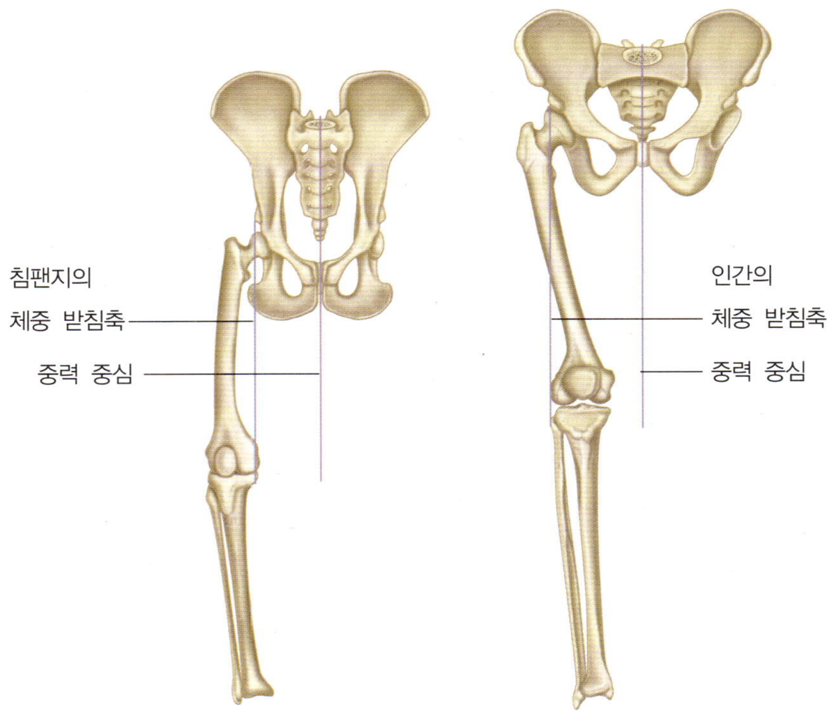

그림 4.13 인간 다리는 엉덩관절 아래에서 다른 유인원들의 것들보다 훨씬 적게 수직으로 배열된다. 이것은 우리의 받침이 보다 더 중력중심에 가까운 것을 허용하며 커진 안쪽관절융기의 적응으로 이어진다−이것은 선천적이기보다는 걷기에 의하여 발달된 특징이다.

벌림근은 그러므로 반드시 체중을 처리하도록 충분하게 강하고 체중이 이동하며 모음이 발생하도록 허용하도록 충분하게 길어야 하는 것 두 가지 모두를 보유해야 한다. 이러한 발생이 없다면, 반대 쪽에 있는 배곧은근은 전액면 안에서 길어지지 않으며, 이것은 회전을 처리함에서 자체의 효율성을 감소시킬 것이다.

요추도 반드시 자체의 하부(S1 –L3) 안에서 옆으로굽힘으로 대응할 수 있어야 하며, 그렇지 않다면 흉추요추 연결부로 옆으로 벗어남이 전해질 것이며, 젖힘(과도한 폄)과 과사용(앞서, "임상 노트"에서 설명한)을 유발한다. 환자가 골반과 갈비우리 사이에서 구분하는 것이 어렵다고 느낄 것이므로, 허리에서 감소된 가동성 또는 엉덩관절 벌림근에서 경직은 상체의 흔들림으로 이끌릴 수 있으며, 그 두 부분(골반과 갈비우리)이 함께 움직임을 유발할 것이며 받치고 있는 발 위로 전신을 가져간다.

한쪽에서의 엉덩관절 벌림근과 그 반대 쪽의 모음근 사이에서 반대측에서 생기는 연관성도 존재한다. 골반이 기울어지기 위해서, 측방의 연결선이 전액면 안에서 진정으로 하중을 부여하는 한, 두 근육 모두는 반드시 길어질 수 있어야 하며, 치료사는 최소한 –엉덩관절 벌림근, 모음근 그리고 아래 쪽 허리뼈 –를 확인해야 한다(**그림 4.14**).

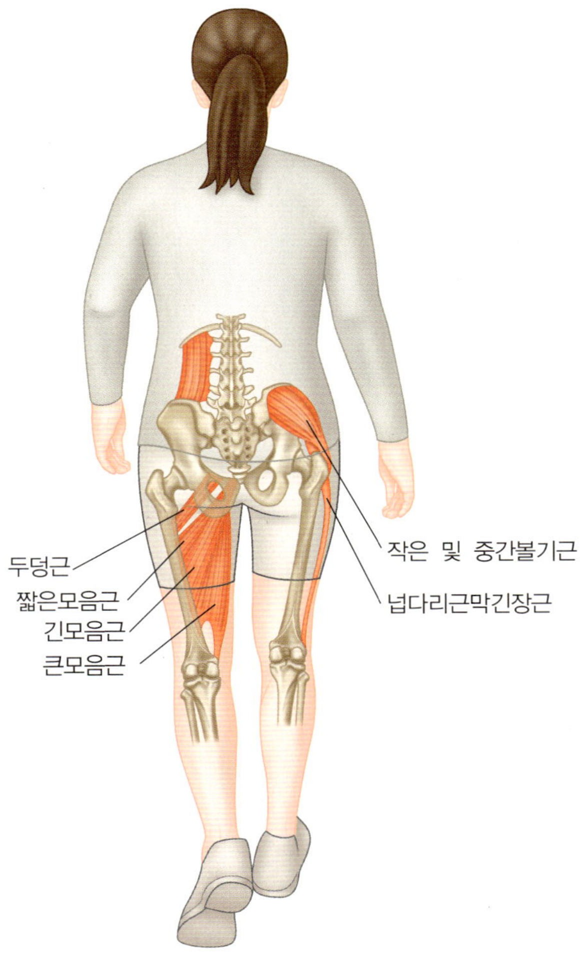

그림 4.14 뒤꿈치닿기에 이어지는 측방으로 흔들림과 엉덩관절 모음은 최소한 세 부위에서 적응작용을 요구한다. 앞으로 뻗은 다리에서 엉덩관절 벌림근은 다른 쪽 다리에서 엉덩관절 모음근에 의하여 역시 도움을 받는 한 가지 동작인, 골반의 내려감을 허용하도록 반드시 길어져야 한다. 골반이 기울어진다면, 등·허리뼈 연결부에서부터 일부 스트레스를 덜어주도록 하부 요추는 자체의 아래 부분에서 그 움직임의 일부를 흡수하는 것이 반드시 가능해야 한다. 요추 움직임은 허리네모근의 엉덩허리간 섬유에 의하여 조절될 것이지만, 이것은 과도하게 긴장한 측방의 복부근육들에 의하여도 영향을 받을 것이다. 물렁조직 3인조는 삼각형의 패턴으로 배열된다.

다리길이 차이

다리길이 차이도 역시 골반의 움직임에 영향을 준다. 환자는 양쪽 내측복사를 모아주며 자신의 양무릎을 굽힘으로 평가될 수 있다. 이러한 자세에서 정강뼈와 넙다리뼈에서 어떠한 구조적 길이차이도 분명해질 것이다(**그림 4.15**).

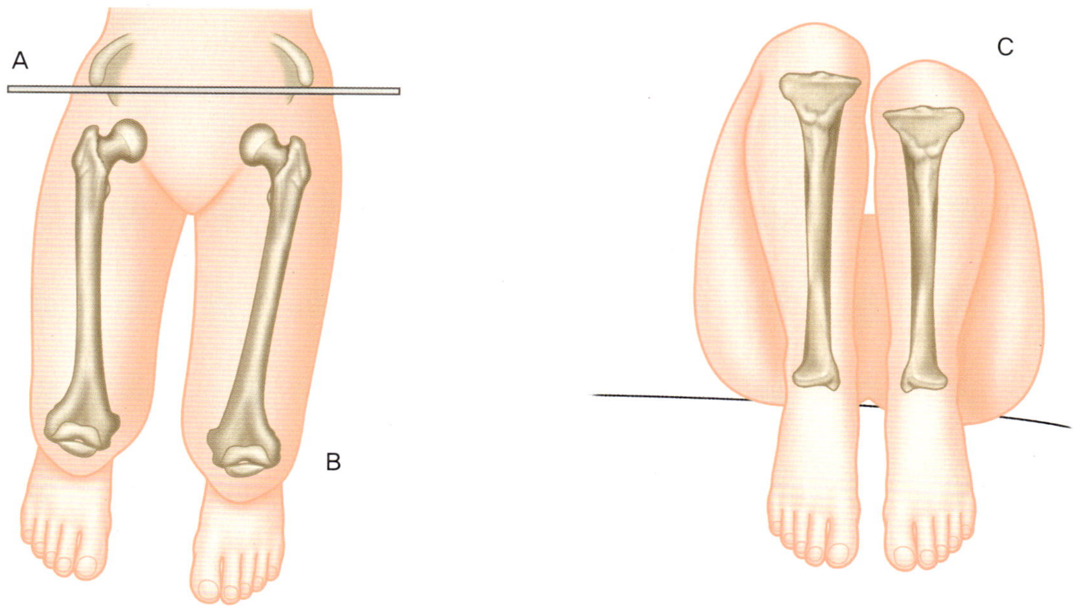

그림 4.15 이러한 기준적인 정형적 검사법에서, 양쪽 ASIS가 수평인 것 그리고 중립의 자세를 만들도록 양쪽 내측복사가 나란하게 놓인 것(A)을 확인한다. 이것은 치료사가 넙다리뼈의 길이와 정강뼈의 높이를 평가하도록 허용할 것이다. 보다 긴 넙다리뼈는 동측 무릎을 몸으로부터 더 멀리 밀어냄에 의하여 그 자체를 드러낼 것이며(B), 정강뼈는 동측에서 보다 더 높은 정강뼈 결절이나 무릎관절 관절선을 만들게 될 것이다(C). 해부학적 중립자세에서 그 다리를 읽어내기 위해서 양발이 골반과 나란하게 그리고 정중선 안에 위치하는 것이 중요하다.

다리 길이에서 어떠한 차이도 아치들에서의 변화 – 긴쪽 다리가 아마도 엎쳐지거나 보다 짧은 쪽이 뒤침되거나, 또는 이러한 두 가지의 조합 –에 의하여 보상될 수 있으며 이러한 변화는 양하지를 효과적으로 균형 잡아줄 수 있다. 보상작용이 환자에게 이로울 것이므로, 이것은 치료적 자극입력을 위한 의미를 보유할 수 있다. 그러므로 그들을 치료하는 어떠한 경우에서도 시스템의 나머지를 반드시, 또한 확인해야만 하는 것은 새로운 자세를 대처할 수 있게 한다.

발의 균형

발 안에서 변화도 역시 다리길이에서 "외견상"의 차이로 이어질 수 있다. 한쪽 발이 좀 더 뒤침되었다면 그 다리가 보다 긴 듯이 보이며 또는 그 다리가 엎침되었다면 그 다리는 좀더 짧게 보일 수 있다. 기능적인 하지길이 차이의 이러한 사례는 진정한 다리길이 차이를 다루는 것보다 교정하는 것이 더 쉬울 것이며, 진정한 다리길이 차이가 환자의 몸 안에서 발생했을 많은 보상작용의 보다 세밀한 이해를 필요로 할 것이다. 각각의 사례는 개별적인 권장사항을 요구할 것이다.

종아리 근육들은 안쪽 종방향의 아치의 올바른 작용에 필수적이다. 긴종아리근은 첫 번째 발허리뼈를 안쪽 쐐기뼈로 당겨주도록 요구되며, 앞정강근의 당김(이러한 관계를 나선의 연결선의 멜빵에서 다시 살펴볼 것이다)을 균형잡아준다. 짧은종아리근은 다섯 번째 발허리뼈에 대하여 유사한 역할을 수행한다. 발목이 발등굽힘하면서 짧은종아리근이 충분하게 길어질 수 없다면, 이것은 가쪽으로 회전된 위치로 발을 유지할 것이며, 이것은 종종 발허리뼈가 발바닥밀기에 앞서 재동원되는 것을 막아줄 것이다(**그림 4.6 참조**).

구조적 변화

한쪽의 긴 다리는 기울어진 엉치뼈 기저면을 만들 수 있으며, 척추는 한쪽으로 굽어짐에 의하여 이것에 적응해야 한다. 만약 신체가 변화된 자세에서 충분히 오래 유지된다면, 이것은 제한된 또는 유착된 조직을 만듬에 의하여 그 패턴에 적응할 것이다. 부모가 자신의 아이를 올려진 엉덩관절로 빈번하게 안고갈 때 또는 오랫동안 운전하는 사람이 비뚤어진 좌석에서 자신의 한쪽 엉덩관절을 올리고 또는 한쪽 뒷주머니에 지갑을 넣고 앉는다면, 척추 아래에서 약간의 벗어남이 발달할 수 있다. 한 측면으로 체중의 이러한 이동은 움직임에서 더 많은 전액면 불일치로 이끌리며 또는 제한된 조직으로 인한 보행에서의 제한을 만들 수 있다.

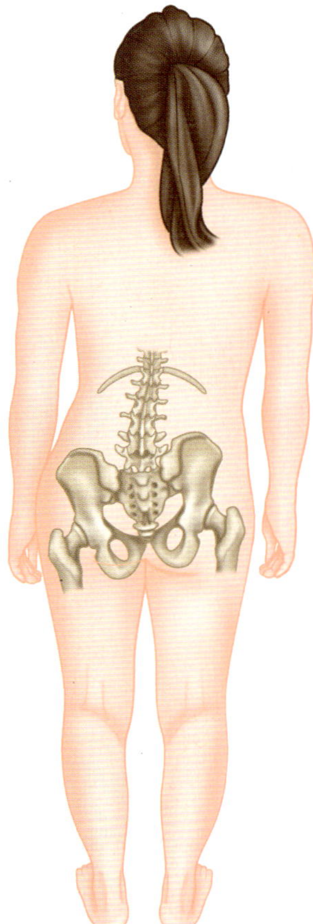

그림 4.16 한쪽으로 기울어진 엉치뼈 기저면을 보유함은 척추에서 옆으로굽힘을 만들 것이다. 이것은 각별히 엉덩허리의 인대와 허리네모근의 하부섬유 주변에서 조직제한으로 이끌릴 수 있으며, 이것은 다른 평면에서 돌기사이관절 움직임을 제한할 수 있다.

척추 안에서 굽어짐 역시 각별히 수평면 안에서 척추의 돌기사이관절에서 제한된 움직임으로 이끌릴 수 있다. 전액면 안에서 척주의 한 측면에서 관절의 폐쇄는 회전할 수 있는 척주의 능력에 영향을 줄 것이며, 이것은 더 짧은 보폭, 다른 척추 분절에서 젖힘(과도한 폄) 또는 무거워 보이는 뒤뚱거리는 보행, 등 위에서 설명한 것들처럼 많은 잠재적인 보상작용으로 이끌릴 수 있다. 옆으로 굽어짐을 덜어줌에 의하여 기능적인 문제를 다루기에 앞서 구조적인 문제를 먼저 처리하는 것은 그러므로 적절한 전략이 될 수 있을 것이다.

흉추의 회전

SBL과 SFL은 갈비사이근에서 보행에 대하여 자체의 에너지를 기부하도록 허용하는 골반과 갈비우리 사이에서의 연관적 회전을 만든다. 이것이 발생하기 위해서, 흉추의 근육구조를 신장시키고 동원하기 위해 두 분절 사이에서 충분한 회전이 반드시 존재해야 한다. 이것은 단지 위에서 설명한 척추의 포함을 요구할 뿐만 아니라, 반대 쪽 배속 및 배바깥빗근도 그 힘을 실어 나르도록 충분히 강하고 충분히 길어야 할 것을 요구한다.

동측의 비스듬한 연결선은 가능한 움직임의 정도를 평가하도록 환자에게 자신의 갈비우리를 회전하도록 만들거나 앞으로 찌르기자세를 취하도록 만들어봄에 의하여 쉽게 검사될 수 있다. 치료사가 그 빗근이 움직임을 제한하는가 또는 그것들이 느슨하게 또는 관여하지 않고 남아있는가 느낄 수 있으므로, 환자가 그 동작을 시행하면서 그 부위를 촉진하는 것은 필요한 피드백을 제공할 수 있다.

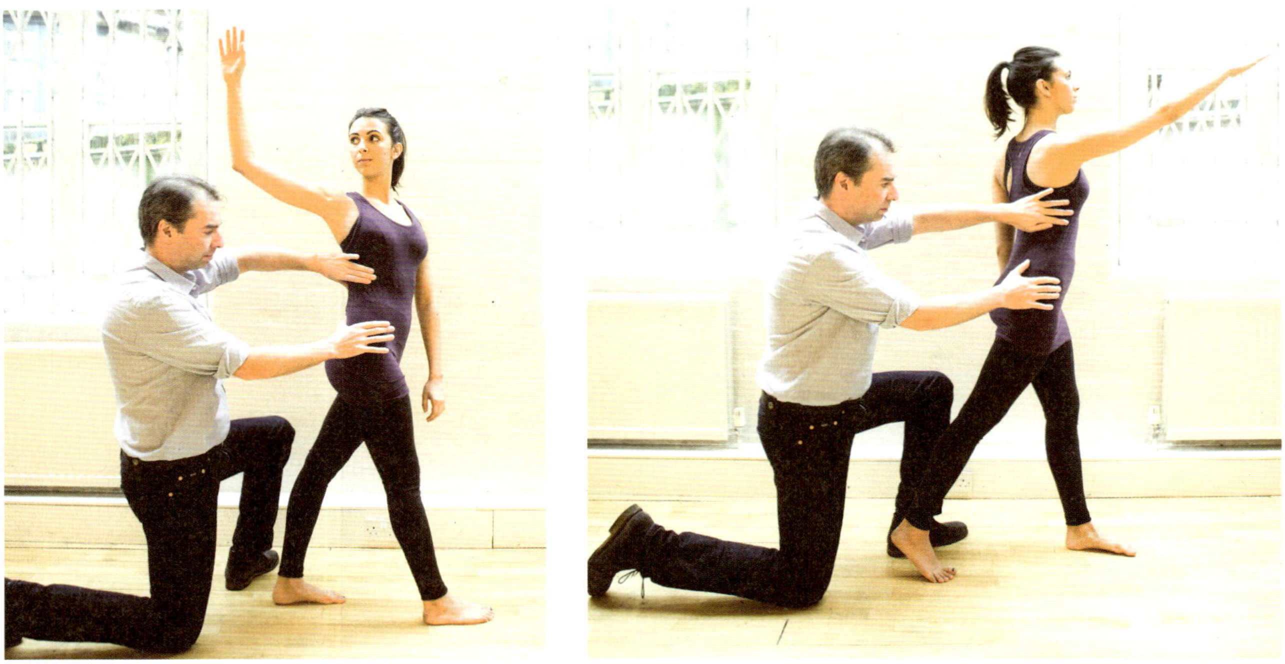

그림 4.17 양측에서 허리의 근육을 촉진함에 의해, 치료사는 회전의 가동범위와 빗근으로부터 가용할 수 있는 근력의 정도를 측정할 수 있다. 치료사가 한쪽에서 배바깥빗근과 다른 쪽에서의 배속빗근 사이의 질적인 면에서 어떠한 변화에 대해서도 느껴보는 동안 흉추의 회전과 전방으로 찌르기자세가 이용될 수 있다.

5 나선의 연결선
Spiral Line

산보하는 것은 위대한 기술이다.
— Henry David Thoreau

개요 Introduction

나선의 연결선은 보행의 전반에 걸쳐 가장 깊게 관여된 연결선일 것이다. 이것은 걷기의 회전력을 만들고 감소시키며, 신체의 하방으로 향하는 힘의 일부를 흡수하며, 굽힘과 폄을 도와준다. 이 연결선이 수평면 안에서 자체의 분명한 역할과 함께 시상면과 전액면 움직임의 요소들을 조합하므로, 따라가기가 가장 혼란스러운 연결선 중 하나일 것이며 – 그러므로 스스로를 3개의 평면 모두의 안으로 포함시킨다. 그 연결선 길이의 전체 경로에 걸쳐, 나선의 연결선은 신체의 표면에서부터 내부로 깊게 진행하며, 보다 표면의 널판근들과 함께 시작해서 다시 머리에서 더 깊은 세움근들로 끝난다. 팔이음뼈를 통해서 지나가면서, 이 연결선은 축성 골격을 부속의 골격과 이어주며, 이것은 상지와 하지 사이에서 발생하는 반대방향의 움직임을 허용하고, 그 두 부위 사이의 어딘가에서 회전 힘의 대립을 만든다.

나선의 연결선은 어느 한 시점에 전체 길이를 따라서 잘 긴장되지 않는다. 먼저 우리는 다양한 시기에 발생할 수 있는 긴장상태 만들기의 상이한 형태를 더 깊이 정의해야 한다. 근육은 중심성으로 그리고 원심성으로 수축할 수 있으며, 조금 혼란스럽게도 그것들은 한쪽 끝에서 또는 한 평면 안에서 늘어나며 다른 끝에서 짧아질 수 있다(Gray와 Tiberio는 이것을 "중심–원심성[econcentric]"이라고 언급한다). 이러한 "중심–원심성(econcentric)" 수축에서, 근육섬유는 종종 우세하게 등척성으로 작용하고 있으며, 한쪽 뼈의 움직임(즉, 그 근육의 한쪽 끝부분에서)은 그 뼈와 함께 근육의 끝을 끌고감이다. 우리는 이것을 발목의 발등굽힘 중 조직 안에서 볼 수 있으며 또한 넙다리근막긴장근이 엉덩관절 폄 동작에서 "길어지지만" 넙다리의 안쪽 회전과 함께 동시적으로 "짧아지게"되는 방식에서도 볼 수 있다. 이러한 방식에서 원심성/중심성 또는 등척성 모델을 다시 생각해봄은 우리가 뼈들이 바로 옆의 이웃한 조직의 움직임에 의하여 영향을 받을 수 있는 것뿐만 아니라– 해부학적 연결선을 이용해서 –훨씬 멀리 떨어진 신체 분절로부터의 운동학적 에너지를 탐색할 수 있는 방식도 볼 수 있도록 허용한다.

이러한 방식에서 근육을 살펴봄으로써, 근육들이 단지 능동적으로 작용(즉, 수축)할 뿐만 아니라, 근육이 그 시스템 내부에서 유지된 경직을 조절할 수 있다는 것도 볼 수 있다. 경험을 통해서, 우리의 몸은 발생해야 하는 움직임의 바른 순서를 허용하는 것을 그리고 원했던 효과를 만들도록 멀리 떨어진 신체부위로부터 운동량을 이용하는 것을 유지하도록 이상적인 긴장을 감지할 수 있다. 근육은 그러므로 "경직상태 조정의 시스템" 내부에서 바로 긴장 발생요인이 되며, 전반적인 발생사건에 대한 관계에서 "안으로 모아주거나"(중심성 수축) 또는 "내보내주는"(원심성 수축) 것이든, 긴장상태의 올바른 양을 세밀하게 조정하며, 가능한 한 탄력적인 근막성 조직 안으로 더 많은 하중부하를 허용한다.

이 장에서, 물렁조직 내부에 들어있는 역학감각수용기들의 엄청나게 중요한 기여작용을 보기 시작할 것이다: 그것들의 긴장, 움직임을 감지하는 방식 그리고 이러한 정보를 주변조직으로 공유하며 중계하는 방식, 최적한 효율성을 위한 노력을.

"수정 사항"

나선의 연결선은 다른 연결선들의 많은 조직으로부터 근육들을 빌려오며, 방향에서 그리고 바닥의 반응력에서 변화로 인해서 – 그 연결선은 완전한 발걸음 중 자체의 경로를 변화시키는 몇 가지 "방향 전환지점(switches)" 또는 교차로를 보유할 것이다. 사지와 체간이 하나의 시기로부터 다른 시기에 걸쳐 방향을 전환시키므로, 이러한 방향 전환지점은 역학기전에서 변화에 의하여 만들어진다. 움직이지 않고 서 있는 누군가의 자세적인 힘의 전달과 비교될 때 그것들은 약간 다른 모델을 만들게 되며, 그러므로 우리는 기능과 함께 연결선의 완전한 관여를 보여주도록 Myers의 고전적인 나선의 연결선에 대하여 몇 가지 수정을 해야 할 것이다.

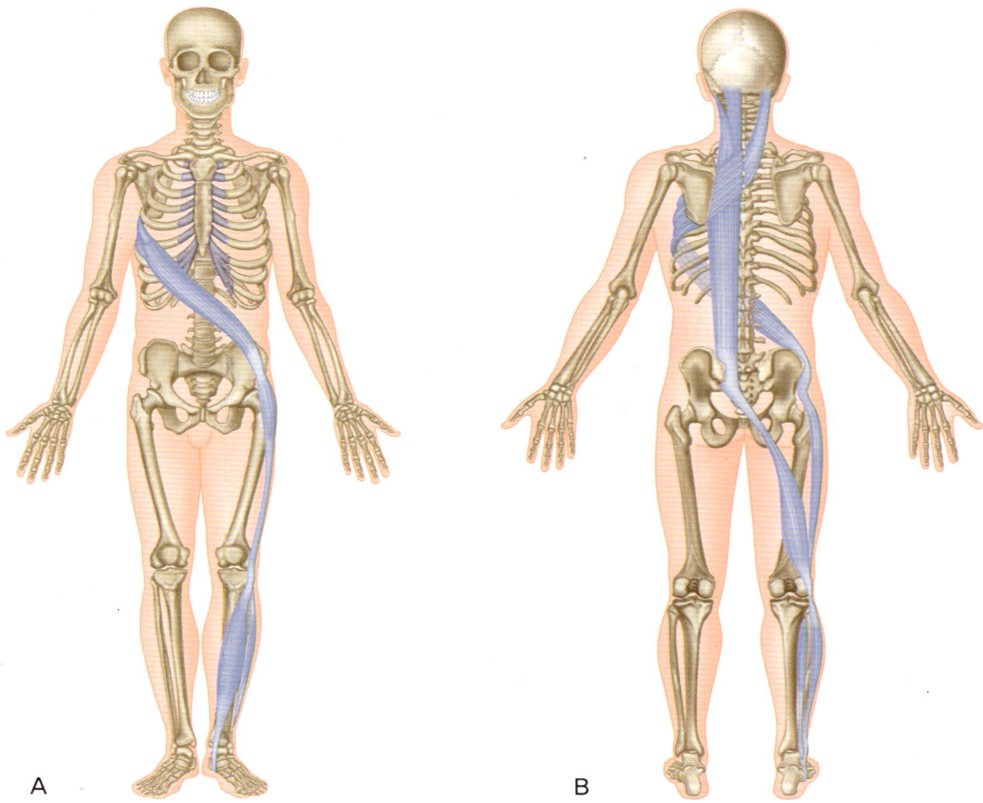

그림 5.1 우측 나선의 연결선, 전면(A)과 후면(B)

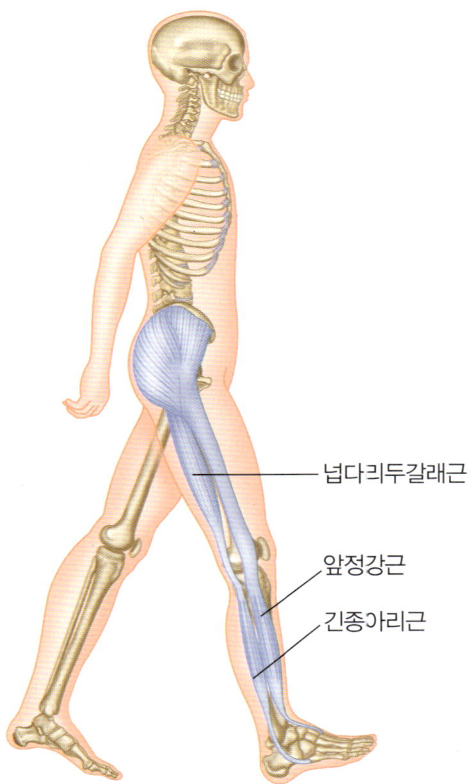

그림 5.2 우리는 나선의 연결선에 대한 Myers의 본래의 설명에 대하여 약간 유연성을 가져야 한다. 일단 우리가 움직임으로 향하는 해부학적인 위치로부터 나온다면 구조적인 힘의 전달은 상당히 달라질 수 있으며, 그러므로 우리는 뒤꿈치닿기에서 그 연결선을 변화시키도록 큰돌기에서의 "방향 전환지점"을 사용한다. 이것은 뒤꿈치닿기(엉덩관절 굽힘에서)에서 큰볼기근을 그리고 넙다리근막긴장근(엉덩관절이 폄으로 진행할 때, 여기서는 그림 없음)에서 나선의 연결선으로 채용한다. 이러한 배열은 뒤꿈치닿기(엉덩관절 굽힘에서) 그리고 발바닥밀기(엉덩관절 폄에서, 그림 5.8을 참조)를 위하여 신체의 나머지 부분을 통해서 협력적인 영향을 갖고 있다.

2장에서 우리는 동작의 세 평면 모두에서 발생한 사건의 복잡한 연쇄작용인, 뒤꿈치닿기에 이어지는 사건들의 진행과정을 개략적으로 보았다. 지금까지 우리가 시상면(SFL과 SBL)과 전액면(LtL)을 다뤄 왔으며, 이제 그 순서는 수평면이 된다(당신이 이런 말장난을 용서한다면). 회전은 신체의 나선으로 배열된 섬유들 위에서 돌아가며, 우리는 다른 연결선들의 일부분으로서 이미 그것의 다수를 살펴보았다. 다른 연결선들과 나선의 연결선의 중첩은 우리에게 그리 놀랍지 않다: 수평면 움직임은 비교적 새로운 적응작용이며, 대략 150만년 전 호모에가스터의 화석에서 처음 보인 긴 허리의 발달에 의한 우리 영장류의 유산에서 허용된 것이다.

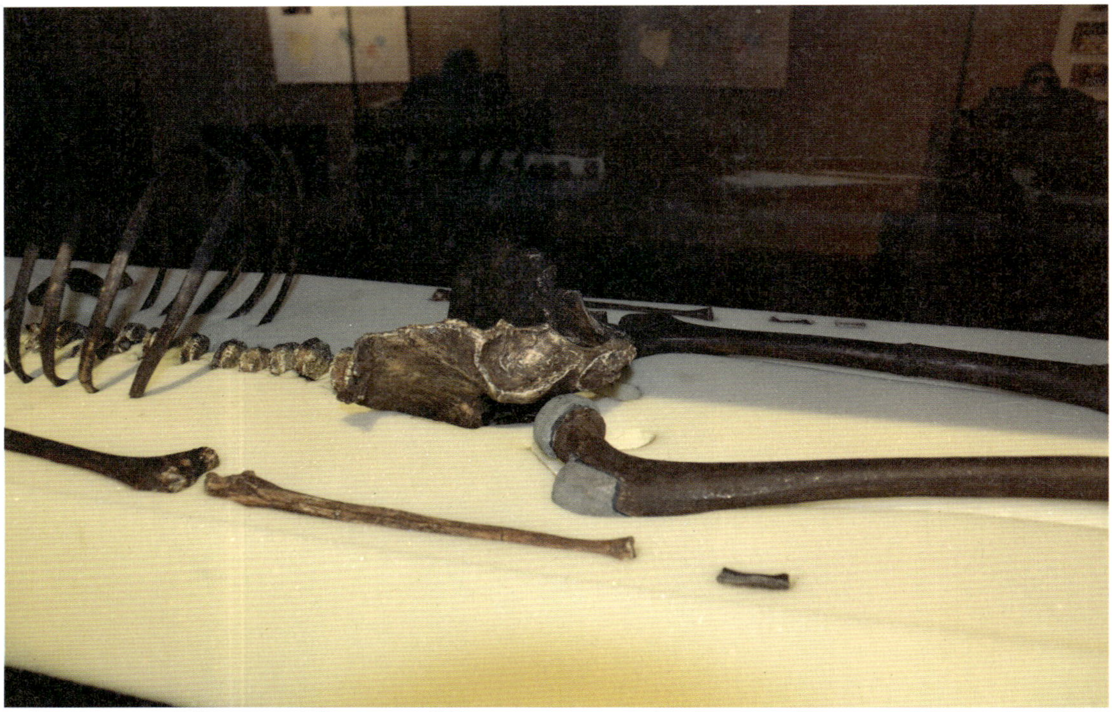

그림 5.3 긴 허리– 여기서는 150만년 전으로 거슬러 올라가며 케냐에서 찾아진 “Turkana Boy”의 유해에서 보이는 –골반과 갈비우리 사이의 대립회전을 위한 잠재력을 보여준다. 이러한 두 개의 신체분절 사이의 보다 짧은 간격으로 인해서, 대립회전은 비–인간의 영장류에서는 거의 보이지 않는다.

우리의 골격 구조와 배열에서 많은 진화적인 변화는 항상 우리의 근육구조에서의 변화와 일치하는 것은 아니다. 동일한 근육이 존재한다면, 그 근육들이 통과하는 어떠한 골격성 “강바닥” 안에서든 만들어진 새로운 경로에 적응하도록 강요받게 되므로 동일한 근육들은 단지 변화된 자신들의 작용과 기능을 보유한 것 뿐이다. 그러므로, 발의 아치의 발달, 엄지발가락의 더 가까워진 정렬, 넙다리뼈의 비스듬함, 그리고 가슴우리와 골반 사이에서 연관적인 의존성 등은 회전을 유도했으며 근육구조가 단지 두 평면이 아닌 세 평면 안에서 작용하도록 허용했다.

하지 기전 Lower Limb Mechanics

앞서 설명한 듯, 걷기는 종종 "조절된 넘어짐"으로 묘사되며, 중간-발걸음(Mid-stride)에서 신체의 전면으로 뻗어진 한쪽 발에서 그 이유를 찾는 것은 아주 쉽다. 그 발의 뒤침에 이어지는 사건의 순서는 반드시 감속되며 통제되어야 한다. 일단 목말뼈가 안쪽으로 회전하고 발꿈치뼈의 꼭대기에서 기울어진 후, 목말뼈는 정강뼈를 가져올 것이며 그러므로 그 뼈와 함께 넙다리뼈도 가져오며, 관절들에서 강력한 회전을 만들게 된다(2장을 참조). 하지를 따라서 그 힘의 연결선을 따라가면, 넙다리근막긴장근(고전적인 나선의 연결선에서 본 듯)에 도달하는 것이 아닌 큰볼기근으로 도달한다(**그림 5.4**).

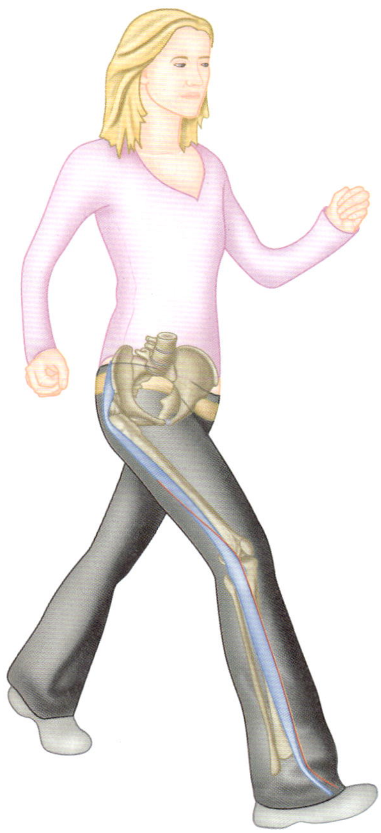

그림 5.4 뒤꿈치닿기에서 하지를 통한 안쪽회전의 힘을 따라간다면, 우리는 "엉덩관절 삼각형"의 엉덩관절 폄근 쪽과 큰볼기근 안으로 도달한다. 우리는 이러한 엉덩관절 폄근을 포함하도록 일종의 "방향 전환지점"으로서 큰돌기를 사용하며, 이것은 그 관절에서 부가적인 굽힘을 제공하도록 작용할 것이다. 이것은 큰볼기근으로부터 엉덩정강근막띠, 앞정강근, 긴종아리근까지 그리고 넙다리두갈래근 안으로 우리에게 하지 안에서의 연속성을 제공한다.

중력중심이 비교적 바닥 위에서 지지점의 비교적 뒤쪽 멀리에 놓이므로, 뒤꿈치닿기 시 신체가 넘어짐을 방지하기 위해서는 상당한 힘이 필요하다. 많은 근육들과 해부학적 연결선들은 아래로 향하는 힘에 대항하도록 관여될 것이지만, 엉덩관절 폄근과 넙다리두갈래근은 특히 매우 강력하게 수축해야 한다(**그림 5.5**).

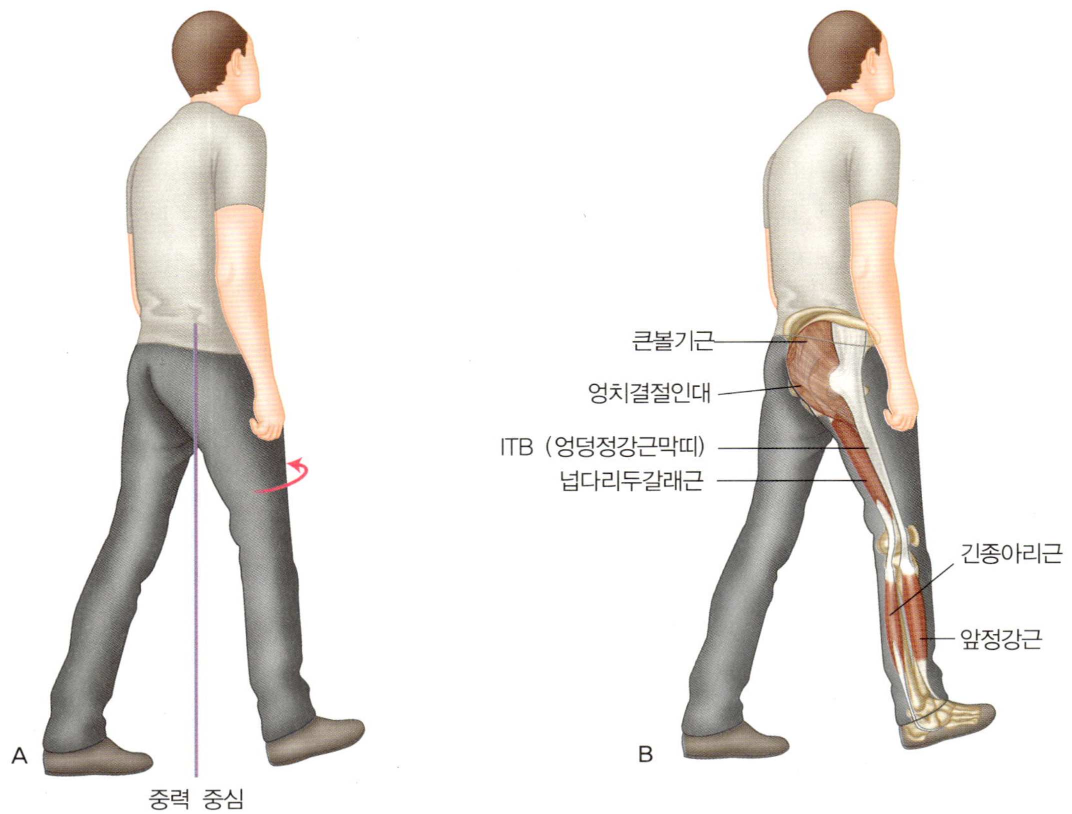

그림 5.5 A. 이러한 자세에서, 굽혀진 엉덩관절과 바닥의 지지점 뒤에 위치한 중력중심과 함께, 신체가 넘어지지 않도록 막아주기 위한 엉덩관절 폄근 내부에서의 강력한 수축이 반드시 존재해야 한다. 넙다리두갈래근은 뒤꿈치닿기에 앞서 엉덩관절 굽힘에 의하여 그리고 그 발의 뒤침에 의해서 유각기 중 긴장되며, 이것은 긴종아리근의 근육근막을 긴장시킨다. B. 발꿈치뼈의 가쪽번짐과 그 발의 뼈들의 안쪽회전의 운동사슬 등으로, 엉덩관절로부터 발바닥까지 일정한 회전이 존재할 것이다.

넙다리두갈래근은 나선의 연결선의 하부, 후방의 구획에서 중대한 부분이며 뒤꿈치닿기 시 상당한 힘으로 수축한다(**그림 5.5A**). 다행스럽게도, 이 근육이 발의 발등굽힘에 의한 충격을 받기에 앞서 늘려지므로, 이 근육은 그 충격에 대하여 준비되었다. 유각기의 나중 단계에 도달하며, 앞정강근은 그 발을 발등굽힘과 약간의 안쪽번짐으로 몰고가며, 이러한 동작은 긴종아리근에서, 발의 발등굽힘에서 앞정강근의 길항근 뿐만 아니라 발 아래의 나선의 연결선의 멜빵의 연속성에서 그 이웃조직에서도 당김을 만든다. 긴종아리근의 당김은 종아리뼈를 아래로 가져가며 그러므로 넙다리두갈래근의 근막을 길게 만든다(Vleeming과 동료 2007). 넙다리두갈래근은 또한 엉덩관절의 굽힘에 의하여 이미 늘려져있다. 이것처럼 양 끝부분에서부터 "당겨짐"은 엉덩관절 폄근의 활성화의 효율성을 증가시키도록 넙다리두갈래근을 도와준다. 이러한 긴장된 근막의 바깥막의 안쪽으로부터 활성화되면서, 넙다리두갈래근은 더 많은 힘으로 뒤꿈치닿기 시 수축하며, 그래서 더 적은 작업만 수행하고 칼로리를 저축한다.

이러한 수축의 힘 중 일부는 긴종아리근 안으로 전해질 것이며, 다시 종아리뼈를 위로 당기고 앞정강근이 이완하면서 위쪽에서부터 긴종아리근을 긴장시킨다. 이러한 작용은 발 안에서 뒤침발생의 순서를 도와줄 것이며, 긴종아리근이 중간-발목의 뼈들을 가쪽번짐으로 끌어당기도록 도와주기 때문이며, 이것이 그 관절을 열어주고, 발을 벌려주며 발이 바닥 표면에 적응하도록 허용한다.

큰볼기근과 넙다리두갈래근의 사용은 우리에게 두 개의 개별적인 근육근막의 수준에서 뒤꿈치닿기 시 통제력을 제공한다. 보다 깊이 놓인 뒤넙다리근은 그 힘을 엉치뼈와 엉치엉덩관절로 가져오며(이 장에서 나중에 "골반"을 참조), 그것들이 무릎 굽힘을 감속하도록 도와줄 것이다. 보다 표면의 큰볼기근은 상지와 연결을 허용하며(아래의 "후방의 기능적 연결선을 이용하기"를 참조) 무릎굽힘과 안쪽회전에 대항해서 조절하도록 무릎의 전면을 늘려준다.

그 발이 하중부하를 덜게 되며 종아리가 폄으로 진행하면서 그 연결선의 전면(넙다리근막긴장근, 앞정강근)은 근막성 길어짐과 함께 수동적으로 긴장된다. SPL(나선의 연결선)의 이러한 부분은 골반이 발의 흔들받침들 위에서 움직이고 엉덩관절이 펴지면서 표면의 전방 연결선에 대하여 유사한 방식에서 길어지지만 보다 비스듬한 섬유의 배열로 인해서, 이것은 엉덩관절의 굽힘과 함께 회전을 도와준다.

다리의 전면을 살펴본다면(**그림 5.5B**), 우리는 발이 엎침 하면서 발생하는 연속적인 하방으로의 회전 패턴을 볼 수 있다. 이것은 엉덩뼈로 향하는 엉덩정강근막띠로부터의 연결을 제외하면, 앞서 Myers가 주장한 고전적인 나선의 연결선을 거의 완전하게 따라간다. Myers는 넙다리근막긴장근을 엉덩정강근막띠로부터 연속된 것으로 정리했지만, 이러한 보행의 단계에서 나선의 연결선의 기능적인 의미에서 우리는 그것이 큰볼기근의 상부로 힘의 연결선을 따라가는 것으로 방향을 바꿔야 한다(**그림 5.6**). 우리가 넙다리근막긴장근과 큰볼기근이 동일한 근막의 층 안에 둘러싸이며 둘 다 전액면 안에서 골반을 안정시키도록 긴장할 것임을 생각할 때, 이것은 과장된 것은 아니다(이것을 측방의 연결선 **그림 4.4**에서 이미 살펴보았고, 거기에서 넙다리근막긴장근은 뒤꿈치닿기 시 엉덩관절 가쪽회전과 무릎굽힘과 함께 엉덩관절 모음근을 경유해서 하중부하된다).

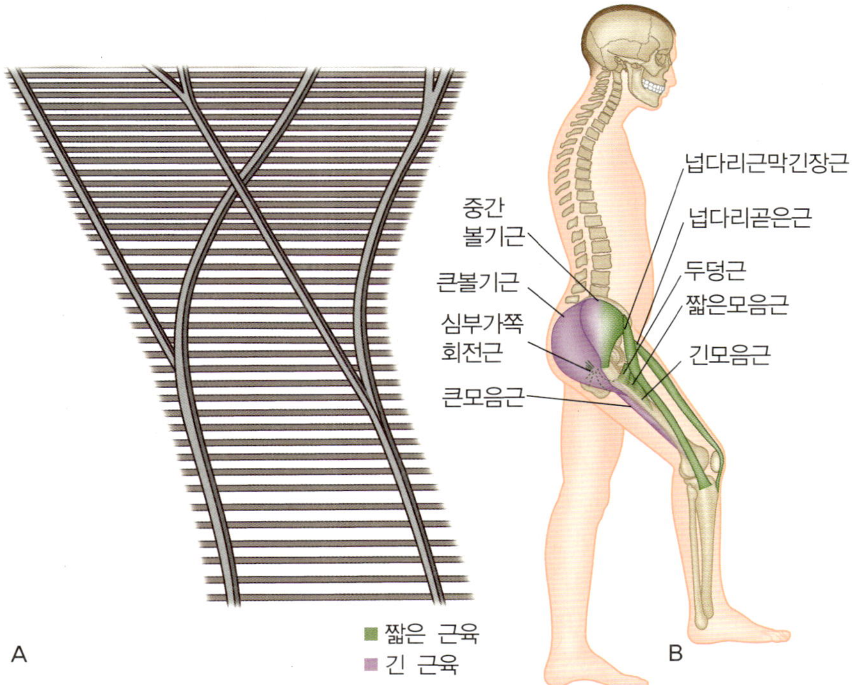

그림 5.6 큰돌기는 Myers가 "방향 전환지점(switch)" (또는 영국에선 [point]라고 함)이라고 부른 것처럼 작용하며, 철로 시스템에서 방향전환의 철로를 위한 기전이다. A. 엉덩관절이 굽혀질 때, 힘의 연결선은 큰볼기근으로 후방으로 향하며, 엉덩관절이 펴져있을 때, 그 방향은 넙다리근막긴장근으로 향한다.

수압의 증폭기

1장에서 살펴보았듯이, 근막성 바깥막과 아래 놓인 근육조직은 "수압의 증폭기 효과"라고 불리는, 힘의 증폭체계를 형성하도록 빈번하게 협동할 수 있다(그림 1.14를 참조). 근막성 바깥막을 긴장시킴은 병렬로든 또는 직렬로든, 연관된 근육의 효율성을 증가시킨다. 이것은 다양한 방식으로 생겨날 수 있다:

1. 그 바깥막 내부에 들어있는 근육의 긴장하기. 이것은 넙다리근막긴장근과 큰볼기근과 볼 수 있으며, 이 근육들은 둘 다 넙다리근막 안으로 둘러싸인다: 표면의 목 근막 내부의 넓은목근; 그리고 빗장가슴근막 내부에 담겨진 작은가슴근.

2. 근막성 층으로 깊이 수축하는 근육. 예를 들어, 마치 척추세움근이 등허리근막의 후방 바깥막을 긴장시키는 것처럼, 넙다리 근육들의 수축은 아래로부터 근막긴장근을 팽팽하게 만들 것이다.

3. 신체 움직임의 자연적인 운동량은 그 조직을 늘릴 수 있으며 그것에 의해서 탄력적으로 하중을 부여할 수 있다. 팔의 흔들기는 등허리근막을 긴장시킬 것이며; 다리의 흔들기는 엉덩관절 폄근들의 근육바깥막을 긴장시킬 것이다.

이러한 기전들 세 가지 모두는 기능적인 움직임에서 있을 수 있으며 빈번하게 조합된다. 수압의 증폭기가 30%까지 근육의 작용의 효율성을 증대시킬 수 있으며(DeRosa와 Porterfield 2007) 그러므로 이것은 우리가 완전하게 이용하고자 하는 한 가지 기전이 분명하다. 그것이 근막절개술 등에 의한 것처럼 방해받을 때, 대략 12–16%의 효율성이 상실될 수 있다(Gracovetsky 2008).

골반이 바닥에 고정된 발 위에서 움직이면서, 힘의 연결선은 큰볼기근으로부터 넙다리근막긴장근으로 또는 폄근들로부터 굽힘근으로 이동할 것이며(**그림 5.6**), Myers에 의하여 설명된 진정한 나선의 연결선으로 우리를 데려간다. 뒤꿈치닿기 시 큰볼기근 수축은 무릎의 조절과 연관해서 바르게 확립되며, 안쪽회전을 늦추는 것의 실패와 그 관절의 전액면 동작은 종종 그 발의 과도한 엎침과 또는 근육의 약화와 연관된다(Ireland와 동료 2003; Powers와 동료 2003). 발의 안쪽면에 대한 엉덩관절의 연관성은 그러므로 바르게 확보되어야 하며, 각별히 점프 후 착지나 달리는 중 방향의 전환과 같이 그 힘의 연결선을 강하게 사용할 때, 힘의 연결선을 확실하게 볼 수 있다(**그림 5.7**). 약한 큰볼기근은 종종 비난을 받지만, 이것이 반드시 그렇지는 않다. 우리는 두 개의 평면에서 근육들에 규칙적으로 하중을 부여하며 이어서 그 세 번째 평면에서 그 움직임을 조절해야 한다; 만약 다른 평면들의 어느 하나에서 불충분한 하중부하가 발생한다면, 우리는 그 세 번째를 감소시키기 위한 이점을 상실한다. 그러므로, 아마도 약한 큰볼기근을 살펴볼 때, 우리는 그러므로 엉덩관절이 수평면 길어짐을 조절하도록 별다른 수축이 필요하지 않도록 엉덩관절이 충분하게 벌림하는가(그 관절을 전액면으로 늘리도록) 그리고 충분하게 굽히는가(그 관절을 시상면에서 늘리도록) 확인할 필요가 있다.

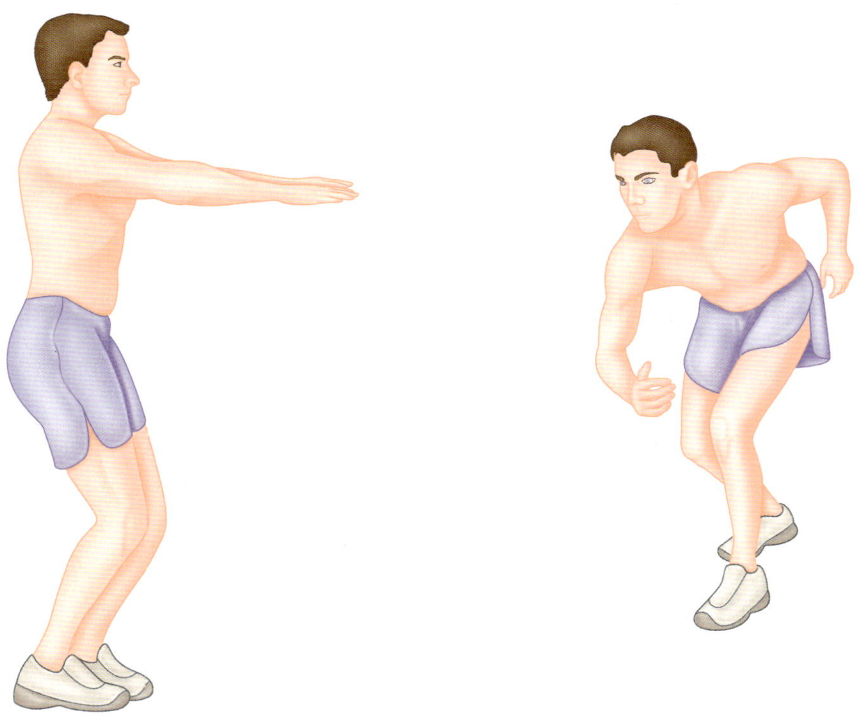

그림 5.7 다른 기능적인 자세에서, 우리는 점프하기(A)와 방향을 바꾸기(B)에서 사용된 증가된 힘의 영향을 볼 수 있다. 둘 중 어떤 움직임이든, 약한 둔부근은 무릎에서 바깥굽이의 힘 조절의 부족으로 이끌릴 수 있으며 내측 측부인대나 외측 반월상연골에 스트레스를 줄 수 있다. 또 다르게, 목말뼈에 대한 정강뼈의 장붓관절-과-힘줄 연관성으로 인해서, 그 발의 뼈들에서 지나치게 많은 엎침은 무릎을 유사한 패턴으로 강요할 수 있다.

후방의 기능적 연결선을 이용하기 – 상지를 하지로 이어주기

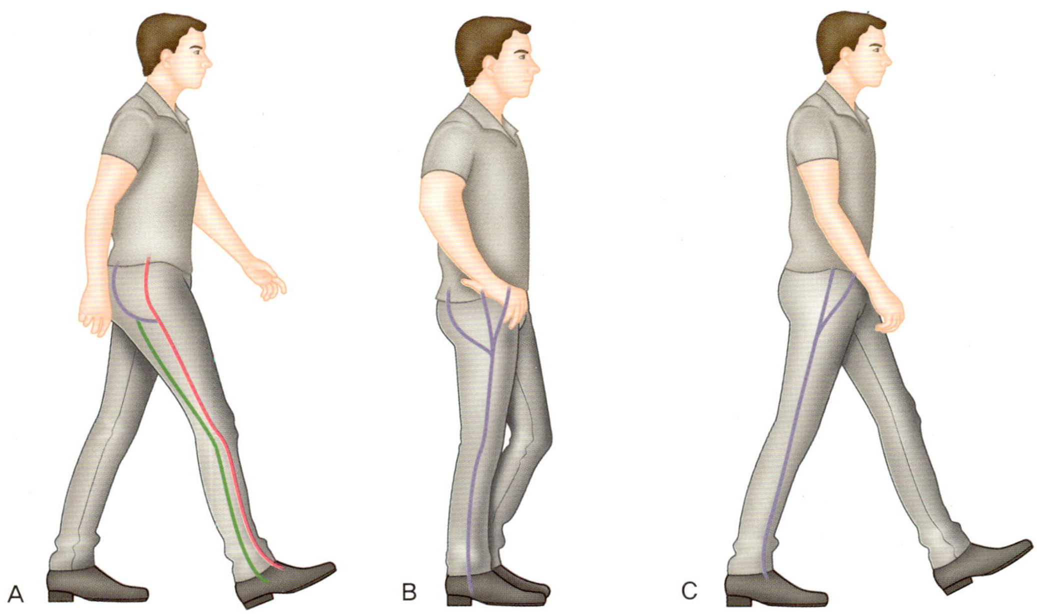

그림 5.8 접촉의 지점에서, 벌림근과 함께 폄근들에서 강력한 수축이 반드시 존재해야 한다. 폄근은 엉덩관절 굽힘에 의해서, 벌림근은 골반의 가쪽이동에 의해서 미리-늘려지며, 엉덩관절의 모음을 만들며, 이것을 4장에서 살펴보았다. 반대 쪽 팔이음뼈는 넓은등근을 경유해서 받쳐주고 있는 큰볼기근으로 그리고 엉덩정강근막띠와 앞정강근과 함께 그 다리의 전면으로 하행하는, 펴진 하지로 받침을 더해준다. 그러므로, 큰볼기근은 엉덩관절 굽힘과 벌림에 의한 것과 함께 반대 쪽 어깨 움직임에 의하여 미리-늘려지고 있다. 이것 모두는 탄력적 반동을 통해서 신체의 잠재적인 효율성을 증가시킨다. 골반이 바닥에 고정된 발 위에서 움직이면서, 신체의 중력중심으로부터의 힘의 연결선은 바닥의 받침지점의 뒤에서부터 (A) 일직선까지 (B) 그리고 마지막으로 앞쪽까지 (C) 움직인다. 이것은 소위 엉덩관절 삼각형(큰볼기근, 중간볼기근 그리고 넙다리근막긴장근)을 통한 수축의 필요성을 이동시킨다.

큰볼기근은 또한 신체의 반대 쪽에 있는 넓은등근에 강력하게 이어지며, 이러한 연관성은 안정성을 증가시킬 수 있는 큰볼기근의 능력으로 유명하다. 이러한 연결은 Myers(후방의 기능적 연결선)과 함께, Vleeming(후방의 멜빵), Zorn('흔들리는 보행자')에 의하여 철저하게 조사되었다. 이러한 기능적인 멜빵은 우리에게 뒤꿈치닿기 시 발의 안쪽에서부터(앞정강근) 반대 쪽 위팔뼈(넓은등근)까지 전체경로의 연결을 제공하며, 두 근육 모두는 반드시 반대 방향으로 진행해야 한다. 앞정강근의 부착부인 첫 번째 발허리뼈는 바닥으로 향할 것인 반면, 반대 쪽 팔은 앞으로 흔들리고 있으며 약간 가쪽회전으로 놓여있으며, 끝부분에서 이렇게 적응된 나선의 연결선의 양 말단부를 긴장시킨다. 이것은 굽어진 엉덩관절(엉덩관절로 부착하는 큰볼기근과 넓은등근과 함께, 등허리근막을 경유해서)의 뒤쪽 주위를 지나가는 길쭉한 대각선의 멜빵을 만들며, 이것은 그때 골반을 전방으로 던져줄(투석기처럼) 수 있을 것이다(**그림 5.8 a**를 참조하며, 에너지 절약을 위한 등허리근막/큰볼기근 연결의 역할에 대하여 더 깊은 정보는 Adjo Zorn의 사이트인 www.swingwalker.net을 참조).

일단 골반이 받쳐주고 있는 발의 전면으로 이동한 후, 힘의 연결선은 이어서 넙다리근막긴장근을 통해서(이것이 넙다리의 안쪽 회전근일지라도, 이 근육은 엉덩관절 폄에 의하여 벌어지며 늘려질 것이다) 관여하며, 앞정강근의 연결을 통해서, 이러한 힘의 연결선은 안쪽 아치를 들도록 도와줄 것이며 넙다리뼈, 정강뼈, 종아리뼈 그리고 첫 번째 발허리뼈를 가쪽회전으로 가져갈 것이다(**그림 5.9**).

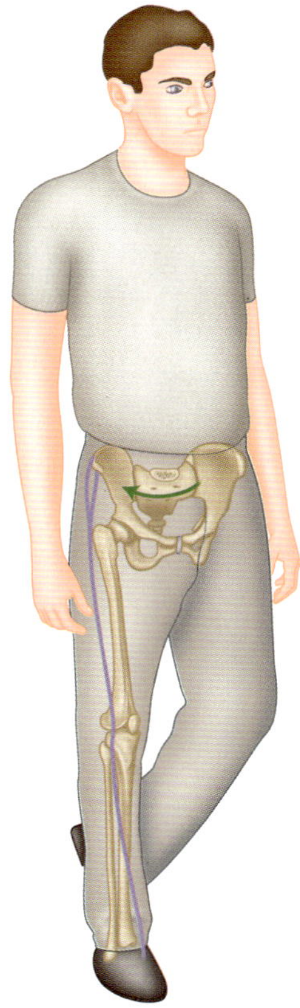

그림 5.9. 일단 골반이 발의 앞쪽으로 이동한 후, 엉덩관절은 폄으로 놓이며 그러므로 넙다리근막긴장근을 늘려주기 시작한다. 이러한 동원방식은 중간발목의 관절들을 다시 동원하도록 안쪽 종방향의 아치를 들도록 도와줌에 의하여 나선의 연결선의 전방부분이 그 하지를, 각별히 발에서 가쪽으로 회전하도록 도와주도록 허용한다.

운동 5.1

양발을 대략 엉덩관절 간격으로 벌리고 편하게 서서 골반을 전방으로 그리고 후방으로 천천히 기울일 때, 당신은 양발과 골반 사이에서 연관성을 느낄 수 있다. 전방 기울이기에서, 당신은 무릎이 과도하게 펴지며 안쪽으로 회전하고 발의 안쪽 아치가 내려감을 느낄 수 있을 것이다. 후방으로 기울이기에서 당신은 반드시 무릎이 편해지며 가쪽으로 회전하고 안쪽 아치가 들려짐을 느껴야 한다.

고유감각수용기들의 잠재적인 역할

엉덩관절 폄근들의 근전도(EMG) 소견은 이러한 근육들의 대부분이 뒤꿈치닿기에 앞서 수축을 시작하는 것을 보여준다. 넙다리 두갈래근과 반막모양근은 중간-유각기(**그림 5.19**) 처럼 아주 일찍 수축하기 시작하며, 비록 무릎 굽힘이 중력에 대한 반응에서 자연스럽게 발생할 것이며 근육의 힘을 필요로 하지 않을지라도, 이러한 근육은 무릎

굽힘을 위한 필요성에서 기인할 수 있다. 큰모음근, 큰볼기근 그리고 중간볼기근 등도 바닥과의 접촉이 만들어지기 전에 활성화되기 시작한다. 아무튼, 그 발의 앞으로 진행하는 유각기를 늦춰줄 필요성에 의하여 이러한 이른 수축은 더 잘 설명될 것이며, 그것들은 뒤꿈치닿기 시 발생할 하중부하를 위해 근막성 조직을 준비시키는 작용을 하며, 그것에 의해서 근육근막성 조직의 미리-긴장을 통해서 근육의 수축의 효율성을 증대시킨다.

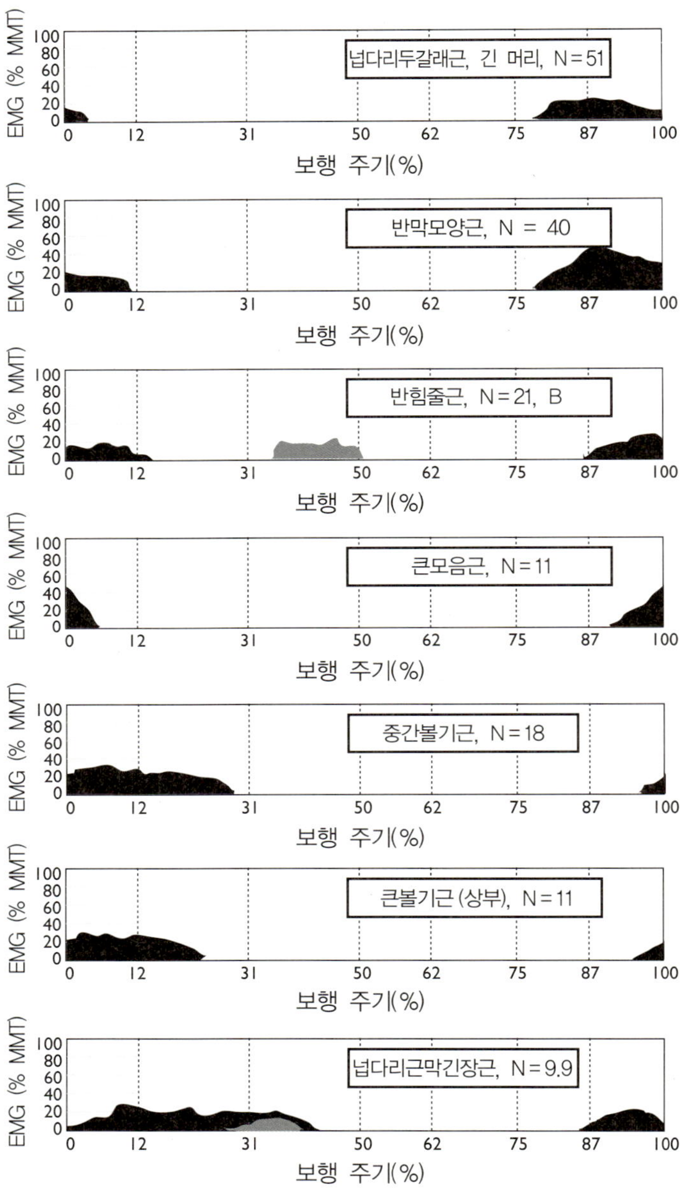

그림 5.10 이 차트는 최대의 도수적 근력검사(MMT)의 비율을 보여주며 거기에서 각각의 근육들이 활성화되는 보행의 그 시기도 보여준다. 우리는 엉덩관절 폄근이 중간-유각기(MSw)로부터 최종 유각기(TSw)까지 그 근육들이 신체의 체중을 받아들이도록 요구되기도 전에 활성화되는 것을 그리고 이어서 뒤따라서 초기접촉(Initial Contact: IC 즉, 뒤꿈치닿기)과 중간입각기(MSt)로 자체의 받침을 제공하는 것을 분명하게 볼 수 있다. Perry와 Burnfield 2010로부터 인용.

이러한 예상이 근막의 길어짐을 경유해서 신호를 보내며, 넙다리가 엉덩관절 굽힘으로 앞으로 가져와지면서 적절한 수용기를 자극한다는 것이 타당한 듯 보인다. 폄근과 벌림근 안에서 긴장도는 그 관절들 주변에서 자연적인 "굽음"의 즉각적인 흡수를 허용하며, 그 근육이 발을 딛으면서 완전하게 작용하지 않는다면 아마도 필요하게 되듯이 그 움직임을 신속하게 감소시키기 위한 필요성과 협상한다.

뒤꿈치닿기 이후, 나선의 연결선의 전방 부분은 발의 뒤침으로 인해서 매우 빠르게 길어지며, Huijing의 연구(1장에서 설명함)를 상기할 때 우리는 이것에 대한 반응에서 발생할 역학적인 정보의 분산을 연상할 수 있다(**그림 5.11**). 만약 조직 안에서 움직임의 이러한 유형이 고유감각수용기에 의하여 기록된다면(그리고 연구에서 이것이 그러함을 제안하듯), 이러한 움직임이 바로 국소적 근육 섬유들을 자극하는 것임을 가정하는 것이 타당하듯 보인다.

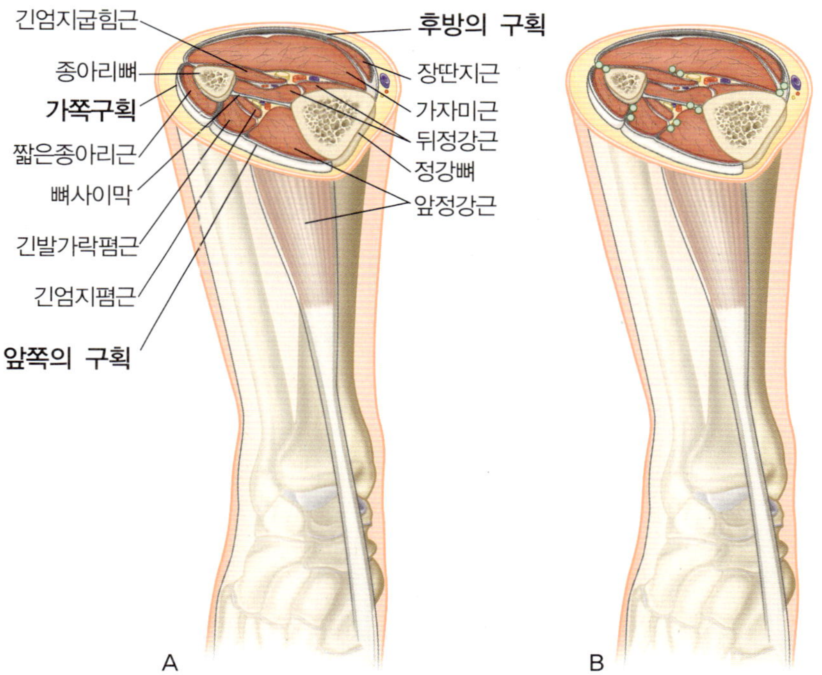

그림 5.11 A. 바닥의 반응력과 중력의 하방으로 당김에서 기인하는 긴장에서의 변화는 오직 앞정강근만이 아니라, 주변의 조직들 안으로 조절하는 그 힘을 보낼 것이다. 그 조직은 많은 다른 기원들로부터 신호를 받고 있을 것이며 이어서 패턴을 인지함에서, 근육 긴장도에서 필요한 반응을 만들 수 있다. B. 고유감각수용기들 대부분은 사이막의 경계면 주변이나 내부에 위치하며, 이것은 근육들 사이의 주된 경계면이 된다. 고유감각수용기들은 긴장도와 전단력에서 변화를 감지한다. 당연하게, 이러한 부위는 자체의 연관적인 생체역학에서 가장 관련있는 변화를 경험하고 있으며 이러한 대립면을 따라서 고유감각수용기가 위치한다는 것으로 설명되어진다.

올바른 근육의 적절한 수축을 활성화시키기 위한 기전은 하부 나선의 연결선 양쪽 구획 안에서 또한 보행 주기의 상이한 단계에서 발생한다. 중간 및 최종 유각기 동안, 작동하고 있는 것은 후방의 엉덩관절 폄근이며, 이어서 일단 그 발이 바닥에 닿고 다리가 회전하기 시작한 후, 새로운 벡터가 앞정강근과 함께 큰볼기근을 더욱 자극할 것이다.
두 경우 모두에서 그 근육은 자체의 근육근막의 길어짐에 의하여 활성화된다. 다리 흔들기의 운동량은 엉덩관절 폄근을 자극하며, 바닥과의 초기 접촉에 뒤따르는 관절들에서 접힘은 앞정강근과 큰볼기근을 작동시킨다.

전방 나선의 연결선에서의 EMG 소견은 그 시기 중 힘이 반드시 전해지거나 흡수되며, 바닥의 반응력(GRF)에 저항하거나 운동량을 만들도록 근육 조직에 의하여 작업이 수행되는 보행주기의 능동적인 부분과 그 시기 중 자세의 교정이나 작용의 시작이 우선적으로 탄력적 에너지를 통해서 섬유성 요소에 의해 만들어지는 수동적인 시기 사이의 번갈음을 보여준다. 넙다리의 유각기와 안쪽의 종방향 아치의 수정 모두는 넙다리근막긴장근과 앞정강근이 전기적으로 고요할 때 발생하며, 근막의 관여의 더 큰 가능성을 지적한다(**그림 5.12**).

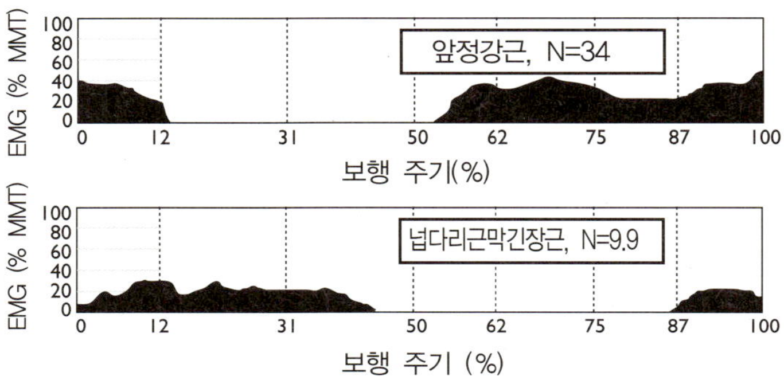

그림 5.12 EMG 소견은 미리-유각기(PS)로부터 하중부하의 반응에 걸쳐서 전기적으로 활성화 되어있는 앞정강근을 보여준다. 그 근육은 근막성 조직에 하중을 부여하는 발의 무게에 의하여 유각기 동안 자극을 받았을 것이다. 고유감각수용기들은 자극받으며 근육에 유각기 중 그 발이 바닥과의 떨어짐을 유지할 수 있도록 발을 들어 올리라는 신호를 보내며 이어서 그 근육은 체중과 운동량의 힘을 수용한 후 신속하게 하중을 제거할 것이다. 벌림근으로서 넙다리근막긴장근은 입각기의 거의 전체에 걸쳐 활성화 되지만, 그 다리의 유각기가 발생하기 전 이것은 약해진다. 아마도 그 근막의 연결선과 자체의 탄성력 (그리고 운동3.1에서 느껴진 듯)에 의하여 제안된 것처럼, 이것은 엉덩관절 굽힘에 대한 수동적인 기전을 지적하는 듯 보인다. Perry와 Burnfield 2010에서 인용됨.

상체 The Upper Body

나선의 연결선이 위앞엉덩뼈가시(ASIS)로부터 출발해서 위로 올라가면서, 넙다리근막긴장근의 조직들은 복부근육의 조직으로 이어진다. 힘 방향의 연속성은 우리를 배속빗근으로 그리고 이어서 몸의 반대 쪽에서 배바깥빗근으로 데려간다. 배바깥빗근으로부터 그 연결선은 앞톱니근과 이어지며, Myers는 이 근육을 마름근과 근육근막상으로 이어져있는 것을 분명하게 보여주었다. 마름근에서부터 우리는 다시 머리널판근을 향해 정중선을 가로질러 머리에 도달한다(**그림 5.1**을 참조).

측방 연결선에서 엉덩뼈와 갈비우리를 이어주었지만, 배 근육을 통한 이러한 연결은 같은 측면에 놓이며 좀더 수직적이다. 나선의 연결선 작용력에서 우리는 반대 쪽 갈비우리까지 대각의 연결선을 따라가야 하며, 이것은 배바깥빗근의 위쪽 부착지점으로 이어진다. 이러한 부착지점은 갈비사이근의 근육근막의 깊이에서 표면에 놓이며, 갈비사이근은 몸에서 보다 깊이 놓이며 "코어" 또는 "물고기–몸"을 따라간다; 대신, 그 비스듬함은 앞톱니근을 경유해서 팔이음뼈로 우리를 데려갈 것이다.

빗근과 앞톱니근의 배열은 몸통에서 고집되어 있는 것으로부터 팔이음뼈(Myers의 "마름–앞톱니근")의 한 부분이 되도록 그 조직을 가져간다. 이어서 연결선은 머리 및 목널판근과 만나도록 가시돌기에서 몸통으로 되돌아온다. 이것은 팔이음뼈와 체간이 서로 간에 독립적으로 회전하는 것을 허용하며, 우리의 상반적인 팔/다리 유각기에 기여한다.

위에서부터 신체를 내려다볼 때(**그림 5.13**) 이러한 배열을 볼 수 있다. 측방 연결선과 나선의 연결선의 비스듬한 정도에서 차이는 측방의 연결선이 회전을 유연한 갈비우리로 가져가는 한편, 나선의 연결선은 반대 쪽 팔이음뼈를 이용하고 그럼에 의하여 그 팔의 움직임과 운동량을 대립회전을 위한 평형상태로 가져간다는 것이다.

조직 내부에서 이러한 구성은 우리에게 회전의 세 개의 층을 제공한다. 가장 심층은 표면의 전방 그리고 후방 연결선에 의하여 만들어진 척추의 회전이며, 이것은 골반과 그에 따른 엉치뼈를 돌려준다. 그 힘의 중간 층은 갈비우리로 향한 측방 연결선의 동측성 비스듬함에 의하여 이루어진다. 가장 표면층이며 서로에 대한 대립회전은 나선의 연결선(마름근과 널판근)의 가장 위쪽의 구획을 통해서 이루어진다. 이러한 대립회전은 서로(양 측면)에 대하여 일종의 외부적인 "균형을 잡아주는 스프링"을 만든다. 이완된 걷기 중, 이것은 단순하게 머리로 도달하기 전에 회전력을 분산시키는 것으로 보이는 반면, 힘찬 걷기 중, 이것은 보다 강력한 대립회전에 더욱 더 능동적으로 참여되며(보다 경직되어 유지되든 또는 중심적인/원심적인 수축을 통해서든) 그리고 강력한 대립회전에 기여한다(이 장의 뒤쪽에서 "척추 엔진"을 참조).

팔흔들기는 하지의 흔들기(유각기)에 대하여 대측성을 보이며–한쪽 팔이 뒤에 놓일 때, 반대 쪽 다리도 역시 뒤에 놓일 것이다. 위에서 보듯이, 나선의 연결선의 하부(넙다리근막긴장근부터 아래로)는 근막성 반동을 통해서 다리 흔들기를 수동적으로 도와줄 것이다. 뒤로 놓인 어깨와 골반 내려감 그리고 반대 쪽 방향에서 갈비우리로부터 멀어지는 회전 등으로 인해서, 이것은 아마도 상부 나선의 연결선에 의하여도 보조될 것이다(**그림 5.14**).

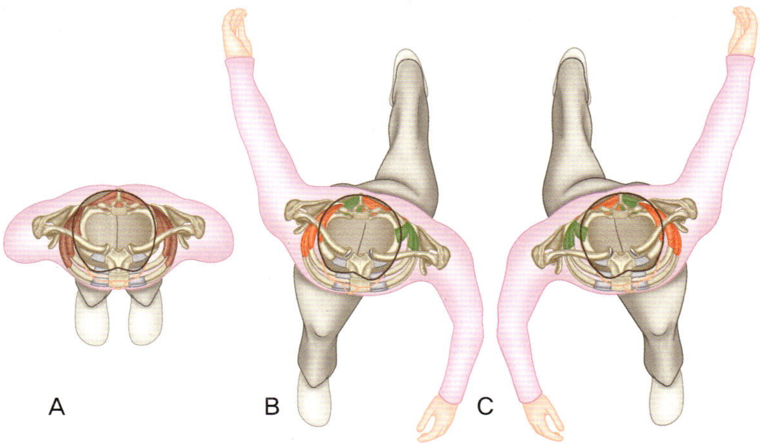

그림 5.13 나선의 연결선에서 상부는 우리에게 골격내부에서 축성부위-대-부속부위-대-축성부위의 연결 개념(A)을 제공하며, 이것은 다른 것과 독립적으로 한 부위(축이든 부속이든)의 회전을 허용한다(B). 그렇지만, 나선의 연결선의 이러한 부위는 그것의 전체를 통해서 일정하게 짧거나 길 수 없을 것이다: 어깨뼈의 내측 모서리에 대하여 아래에 놓인 부위가 짧을 때(B), 그 위쪽 부분은 길어질 것이며, 그 반대도 사실이다(C).

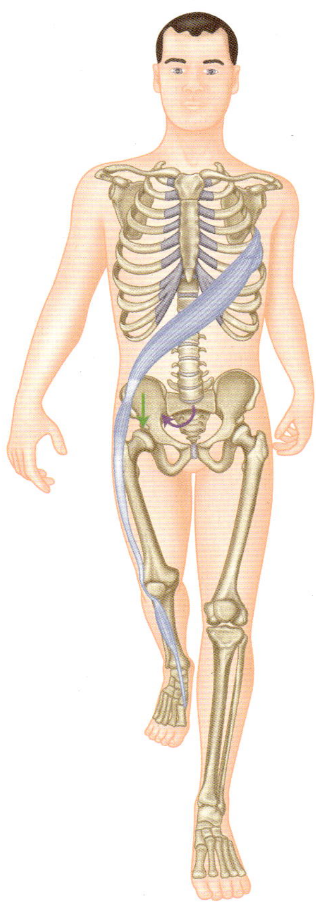

그림 5.14 한 팔이 뒤로 흔들려지므로, 이것은 전체가 한쪽 어깨뼈로부터 반대 쪽 첫 번째 발허리뼈까지의 전방 나선의 연결선을 근막적으로 연결되도록 도와준다. 나선의 연결선의 근육근막의 긴장력은 반대 쪽으로 이동하며, 벌려지고 회전하는 골반에 의하여 강화된다. 이러한 움직임의 각각은 견갑골로부터 반대 쪽 위앞엉덩뼈가시(ASIS)까지의 간격을 증가시킨다. 나중에 전방의 기능적 연결선의 한 부분으로서 이러한 대립의 패턴을 다시 살펴볼 것이다.

그림 5.13에서 보듯이 우측 발이 폄으로 갈 때, 골반– 그러므로 척추 –이 우측으로 회전한다. 팔이음뼈는 우측에서 앞으로 놓일 것이며, 상부 나선의 연결선의 후방 부분을 살펴본다면(**그림 5.14**), 우측 어깨의 전방으로 향한 운동량이 중간 그리고 상부 흉추의 가시돌기에서 늘어남을 만드는 것을 분명하게 볼 수 있다. 이것은 척추의 대립회전을 만들도록, 또는 최소한 그 회전력이 머리로 도달하기 전에 골반에서 만들어진 회전을 감소시키도록 도와줄 것이다.

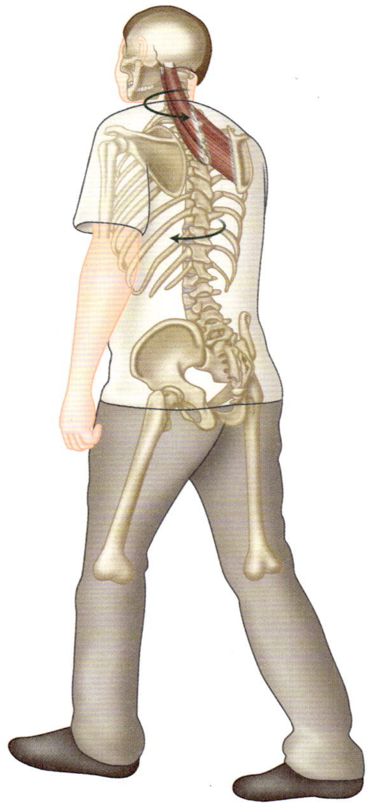

그림 5.15 팔이 앞으로 흔들리면서, 이것은 마름근과 널판근을 통한 당김을 만들며, 이것은 골반에서부터 나오는 척추의 회전을 감소시키도록 도와줄 것이다.

상부 나선의 연결선에서 늘어남의 번갈은 패턴이 존재하며: 체간의 전면에 놓인 조직은 팔의 후방 흔들기에 의하여 한쪽에서 늘려질 것이며, 다른 쪽의 후방에서 조직은 짧아진다(**그림 5.14**와 **5.15**). 이것은 마름근–톱니근 멜빵의 역설적인 연관성에 의하여 허용되며, 그것의 두 측면은 동시에 짧아질(또는 길어질) 수 없다.

골반 The Pelvis

양발이 보행 주기의 뒤꿈치닿기와 발바닥밀기라는 양 극단에 놓일 때, 양 엉덩뼈는 각각 비교적 후방으로 위치하고 전방으로 기울어진다(**그림 5.16**). 이것을 표면의 후방과 전방 연결선의 영향의 일부로서 살펴보았다. 이러한 부위는 SBL과 SFL에 의한 체중 받아들이기, 입각기 그리고 유각기 움직임을 통해서 자연적으로 수정될 것이다.
나선의 연결선은 건강한 걷기에서 이러한 복합체를 통해 엉치엉덩관절에 그리고 3차원적인 움직임에 영향을 준다.

오른쪽 발로 뒤꿈치닿기에 이르면, 오른쪽 엉덩뼈가 후방으로 기울어질 것이다(당신이 이것에 익숙치 않다면 이것을 스스로에게서 느껴볼 수 있다). 엉덩뼈는 엉치뼈보다 더 멀리 그리고 더 빠르게 움직이며, 그러므로 엉치뼈는 우측에서 엉덩뼈와의 관계에서 전방으로 기울어질 것이다. 이러한 연관성은 끄덕임(nutation)으로 알려졌다 (**그림 5.16**).

오른쪽에서 뒤꿈치닿기에 도달하면서, 왼쪽 발에서 발바닥밀기를 준비할 것이며, 이것은 왼쪽의 엉덩뼈와 엉치뼈의 반대 쪽 기울어짐을 만들며, 그것에 의하여 왼쪽 엉치엉덩관절에서 엉치뼈의 연관적인 후방 기울어짐 또는 "반대－끄덕임(counter－nutation)"을 유발한다. 일부는 엉치엉덩관절이 항상 체중의 지지에서 숙여져있다는 것을 주장한다.

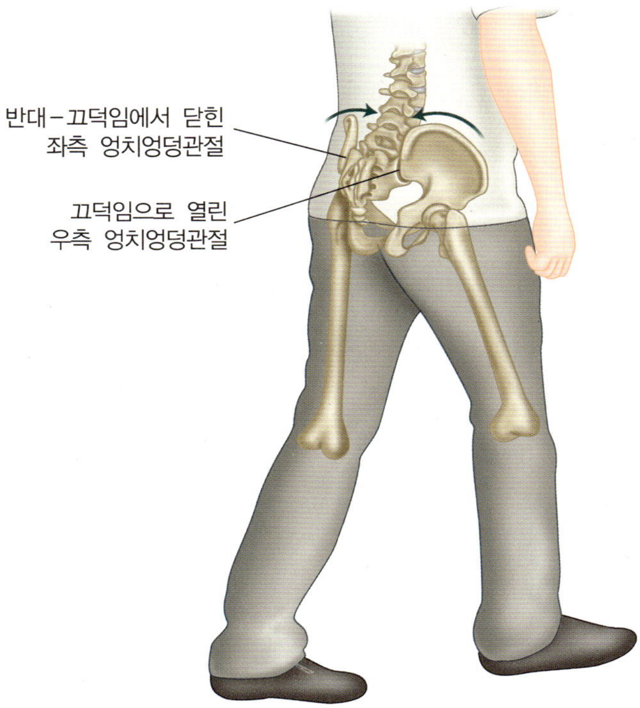

그림 5.16 뒤꿈치가 바닥에 닿을 때, 넙다리뼈는 후방으로 기울어지며, 이것과 함께 엉덩뼈를 끌어당기며, 한편 그 반대의 관계가 반대 쪽에서 발생할 것이다. 이것은 뒤꿈치닿기의 쪽에서 끄덕임을 그리고 그 반대 쪽에서 반대－끄덕임을 만든다.

엉치뼈가 엉덩뼈라는 나무로부터 매달은 로프처럼 엉치뼈를 받쳐주는 후방 엉치엉덩뼈인대와 함께, 골반 안에서 마치 해먹처럼 안착한다(**그림 5.17A**). 인간 골반의 전방 기울어짐은 영장류의 기울어짐과 대조되며, 영장류의 골반은 척추에 대하여 거의 평행하게 안착한다. 인간 골반의 진화는 하지로부터 나오는 그 힘이 척추에 도달하기에 앞서 그 힘을 줄여줄 수 있는 능력을 엉치엉덩관절에 부여하는 것으로 보인다. 엉치엉덩관절의 매달림 배열과 그것들의 끄덕임/반대－끄덕임 움직임은 움직임의 모든 세 개의 평면 안에서 연관적인 동작을 견뎌내는 일종의 자연적인 충격 흡수기를 만들어준다.

엉치엉덩 관절에서 제한은 엉덩뼈로부터 엉치뼈와 척추까지 더 많은 움직임을 전달한다. 만약 그 인대가 움직임을 허용하는 것이 불가능하다면, 엉치뼈는 엉덩뼈의 움직임을 따르도록 강요받을 것이며, 이어서 L5 요추도 엉치뼈의 움직임을 따르도록 강요될 것이다. 아무튼 그 환자는 엉덩뼈의 기울어짐을 줄여주도록 각별히 자신의 엉덩관절굽힘과 폄을 제한하는 보다 적은 하지 움직임으로 보상할 것이다.

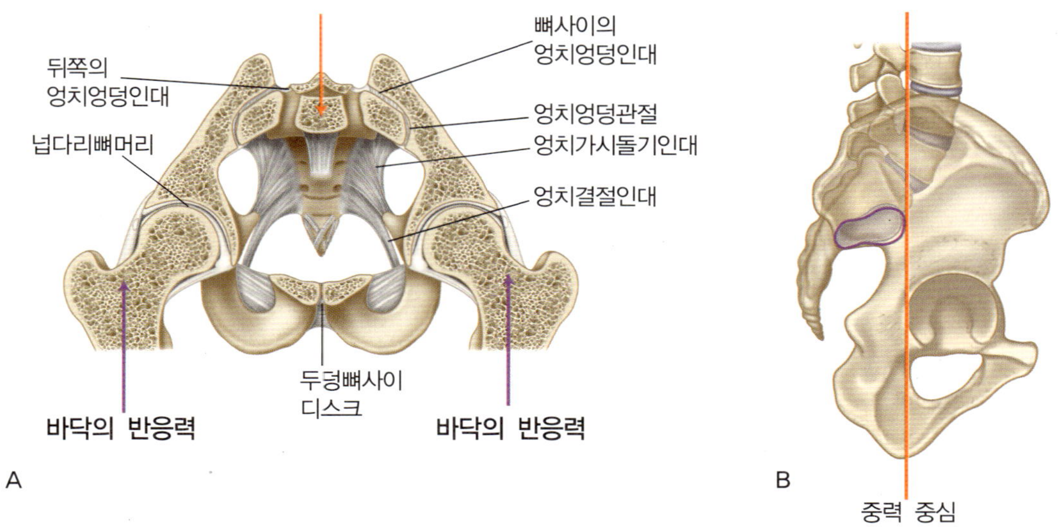

그림 5.17 전액평면 내부의 단면모습(A)에서, 우리는 엉치뼈가 엉덩뼈로부터 매달려있는 방식을 볼 수 있다. 이러한 배열은 세 개의 뼈 각각이 서로에 대한 관계에서 움직이는 것을 허용한다. 만약 우리가 가운데 놓인 엉치뼈를 해먹으로 그리고 후방 엉치엉덩관절의 인대를 이어준 밧줄로서 연상해본다면, 엉덩뼈는 받쳐주는 나무가 될 것이다(그림 5.16을 참조). 이러한 배열은 기립자세에서 약간 증가하는 엉치뼈의 거의 수평적인 배열에 의하여 강화된다.

그렇지만, 골반의 끄덕임과 반대－끄덕임 움직임은 매우 작으며 반드시 담겨있어야 한다. 나선의 및 표면의 후방 연결선 모두는 뒤넙다리근을 경유해서 엉치결절인대 안으로 혼합되며, 그 인대들의 많은 기능 중 하나는 엉치뼈의 끄덕임을 조절하는 것이다.

최근에 출간된 논문에서, 네델란드 해부학자인 Jap van Der Waal은 자신의 1988 박사학위 논문을 다시 살펴보았으며 "역동적 인대들(dynaments)"의 개념("역동적 인대들"그의 제안된 수축)을 개진했다. 많은 해부절개를 기반으로 한 그의 모델에서, 그는 인대는 주로 수동적인 지지의 구조라는 그 생각을 반드시 재고해야 한다고 주장한다. 대신,

그는 대부분의 인대가 수축성 조직들과 직렬로 놓인다는 것(즉, 인대가 근육들과 연속된다는 것)을 그러므로 근육에 의하여 긴장된다는 것을 보여준다. 나선의 연결선의 사례에서 우리는 반드시 뒤넙다리근의, 좀 더 특정적으로는 넙다리 두갈래근의 연장된 힘줄로서 엉치결절인대를 생각해야 한다(Willard, Vleeming과 동료 2007에서). 이것의 의미는 엉치결절인대가 능동적인, 기능적인 역할을 보유한다는 것－이것이 끄덕여진 자세로부터 엉치뼈의 복귀를 도와준다는 것이다(**그림 5.18**). 이것은 단순한 역할의 뒤집힘이며: 인대의 수동적인 역할(움직임의 제한)이 능동적인 수축의 참여에 의하여 달라졌으며, 인대에 근육성 요소의 확장을 부여하며(인대가 근육들과 "직렬로" 놓인) 그것에 의하여 움직임의 발생에 관여된다.

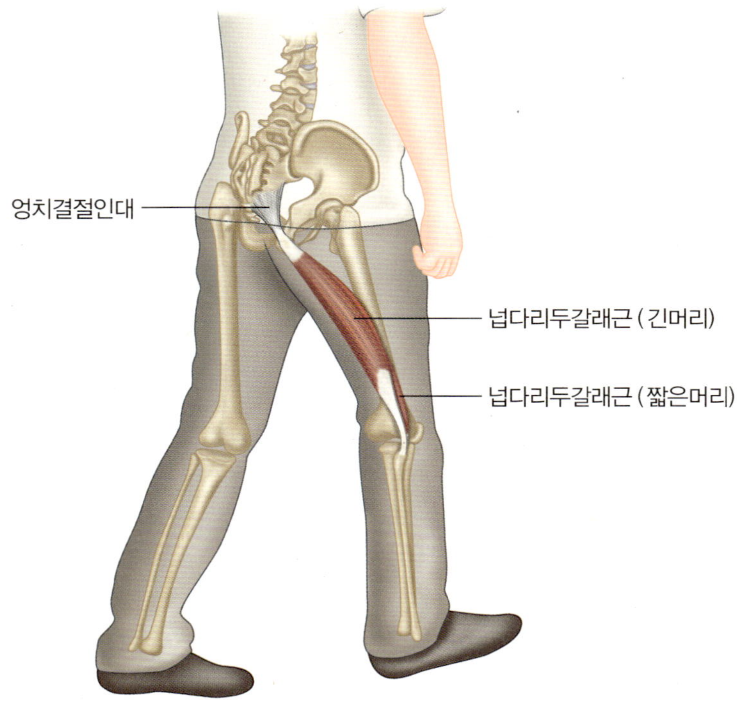

그림 5.18 뒤꿈치닿기에서 뒤넙다리근의 수축과 더 많은 엉덩관절 굽힘을 예방하기 위한 하중부하는 엉치결절인대 위를 통해서 반드시 이동해야 하는 긴장력을 만든다. 이러한 수축은 엉치엉덩관절의 부가적인 끄덕임을 막아주며 중립의 자세로 복귀를 도와줄 것이다.

엉치뼈의 반대 쪽에서 긴 후방의 엉치엉덩인대가 "공식적으로" 반대－끄덕임을 막아주도록 도와줄 것이다. 긴 후방의 엉치엉덩인대는 척추세움근으로 이어지며 대체로 뭇갈래근으로도 이어진다. Vleeming과 Stoeckart는 세움근을 잡아당김이 이러한 인대에서 긴장력의 증가로 이어졌다는 것을 보았으며(Vleeming과 동료 2007) 그러므로 우리가 이러한 인대를 일종의 "역동적 인대들"로 다시 생각한다면 이것은 허리 폄근들의 수축 시 끄덕임을 만들 것이다.

아래의 운동을 따라해 보라. 그러면 당신은 뒤꿈치닿기의 시점에서 뒤넙다리근과 세움근 사이의 대립적인 연관성(뭇갈래근과 세움근은 척추의 양 측면에서 활성화되지만 "유각기 쪽"에서 보다 활성화된다)을 느낄 것이다. 긴 후방의 엉치엉덩인대까지 엉치결절인대란 이러한 기능적인 멜빵을 경유해서 엉치뼈의 반대 쪽까지 나선의 연결선을 따라감으로, 우리는 양쪽 엉치엉덩관절들 (SIJs)의 작용을 위한 받침과 조정의 비스듬한 긴장상태를 보유한다(**그림 5.18**).

운동 5.2
자신의 우측 손을 우측 뒤넙다리근 위에 그리고 좌측 손의 손등은 자신의 허리의 척추세움근을 가로질러 올려놓으며 몇 발자국 걸어본다. 당신의 우측에서 뒤꿈치닿기의 시점에 무엇이 느껴지는가?

당신이 우측에서는 뒤넙다리근의 강력한 긴장상태와 좌측에서는 척추세움근의 긴장을 느끼길 바란다.

걷기 중 엉덩뼈의 대립하는 동작을 느껴보도록 운동3.3을 반복한다(뒤꿈치닿기의 쪽에서 엉덩뼈가 반드시 뒤쪽으로 기울어져야 한다). 엉치엉덩관절 안에서 무슨 일이 생기고 있는가 연상한다. 엉덩뼈가 후방으로 기울어지면서, 이것은 엉치뼈보다 더 멀리 움직이며, 엉치뼈의 위치와 연관해서 엉덩뼈가 "끄덕여지도록" 만든다.

펴진 쪽 발에서 무엇이 발생하는가 느껴보고 – 이어서 연상해 본다: 엉덩뼈가 전방으로 기울어져있으며 엉치엉덩관절은 반대 – 끄덕임에 놓인다. 엉치결절인대와 위뒤엉덩뼈가시 사이의 연장선을 연상해보고 이것을 수정의 축으로서 느껴본다. 당신이 걸으면서, 당신은 이 연결선이 엉치엉덩관절 안에서 발생하는 비틀림을 바로잡도록 도와주기 위해서 팽팽해져 있는 것을 내부적으로 감지할 수 있는가?

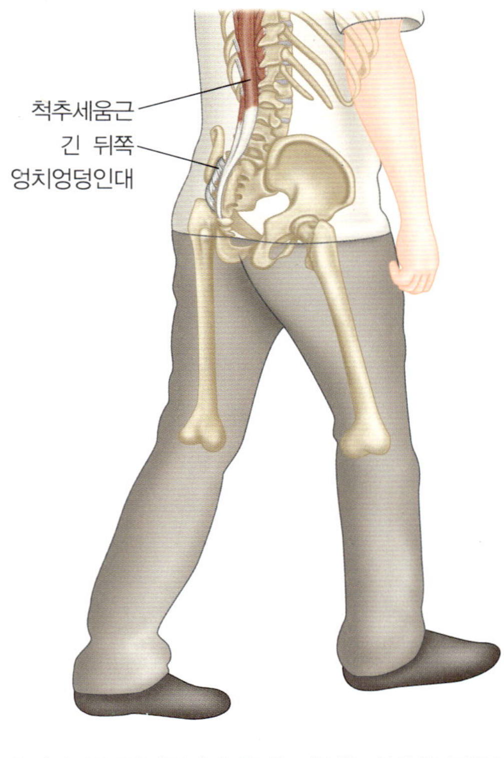

그림 5.19 이제 바르게 위치한 긴 후방의 엉치엉덩인대와 함께, 당신은 엉치엉덩관절 안에서 엉치뼈의 3차원적인 움직임을 도와줄 축을 알 수 있을 것이다.

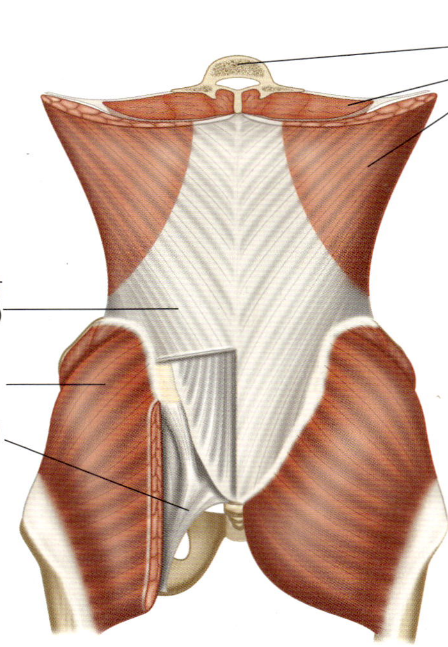

그림 5.20 긴장한 등허리근막 아래 깊이 놓인 세움근의 수축은 이러한 분절 안에서 "수압의 증폭기"로서 보조될 것이다.

주의할 점: 표면의 후방 연결선과 나선의 연결선 모두가 엉치결절인대를 향해 뒤넙다리근(또는 그 근육의 일부)을 통해서 지나감에 의하여 중첩되는 반면, 나선의 연결선과 표면의 후방 연결선이 반대 쪽으로 이어지지 않는다는 착상은 실제적인 차이라기보다는 개념적인 차이이다. 표면의 후방 연결선은 시상면 안에서 움직임(필라테스와 요가에서 사용되는 앞으로 및 뒤로 굽히기의 대부분과 같은)에 대하여 좀 더 많이 언급하는 반면, 나선의 연결선은 회전의 움직임 패턴에서 발생하는 수평면 적응과 우리가 협상하도록 도와줄 회전과 비스듬한 각도를 언급한다.

이것은 우리를 해부학적 연결선의 원칙의 한 가지로 되돌려주며, 그 원칙은 우리가 반드시 조직 안에서 당김(또는 긴장)의 연결선을 반드시 따라가야 한다는 것을 말한다. 이것은 어느 한 시점에 관절을 가로질러 발생하는 동작의 위치와 기전에 의하여 분명하게 영향을 받을 것이며, 이것은 큰볼기근을 따라가도록 SPL의 연결선들을 조정할 수 있도록 큰돌기에서 방향 전환지점을 사용할 필요로 이어진다는 것이다.

나선모양을 줄여주기 Reducing the Spiral

위에서 살펴본 듯, 나선의 연결선은 비교적 표면에 놓여있는 조직 수준으로부터 심부에 놓인 수준까지 이어진다. 머리 및 목널판근에서 시작해서 이것은 몸통과 다리를 아래로 내려가며 둘러싸고, 궁극적으로 엉치결절인대를 통해 몸통으로 되돌아 올라오며 이어서 널판근의 띠 아래에서 반대 쪽 척추세움근과 함께 머리까지 되돌아온다(**그림 5.21**). 이 연결선이 그렇게 지나가면서 점차적으로 자체의 비스듬한 각도를 감소시켜가며, 척추세움근을 따라서는 거의 수직을 이루게 된다.

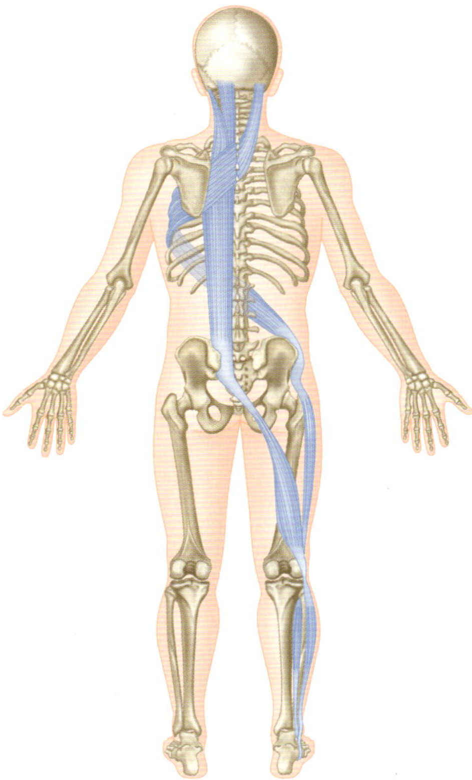

그림 5.21 널판근에서부터 시작해서 나선의 연결선은 신체의 표면 근처에서 얕게 시작하며, 몸통을 지나가는 경로 중이 연결선은 점차로 머리로 복귀를 위해 세움근의 보다 깊은 층으로 도달할 때까지 신체의 내부로 깊이 들어간다. 회전을 위한 그 연결선의 운동량도 연결선이 진행하면서 감소하며, 각별히 수직으로 놓이는 신체의 후면에서 위로 올라옴에는 거의 없어진다.

이것은 SPL의 기능의 한 부분일 것이며: 위쪽 팔이음뼈로부터 골반을 거쳐 하지로 향하는 대립의 회전을 만들고 유지하는 것뿐만 아니라, 엉치엉덩관절에 대하여 그리고 각별하게는 이러한 회전에 대항해서 척추를 위한 일종의 완충기로서 작용하는 것이다. 이것은 특히 상부(널판근/마름근 멜빵)에서 살펴볼 때 분명하며, 기능 중일 때 그것은 위쪽 팔이음뼈를 반대 쪽 위앞엉덩뼈가시까지 이어주는 조직에 반대해서 작용한다. 이러한 방식에서 SPL은 아마도 골반과 팔이음뼈를 이어줌에서 비스듬한 조직의 회전적 연관성을 살펴보았던, Dart에 의하여 설명된 것처럼 더 많이 작용할 것이다(1996, **그림 5.22** 뒤쪽 참조).

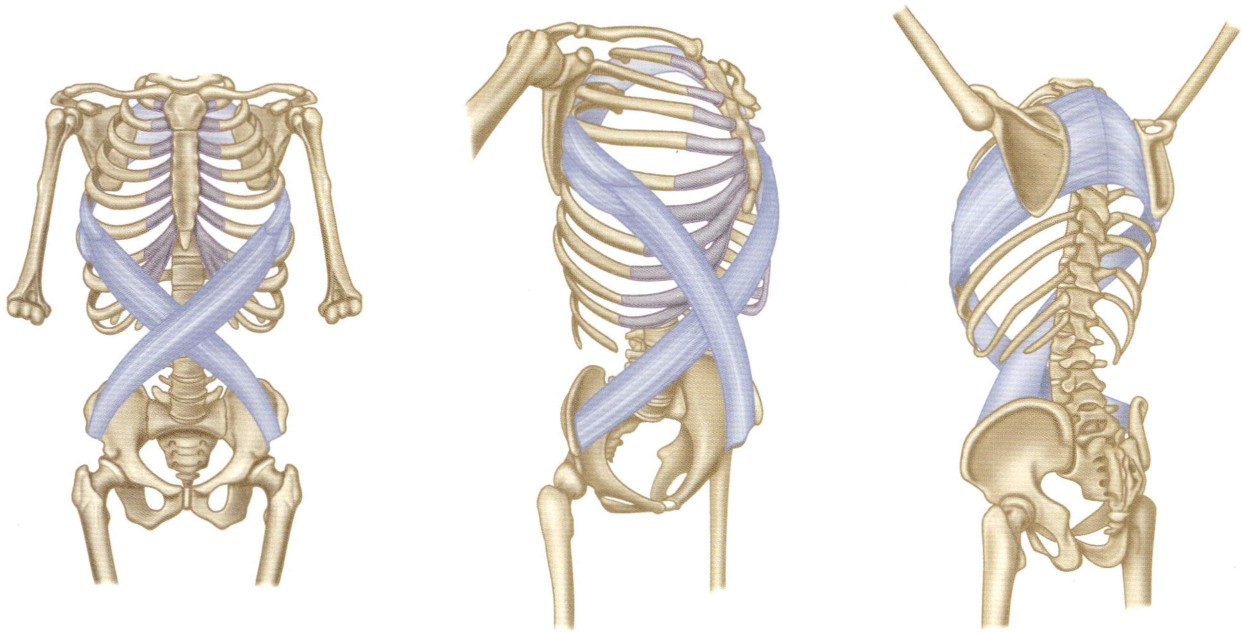

그림 5.22 이 그림은 한쪽 위앞엉덩뼈가시로부터 팔이음뼈를 거쳐 반대 쪽 위앞엉덩뼈가시까지 몸통을 통한 나선의 연관성을 보여준다. 이것은 하지를 포함하며 그 연결선의 회전 패턴을 도와주는 Myers의 나선의 연결선과 대비된다.

척추 엔진

사람이 방랑자가 되기 위해서 다리가 꼭 필요한 것은 아니다.
— Zygmunt Bauman

Gracovetsky는 자신의 척추엔진 이론에서 척추의 그 3개의 구획이 걷기의 회전 중 협력적으로 작용한다는 것을 가정한다(**그림 5.23**). 골반과 허리는 3장 SFL과 SBL에서 앞서 설명한 듯 회전에서 함께 짝을 이루며(**그림 5.23**): 양 하지가 굽힘과 폄으로 놓일 때 골반은 발걸음의 길이에 맞추도록 회전한다. 회전력을 흡수하는 허리의 능력에서의 부재는(수평면 안에서 요추의 제한 **그림 5.24**) 회전의 힘을 흉추로 보내며, 흉추는 팔이음뼈의 대립회전으로 인해서 회전근들과 뭇갈래근 안에서 근막성 긴장상태와 감김을 만든다. Gracovetsky에 따르면, 이러한 두 개의 회전은 이상적으로 T8의 어디에선가 반드시 만나야 하며 대체로 시계의 스프링과 비슷하게 작용해야 한다. 회전의 자연적인 운동량은 조직을 긴장시키도록 작용하며, 이어서 이것은 역회전으로 반동한다. 척추의 돌기사이 관절과 비스듬한 조직 배열을 사용해서, Gracovtsky는 우리가 움직임을 위해서 하지가 필요하지 않다는 것, 상체로부터의 두 가지 회전이 우리를 앞으로 가도록 추진함에서 충분하다는 것을 주장한다.

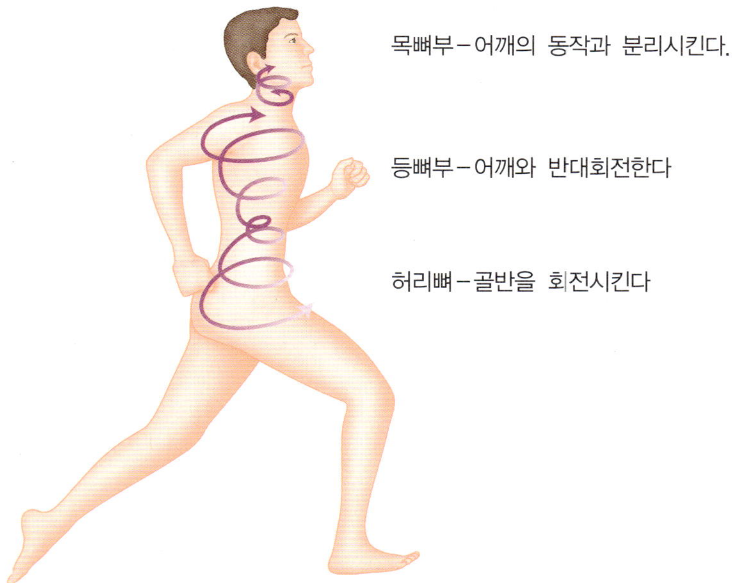

그림 5.23 Gracovetsky에 따르면, 세 가지 척추의 회전이 보행의 수평면 동작에 기여한다. 허리는 골반과 함께 움직이며, 등뼈는 대립회전하며, 팔이음뼈로 인해서 척추의 비스듬한 근육에서 긴장상태로 이어진다. 목뼈 부위는 자체의 돌기사이관절의 배열에서 그리고 물렁조직의 배열을 통해서 모두 척추의 나머지 부분으로부터 연결을 끊으며, 이것은 목뼈가 머리의 전방으로 시선고정을 유지하도록 허용한다. Gracovetsky 2008을 인용.

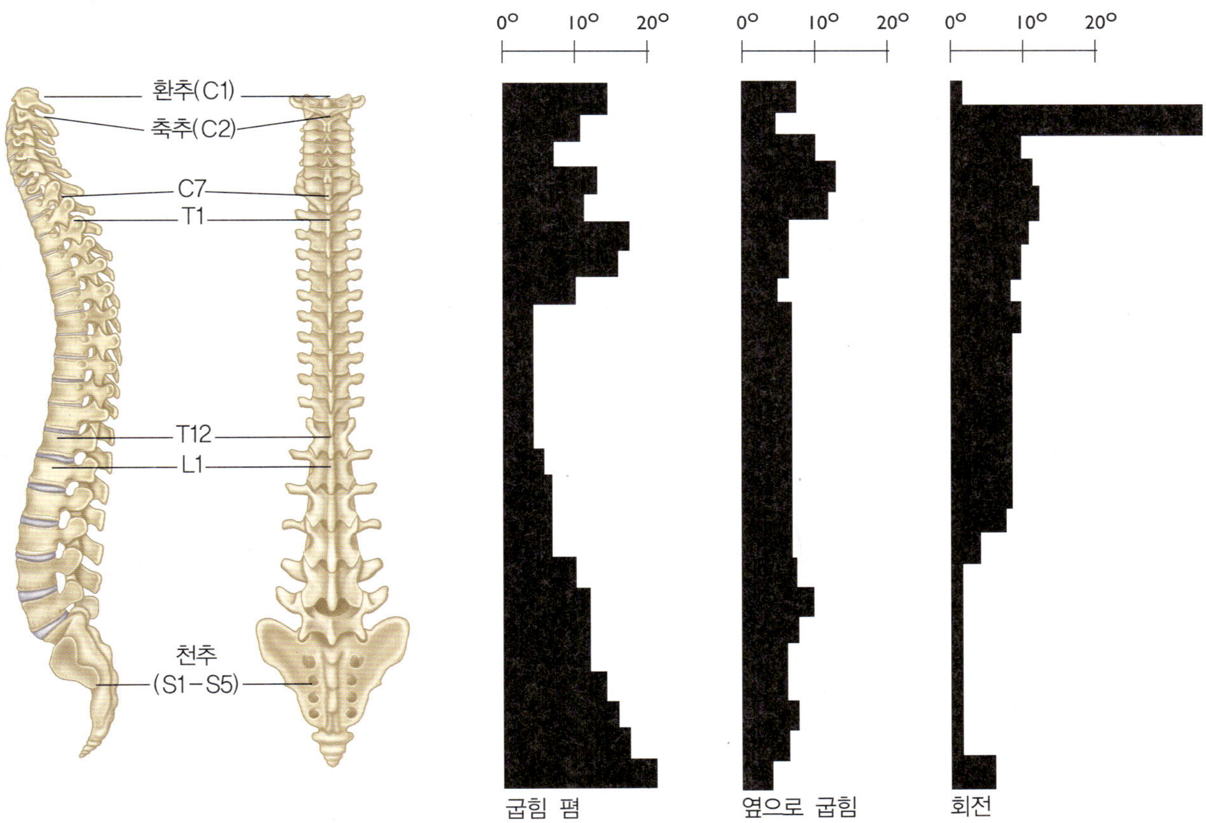

그림 5.24 허리뼈에서 회전의 부족으로 인해서, 횡단면 움직임을 흡수하기 위한 허리의 능력은 제한된다. 그러므로 앞쪽으로 다리의 뻗기에 의하여 유발된 골반 회전은 4장에서 설명된 듯, 측방의 연결선 안에서 그 비스듬함의 X를 통해서 위쪽으로 전해지면, 등뼈들 안으로 전해진다. 등뼈의 돌기사이관절은 조금 더 전액면 안으로 배열되며 그것에 의해서 더 많은 회전을 허용한다. 이어서 팔이음뼈의 대립회전은 T8의 수준에서 이러한 반대방향의 회전의 만남을 도와주며, 수평면 안에서 근막의 반동을 만들게 된다. Middledich와 Oliver 2005를 인용함.

팔의 앞으로 흔들기는 나선의 연결선에서 마름근과 널판근 부위를 긴장시키며, 이것은 위쪽 흉추 추골과 머리를 허리와 하부 흉추로부터의 반대 방향에서 회전하도록 도와준다. 이러한 척추와 갈비우리의 대립회전은 하체의 회전을 상쇄시키며, 이것은 수평면 안에서 머리를 안정시키도록 도와준다.

그러므로 나선의 연결선은 Gracovetsky의 "척추엔진" 기전의 만드는 것을 도와주는 것과 함께, 두 개의 엉치인대를 경유해서 골반의 비틀림을 교정하기 위한 한 가지 기전을 더해준다. 이것은 신체의 하부로 향하면서 보다 깊게 점진적으로 잠겨 들어가는 연결선의 독특한 패턴 때문에 이것을 처리한다. 머리에서 머리널판근으로 표면에서 시작해서, 그 연결선은 체간을 마름근－톱니근과 배빗근에서 넙다리근막긴장근 및 엉덩정강근막띠까지 신체를 둘러싸며－또는 후방의 기능적인 연결선을 사용해서, 이것은 넓은등근으로 팔에서 "시작"하며 넓은등근과 큰볼기근으로부터 엉덩정강근막띠로 이어진다. 엉덩정강근막띠에서부터, SPL은 앞정강근, 긴종아리근 그리고 넙다리두갈래근을 경유해서 엉치결절인대로 경로를 정하며 궁극적으로 진정한 축성 근육인 척추세움근으로 진행한다.

나선의 연결선은 우리가 우리의 시계태엽 기전으로 교정적인 바깥의 스프링을 더해주도록 목뼈 및 팔이음뼈와 연관된 표면의 조직을 사용하도록 허용한다(다른 한편으로, 이것은 정확하게 Robert Hooke가 자신의 시계 스프링에 대하여 상당한 정확성을 개발했던 정확한 그 방식이다. 그는 두 번째 스프링이 그것을 풀어주므로 그 첫 번째 스프링의 긴장에서 변화에 대하여 보상작용하는 것을 보았다). 측방의 연결선의 조직은 골반의 회전을 갈비우리 안으로 가져오며, 이어서 보다 표면의 나선의 연결선이 균형으로 대립하는 수평의 힘을 더해주도록 양어깨의 대립회전을 사용하며, 수평면 움직임을 위한 더 많은 효율성을 만들며 척추기전의 이점을 취한다.

나선의 연결선은 걷기를 위해서 필요한 거의 모든 움직임－ 발의 엎침 그리고 뒤침에 대한 발의 교정, 종아리의 회전과 굽힘 그리고 폄, 엉치뼈에서의 그리고 척추로 향하는 움직임, 체간의 회전과 팔이음뼈의 대립회전 －에 포함되며 이러한 움직임 전부는 머리를 안정적으로 유지하도록 도와준다. 그렇지만, 다음 장을 살펴보면서, 효율적으로 기능하기 위해서 나선의 연결선이 다리의 꼭대기에서 체간균형을 잡아주도록 심부의 전방 연결선으로부터 피드백과 받침을 필요로 한다.

요약 Summary

1. 엉덩관절 폄근의 미리-긴장은 유각기 중 엉덩관절 굽힘의 감속에 의하여 만들어지며 발목관절 발등굽힘에 의하여 도움을 받는다. 앞정강근은 발을 들어주도록 수축되며 긴종아리근을 경유해서, 넙다리두갈래근을 더욱 긴장시키도록 종아리뼈의 머리를 아래로 당겨주며, 그것에 의해서 넙다리두갈래근을 양쪽 말단부에서부터 당겨줄 것이다.

2. 뒤꿈치닿기 시, 나선의 연결선은 발꿈치뼈 위의 중심선을 벗어난 목말뼈에 의하여 만들어진 엎침패턴을 조절하고 감속하도록 도와주기 위해서 후방의 기능적 연결선(큰볼기근과 넓은등근)을 참여시키도록 큰돌기라는 방향 전환지점을 이용한다.

3. 반대-끄덕임을 만들도록 넙다리두갈래근과 엉치결절인대의 연속성을 이용해서 그리고 펴진 다리의 쪽에서 엉치뼈를 끄덕이도록 긴 후방의 엉치엉덩인대와 반대 쪽 척추세움근을 이용해서 나선의 연결선(SPL)의 보다 깊은 후방 구획은 엉치엉덩관절의 바로잡기를 도와준다.

4. 신체가 발바닥밀기를 향해 체중을 받으면서 앞으로 진행하면서, 큰돌기 방향 전환지점은 그 힘의 방향을 넙다리근막긴장근 쪽으로 그리고 비스듬한 연결선은 반대 쪽 팔이음뼈로 바꿔준다. 이러한 긴 앞쪽의 연결선은 엉덩관절 굽힘을 도와주도록(넙다리근막긴장근/엉덩정강근막띠, 앞정강근) 그리고 앞으로 나가기에 앞서 그 발의 뒤침을 받쳐주도록 참여될 수 있다.

5. 상부 나선의 연결선의 뒤쪽 X는 상부 흉추 안에서 골반에서부터 전해진 회전에 대립하도록 대립회전을 만들며, 이 회전은 머리를 안정시키도록 도와준다. 신체의 한 측면에서, 상부 SPL의 앞쪽 부분이 하지의 움직임을 도와주면서, 그쪽에서 뒤쪽 부분(마름근과 널판근)은 보다 짧아질 것이며-그 반대의 현상이 신체의 다른 쪽에서 사실이 될 것이다. 연결선들의 부위들 사이에서 이러한 교차는 Gracovetsky의 "척추 엔진"을 위해서 필요한 대립회전을 만들며 머리뼈가 똑바로 유지되도록 허용한다.

6. SPL의 표면 쪽은 조금 더 전체적인 운동학적 힘으로 도움을 주는 반면, 보다 심부 구획들은 회전의 토크를 감소시키며 관절 기전을 편하게 만든다.

중요한 사건

엎침/뒤침

목말뼈 관절은 시상평면 움직임을 담당하는 한편, 목말뼈아래(목말발꿈치관절)는 안쪽번짐과 가쪽번짐을 만든다. 우리는 조금 더 긴 이름의 목말뒤꿈치관절(둥근 볼과 오목 형태의 관절)과 발꿈치입방관절(활주 관절)을 고려해서 함께 놓아두어야 한다. 엎침과 뒤침의 움직임을 만드는 것은 발꿈치입방관절이 되며, 그 움직임은 중간 발목관절을 각각 고정하며 풀어준다.

환자 양발의 뼈들은 반드시 벌어질 수 있어야 하며 뒤꿈치닿기에 맞춰야 하고, 이어서 발바닥밀기를 위한 준비에 다시 참여해야 할 필요가 있다. 이것은 대체로 보행 중 평가될 수 있지만, 환자에게 자신의 무릎을 그 발의 안쪽과 가쪽 측면 위에서 움직이도록 만들어 봄으로써 좀더 쉽게 살펴볼 수 있을 것이다. 이러한 작용은 그 발을 엎치도록 그리고 뒤치도록 목말뼈의 안쪽과 바깥쪽 회전을 만들 것이다(**그림 5.25**). 편하게 서서 한 번에 한쪽 발을 검사하는 것은 그 검사를 방해하게 될 가능한 모든 제한을 제거해 준다.

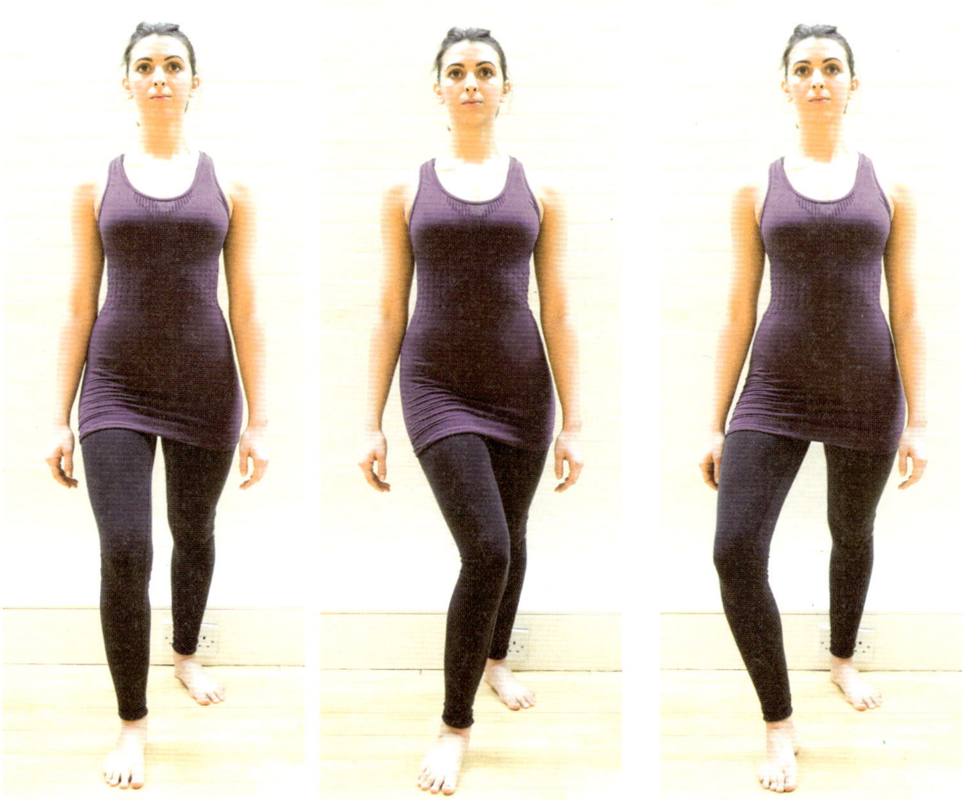

그림 5.25 이러한 첫 번째 자세에서 환자는 이완하며 오직 무릎을 안쪽으로 그리고 가쪽으로 움직이고, 그 움직임은 각각 엎침과 뒤침을 반드시 만들어야 한다. 보행에서 이러한 능력을 평가하는 것은 그림 5.26을 참조한다.

일단 이것이 시행된 후, 그 검사의 두 번째 단계에서 환자는 조직 연관성을 흉내내도록 보다 보행–비슷한 자세로 선다 (**그림** 5.26).

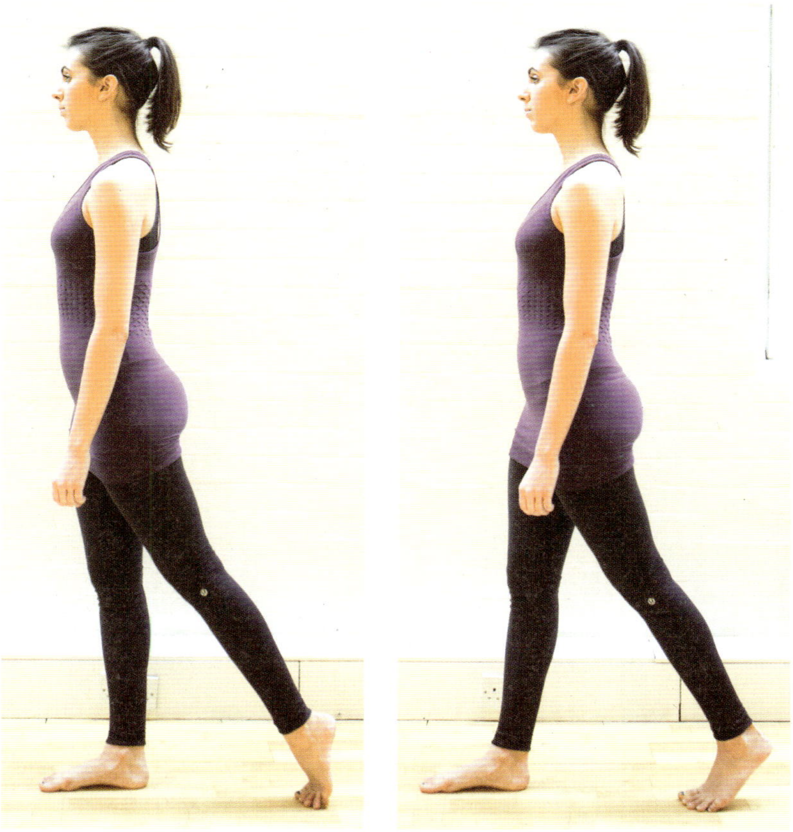

그림 5.26 분리된 기립자세를 사용해서, 앞쪽발의 엎침에 대하여 평가하도록 앞쪽 발로 체중을 실어준다.

엉치엉덩관절의 가동성

골반이 반대 쪽 방향에서 이동하는 엉덩뼈와 함께 올바르게 비틀리도록, 엉치엉덩관절은 반드시 가동적이어야 한다. 한쪽에서 제한은 척추로 불균등한 하중부하와 함께 아마도 반대 쪽에서의 지나친 폄(젖힘)으로 이어질 것이다.

엉치엉덩관절을 평가하는 많은 방법이 존재하지만 그것들이 종종 상반된 결과를 만들며, 그러므로 **그림** 5.26에서 사용된 자세와 비슷한 자세로 서있는 동안 환자에게 자신의 체중을 앞뒤로 이동시켜보거나 걷도록 만들면서 그 비틀림을 느껴봄에 의하여, 정상적인 보행의 의미에서 그 관절들을 평가하는 것이 최선일 것이다.

팔이음뼈의 반대로 흔들림

여러 연구에서 팔흔들기가 보행의 효율성에 별다른 도움이 되지 않음을 보여주었다. 이것은 어느 하나를 주장하지만 다른 것을 경험하게 되는 "과학"의 사례인 듯 보인다. 1장을 시작하도록 도와준("깁스로 손상된 팔을 보호하며 걷는 것은 당신의 균형을 집어던지며 자신의 보행하는 신체의 기하학을 왜곡시키는 것이며, 그 자체에서 더 많은 통증을 유발하는 해로운 긴장과 비대칭을 만들게 된다. 내 부러진 팔은 아프며 이것은 내 몸의 다른 부분들도 역시 아프게 만들 것이다") Nicholson의 인용은 보행에 필수적인 것은 아니지만, 우리의 양팔은 말로 표현할 수 없는 어떤 것을 도와준다는 그 생각을 입증한다. 자신의 양팔을 흔들지 않은 채 빠르게 걸어보라, 그러면 당신은 팔흔들기 부재의 영향을 느낄 수 있을 것이며, 아니면 Nicholson이 말한 듯 한 팔에 무거운 깁스를 한 채 걸어보라.

팔흔들기에서 불균형은 시스템 내부에서 더 많은 약화의 단서가 될 수 있다. 각별히 한 측면에서 지나치게 많은 흔들기는 약한 볼기근을 나타낼 수 있으며, 이것은 넓은등근이 후방의 기능적 연결선을 통해서 보상하려고 시도하기 때문이다. 불충분한 흔들기(또는 흔들기의 부족)는 이러한 연결선의 단축에서 기인할 수 있으며, 즉 후방의 기능적 연결선이 짧으며 우리가 보다 긴 팔 흔들기를 사용하려고 시도한다면, 그것이 반대 쪽 넙다리뼈의 지나친 회전을 강화시킬 수 있을 것이다.

팔흔들기에서 전반적인 증가는 가슴우리를 통한 회전의 부족을 나타내며, 증가된 팔흔들기가 이러한 고정상태를 보상할 수 있기 때문이다.

팔흔들기는 움직임의 속력에 의존적일 수 있으며, 그러므로 다양한 속도에서 환자를 평가하는 것이 유용할 것이다. 증가된 속력에서 팔 흔들기의 증가된 범위를 기대하게 된다.

6 심부의 전방 연결선
Deep Front Line

우리 몸 안의 스프링 The Inner Spring

비록 내 안에 남아있던 생각들이 나를 잡아끌고 이전처럼 움츠리게 만들지라도,
훌륭한 보행자가 그러하듯이, 나는 내 자신을 일으켰으며,
내 몸을 똑바로 세웠다.
— Dante, *신곡*

개요 Introduction

심부의 전방 연결선(DFL)을 통해서 생겨나는 내장의 근막과 근육근막의 혼합과 내부의 연결은 아마도 아름다운 봄날에 시골길을 걷는 것이 겨울날 일터로 향하는 무거운 발걸음보다 훨씬 더 가볍게 느껴지는 이유의 한 가지가 될 것이다. 우리 인간의 상황은 우리에게 많은 다른 분위기를 허용하며, 그 대부분은 우리 몸의 사용에 반영된다. 그런 차이를 만드는 것은 바로 코어라는 우리 존재의 중심부가 될 것이다. 예를 들어, 우울함이나 슬픔이 가득한 채 걷고 있다고 당신의 움직임을 연상해보라. 이러한 내부적인 움츠림은 당신의 발걸음에서 경쾌함으로부터 무언가를 뺏어갈 것이다.

이러한 상실의 일부는 아마도 앞서 설명했던 보다 짧은 발걸음에서 기인할 것이지만, 대부분은 저하된 근육 긴장도와 심부의 전방 연결선(DFL)으로 언급되는 조직인 우리 몸의 중심부를 통한 연결의 상실에서부터 결과할 것이다. 우리 몸을 왼쪽에서부터 오른쪽으로 그리고 우측에서 좌측으로 교차하는 나선의 연결선과는 다르게, 심부의 전방 연결선은 신체의 내부 공간을 채워준다.

턱의 근육들을 목과 가슴, 복부와 골반을 경유해서 발바닥까지 이어지는 전체 경로로 이어주므로, DFL은 종종 "코어(core)"라고 불린다. 이러한 용어가 남용되며 충분히 정의되지 않은 한편, 이것은 긴장된 그리고 작동 중인 심부의 전방 연결선이 제공하는 내부적인 받침의 감각을 제공한다. DFL을 사용 중이라고 함은 적절한 움직임이 그 연결선의 근육근막이 자극받도록 허용할 때 발생하는 그연결선의 역학적인 참여를 말하는 것이지 그 근육들을 애써서 수축시키는 통상적인 '코어 운동'을 말하려고 의도하는 것은 아니다. 우리가 보게 되듯이, DFL은 뒤꿈치닿기(엉덩관절 굽힘)과 발바닥밀기(엉덩관절 폄) 모두에서 사용된다. 이것은 가로막과 골반바닥에서부터 양발까지 펼쳐지는 굽힘근과, 폄근, 모음근의 연결을 통해서 발생한다.

내부의 역학 The inner mechanics

움직임에서 심부의 전방 연결선(**그림 6.1**)은 우리를 다수의 교차점이 되는 "방향 전환지점"들을 이용해서 상이한 방향으로 데려가지만, 나선의 연결선과는 다르게 이러한 경우에 우리는 이러한 해부학적 연결선의 본질적인 개요에 충실히 매달릴 수 있다. 다리에서 심부의 전방 연결선(DFL)은 심부 후방 구획의 세 개의 근육으로 시작하고 이어서 무릎의 내측면을 지나가며 전방과 후방의 모음근으로 나뉘게 된다. 무릎 위에서 근막의 갈라짐은 이러한 연결선이 엉덩관절에 대하여 전방으로 이어지는 모음근과 후방으로 이어지는 모음근들과 함께 엉덩관절의 굽힘과 폄 모두에서 활성화될 수 있는 방향 전환지점을 만든다. 엉덩관절에서 그 근육들의 개별적인 부착부에서부터 그것들은 우리를 골반의, 복부의 그리고 가슴의 공간 안으로 이어질 것이며, 최종적으로 목뿔 복합체와 목을 경유해서 머리에 도달하게 만든다.

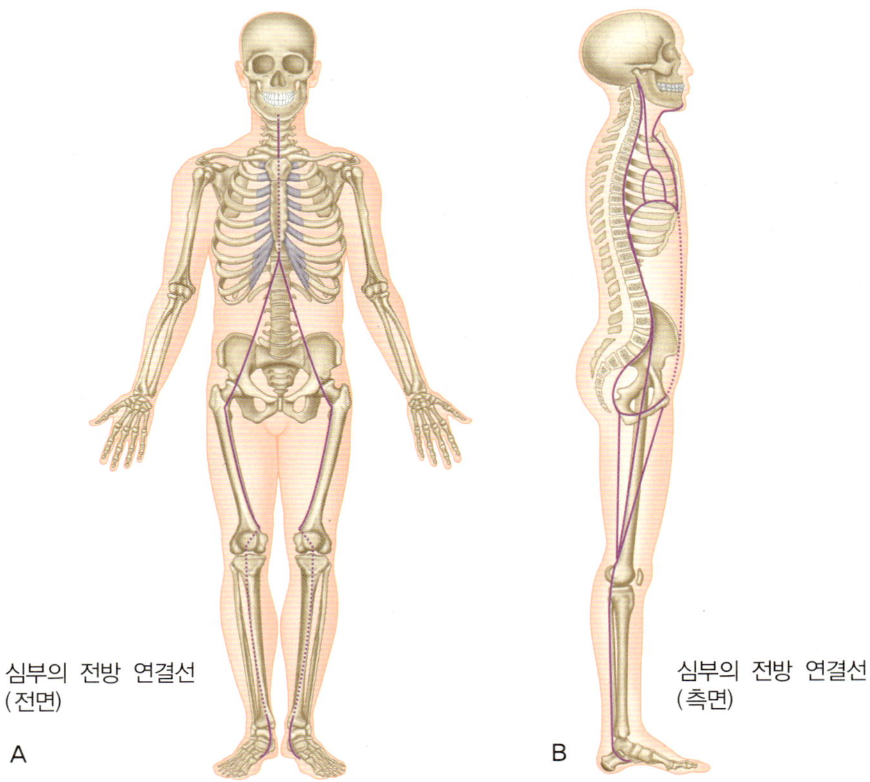

그림 6.1 심부의 전방 연결선은 우리를 몸의 중심을 통과하는 여정으로 이어진다. 종종 "코어"라고 언급되면서, 대다수는 그것이 우리의 내면의 받침을 책임지고 있는 것으로 간주한다. 전면(A)과 측면(B).

심부의 전방 연결선은 내면의 버팀목과 생명력에 연관된 밀접한 근육근막의 대부분을 분명하게 포함시킨다. 연결선의 근막은 신체의 민감한 장기들이란 우리의 내장을 둘러싸며, 우리의 감정적인 상태와 우리의 성적 특질과도 밀접하게 연관된다. 그러므로 많은 요소들이 이러한 중요한 연결선이 움직임에서 자체의 폭넓은 역할을 수행하도록 허용함에 관여된다. 이것은 보다 표면의 근육근막성 연결선과 균형을 필요로 하며, 이러한 표면의 연결선들은 보다 깊은 조직으로 긴장력이 전해지도록 허용할 수 있도록 충분하게 자유로워야 한다(**그림 6.2**). 반대로 내부의 건강(감정적이든 또는 구조적이든)과 같은 DFL 내부로부터의 문제는 외부로 반영될 수 있으며, 종종 DFL을 둘러싸는 "소맷자락"이 되는 외부의 연결선들이 손상된 코어를 보상하도록 강요받게 된다.

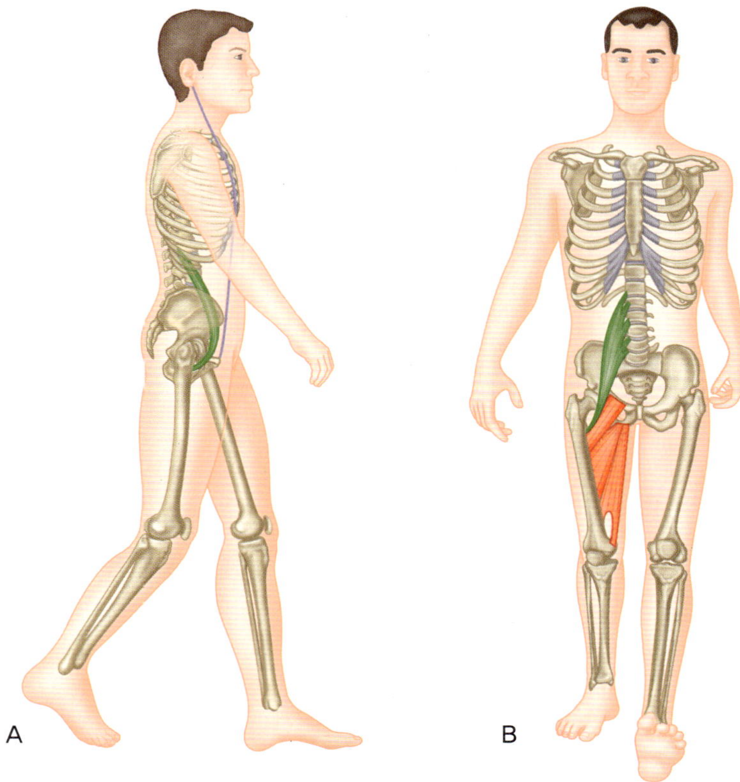

그림 6.2 이 환자가 이 경우 SFL의 넙다리 곧은근이 되는 표층 조직을 충분하게 늘려줄 수 없다면, 이것은 시상면 안에서 허리근의 역학적인 긴장상태를 막게 된다. 이것은 과사용의 문제로 이어지거나 거기에서 환자가 엉덩관절 굽힘(B)을 위하여 모음근을 이용하도록 가쪽 엉덩관절 회전을 사용하는 보상의 패턴으로 이어지게 될 것이다.

원했던 그 움직임을 도와주는 DFL의 능력을 억제하게 될, 심부의 전방 연결선(DFL)에 도달하는 역학적인 하중부하를 막는 것이 기타 표면의 연결선들 중 어느 것을 통해서든 그리고 신체의 어느 곳에서든 발생할 수 있기 때문에 이러한 패턴을 보고 인식할 수 있는 능력은 중요하다. 수월하고 우아한 움직임은 표면의 그리고 심부의 연결선들이 함께 작용하며, 그 동작에서 자신들의 담당한 역할을 수행할 때 발생한다.

발 The foot

심부의 전방 연결선의 근육근막은 발 내부 복잡한 체계를 구성하는 안쪽 종방향 아치의 유지와 중간발목의 관절들과 강력하게 연관된다. 엄지발가락굽힘근과 긴발가락굽힘근 그리고 뒤정강근의 힘줄은 우리에게 뒤침을 만들도록 협조해서 작용하는 일련의 활차 내부에서 연결하는 당김 줄들의 마지막 세트를 제공한다.

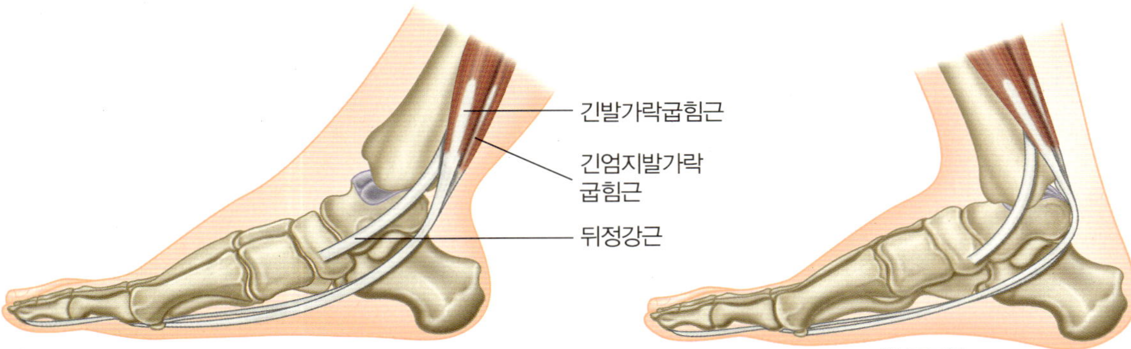

그림 6.3 심부 후방구획의 세 개의 힘줄 모두는 안쪽복사의 뒤쪽을 돌아가며, 안쪽복사는 마치 활차처럼 작용하며–발목관절이 발등굽힘하면서(B) 그 힘줄은 긴장될 것이며, 그 힘줄들은 발의 뼈들을 함께 끌어당긴다. 이것은 당신의 신발끈을 묶는 것과 비슷하며, 당신은 신발끈 구멍의 양 측면을 그 구멍을 통해서 잡아당기게 된다. 그림 6.9를 참조.

심부 후방구획의 힘줄들 각각은 안쪽복사 주변을 감아돌며 발바닥의 아래 깊이 들어간다. 이러한 힘줄들 중, 엄지발가락긴굽힘근은 목말뼈를 받쳐주는 발꿈치뼈의 곶(볼록하게 내민 부위) 인 목말받침돌기(sustentaculum tali) 아래로 경로를 선택하므로, 이 근육은 각별하게 더 중요하다. 이러한 3개의 힘줄들 역시 발등굽힘에서 긴장됨에 의해서 발바닥밀기를 위해 발을 준비시키도록 중요한 역할을 담당하며, 3장에서 언급한 권양기 기전의 한 가지 부수적인 역할을 할 것이다.

심부의 후방구획으로부터 나오는 근막은 우리를 무릎의 내측면 위로 그리고 넙다리 안으로 데려간다. 여기에서부터 그 조직은 모음근을 따라서 이어진다. 골반 기울이기와 이동을 생각할 때, 모음근들이 골반의 위치에 영향을 주므로, 우리는 모음근을 치료할 필요가 있다. 그렇지만 걷기의 기능에서 모음근들은 골반으로부터 안쪽의 종방향 아치까지 긴장력의 변화를 전달한다.

전방의 사이막 Anterior Septum

안쪽 위관절융기(모음근 결절)로부터 모음근의 전면을 따라간다면, 그 근막의 구획은 우리를 긴 및 짧은 모음근과 두덩근의 원위부를 경유해서 작은돌기 쪽으로 데려간다. 이러한 근육들은 두덩뼈가지로 부착하지만, 엉덩근과 허리근의 합쳐진 힘줄이 골반의 전면을 지나가면서 모음근들 사이막의 근막은 엉덩근과 허리근의 근막과 함께 모일 것이다. 그러므로 이러한 전방의 연결선은 3개의 경로 – 허리근, 허리네모근과 엉덩근, 그리고 두덩근과 작은 허리근 – 를 경유해서 발의 내측면을 가로막까지 이어준다(**그림 6.4**).

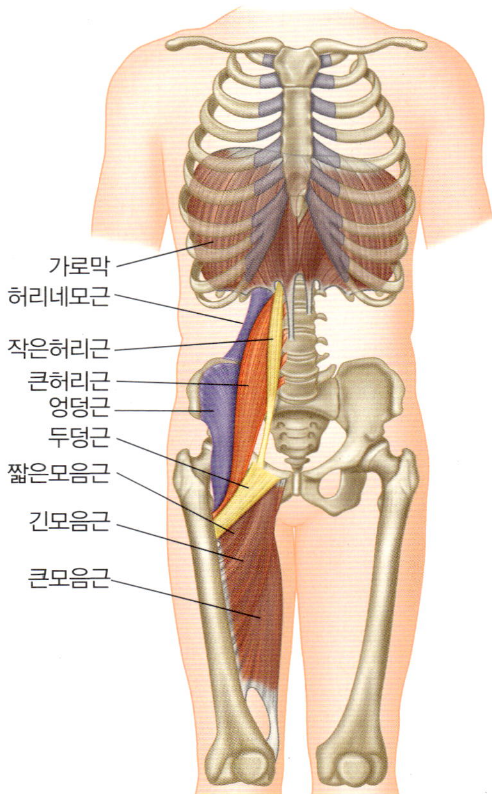

그림 6.4 전방 모음근의 근막이 작은 돌기에 도달한 후, 그것들은 세 개의 경로를 경유해서 가로막으로 이어진다: 허리근의 "급행"(적색); 허리네모근의 근막과 합쳐지는 엉덩근 (파란색); 그리고 작은허리근으로 이어지는 두덩근 (노란색). 이러한 세 개의 연결부는 우리에게 가로막과 각별히 안쪽회전과 벌림을 조합할 때, 엉덩관절 폄 중 사용될 상부 넙다리근육들 사이의 강력한 연관성을 제공한다. 이러한 조합은 발바닥밀기 시 이러한 근막성 연결선을 통해서 사용되는 이상적인 위치가 된다.

후방의 사이막 Posterior Septum

안쪽 위관절융기로 되돌아가면, 후방의 모음근 사이막은 큰 모음근과 함께 궁둥두덩가지로 이어질 것이며, 이것은 속폐쇄근의 근막으로 합쳐지며 골반바닥이 된다. 골반바닥에서부터 근막의 연속성은 앞세로인대 또는 배가로근의 심부 표면을 경유해서 머리까지 이어지며, 배가로근 심부 표면은 배의 그리고 가슴의 안쪽공간 바깥막과 합쳐지며, 머리뼈에 도달하도록 목구멍 안으로 연결된(**그림 6.5**). 우리가 이 장의 뒤에서 보게 되듯이, 넙다리 안에서 후방의 연결선의 긴장상태는 뒤꿈치닿기 시 "코어"를 받쳐주기 위해서 중요하다.

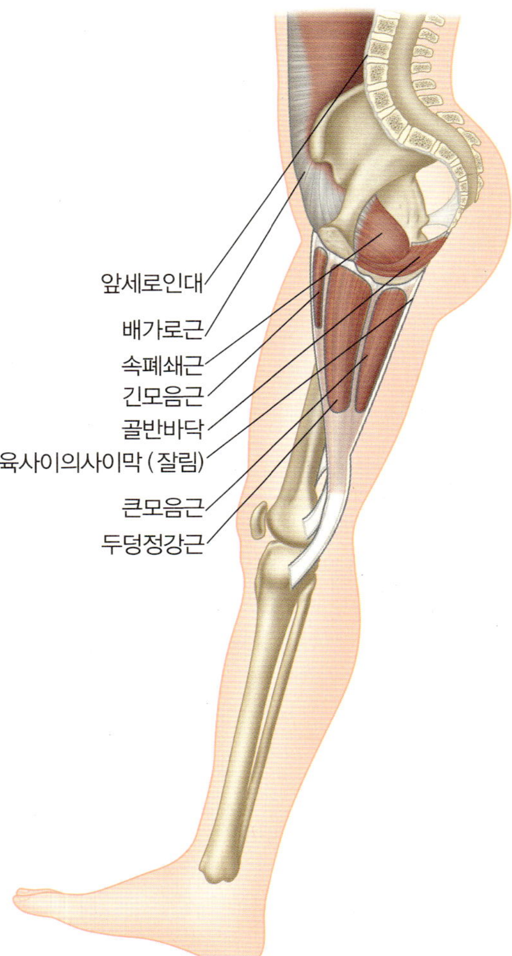

그림 6.5 후방의 사이막은 큰모음근을 따라서 궁둥두덩가지로 연결되며, 속폐쇄근 안으로 합쳐지며 거기에서부터 골반바닥으로 연결된다. 골반바닥으로부터 그 연결은 두 개의 방향으로 진행할 수 있으며 – 전방으로는 배가로근과 함께 또는 앞세로인대와 함께 척추의 전면을 따라서 진행한다. 이러한 경로 모두는 머리뼈(두개골)로 연결된다.

머리를 위한 내부적 받침의 대부분은 심부의 전방 연결선의 조직들로부터 나온다. 우리가 배가로근의 후방에서부터 그 연결선을 이어간다면, 이것은 우리를 복장뼈의 후면 위의 조직으로 그리고 최종적으로는 목뿔 아래근과 목뿔위근까지 상방으로 데려간다. 긴머리근과 긴목근같은 심부의 전방을 받쳐주는 근육(**그림 6.6**)들의 대부분은 가로막에서부터 올라오는 조직의 연속이며, 우리는 허리근과 허리네모근을 이용해서 여기에 도착했다. 그러므로 머리가 목뼈의 위에서 올바르게 위치하며 세움근들과 균형을 이룬 채 가슴우리로부터 올라오는 근육들에 의하여 받쳐진다면, 우리가 정지한 채 서 있을때 어깨 근육들의 표면 조직들은 어깨를 위해서 자신들의 역할을 수행할 수 있도록 반드시 자유롭게 될 것이다. 그렇지만, 다음 장에서 보게 되듯 우리가 움직이기 시작한 후, 머리는 매우 무거워지며 받쳐주고 있는 가냘픈 기둥의 꼭대기에 위치한 잠재적으로 불안정한 실체가 된다. 그러므로 작용 중 머리는 표면의 조직으로부터 나오는 당김의 여분의 연결선이, 각별히 머리를 어깨로 이어주는 연결선들이 필요하다(7장을 참조).

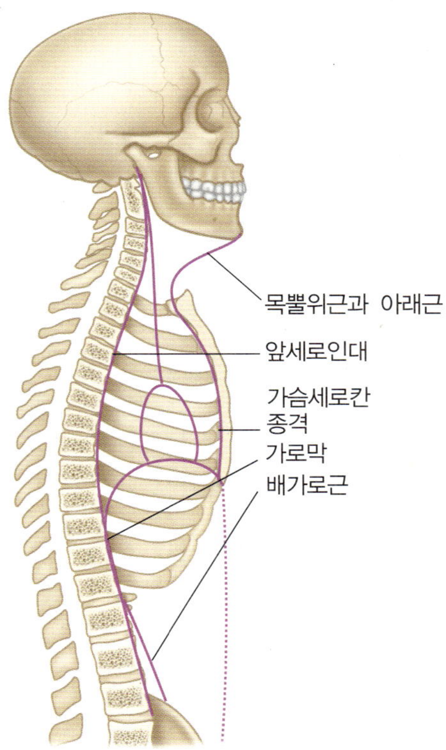

그림 6.6 심부의 전방 연결선은 (전부는 아니지만) 내부의, 내장의 근막의 많은 부분에 참여한다. 그렇지만 우리의 의도에 맞도록 우리는 Myers가 설명한 세 개의 주요 근육근막- 턱의 근육으로 이어지는 목뿔근, 목의 전면을 받쳐주는 근육들 그리고 큰구멍으로 이어지는 앞세로인대 -의 연결선을 따라서 머리뼈의 전면으로 도달한다(2009).

심부의 전방 연결선 – 뒤침에서 엎침으로

Deep Front Line – pronation to Supination

발바닥밀기를 위한 준비에서 안쪽의 종방향 아치는 반드시 엎침에서부터 교정되어야 하며, 중간발목의 관절들이 거기에서부터 밀어내도록 좀 더 안정적인 발로 동원되고 만들도록 허용해야 한다. 몇 가지 기전이 이러한 과정에 포함될 것이며, 한 가지는 뼈를 통해서 그리고 두 가지는 물렁조직을 통해서 나올 것이다.

이러한 기전들의 각각을 자극하는 것은 굽힘으로 이어지는 유각기 다리의 작용이다. 우리가 표면의 전방 및 후방 연결선에서 보았듯(3장) 유각기의 다리는 반대 쪽으로 골반의 회전을 유발하며, 이것은 받쳐주고 있는(입각기의) 넙다리를 가쪽으로 회전시킨다. 이러한 회전은 정강뼈와 종아리뼈가 동일한 방향으로 회전하는 것을 도와줄 것이다. 양쪽복사 사이에서 장붓구멍 안에 그것(목말뼈)이 들어있으므로 목말뼈 역시 돌아가며, 이것과 함께 발꿈치뼈를 들어준다(2장에서 설명한 듯).

뼈의 이러한 기전은 나선 연결선의 물렁조직에 의하여 뒷받침된다(5장). 일단 그 다리가 폄으로 도달한 후, 넙다리근막긴장근으로부터 앞정강근까지 조직의 연결선은 당겨질 것이며, 그것에 의하여 첫 번째 발허리뼈의 기저부인 그 아치의 먼 쪽 부분이 보행한다.

발 뒤침을 제공하는 세 번째 기전은 위에서 언급한 심부의 전방 연결선의 긴장상태이다. 발바닥밀기에 앞서, 엉덩관절은 폄, 안쪽회전 그리고 모음으로 위치할 것이며, 이 자세는 허리근, 엉덩근 그리고 전방 모음근들로 하중부하를 위한 이상적인 자세이다. 또한 그 발이 발등굽힘 될 것이며 무릎은 펴질 것이다. 이러한 자세는 목에서부터 발의 안쪽면까지 전체 경로를 통해서 앞쪽 심부의 전방 연결선(DFL)의 동원을 만들지만, 각별히 가로막에서부터 허리근을 통해 동원한다(**운동 6.1**과 **그림 6.7**을 참조).

운동 6.1

한 발을 앞으로 내딛으며 바닥에서 뒤쪽 발의 뒤꿈치를 붙인 채 유지한다. 자신의 뒤쪽 발을 안쪽으로 약간 회전시키며 이어서 천천히 자신의 골반을 후방 기울이기로 가져오며 골반을 약간씩 앞으로 그리고 뒤로 가져오는 실험을 해본다. 당신이 뒤로 기울이므로 그리고/또는 당신이 골반을 전방으로 가져가므로 그 아치가 들리는 것을 느낄 수 있는가? 골반의 전면으로부터 무릎 뒤쪽의 안쪽을 가로질러 안쪽 아치까지 연결을 느낄 수 있는가? 당신은 넙다리의 전방 사이막, 무릎의 안쪽을 따라서 또는 정강뼈의 안쪽면을 따라서 당김을 느낄 것이지만, 그 느낌이 어디에 존재하든 그것은 앞쪽의 DFL의 강력한 근막성 연결선을 따라 어딘가 놓여있을 것이다.

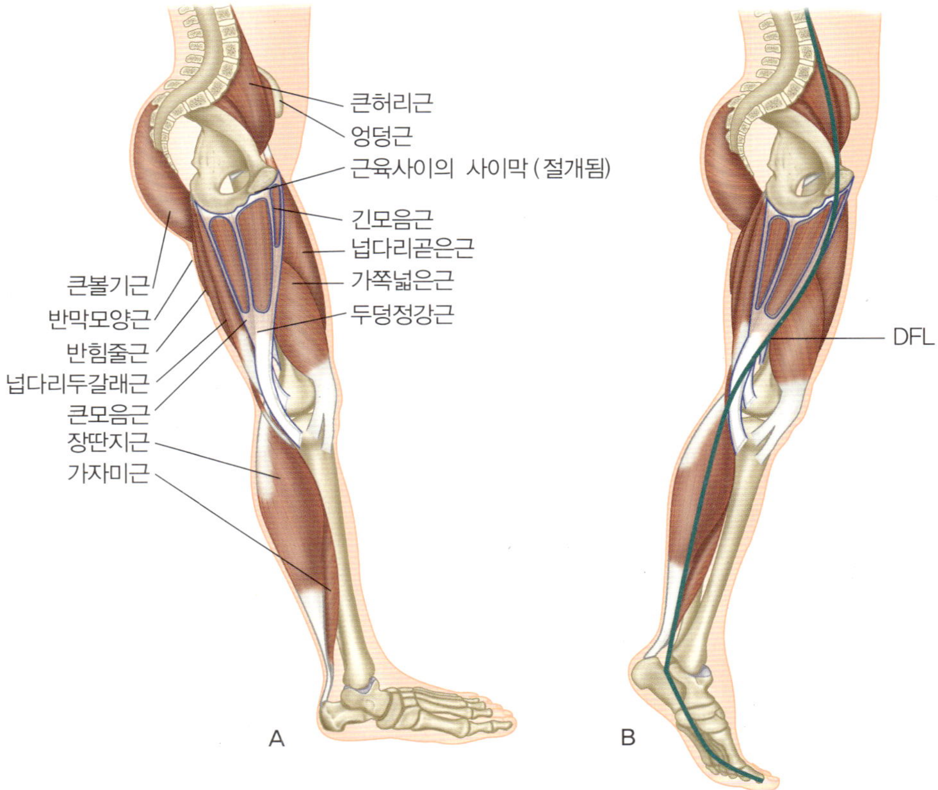

그림 6.7 A. 뒤꿈치닿기 직후 심부의 전방 연결선 모음근들의 전방 부분은 엉덩관절과 무릎관절의 굽힘으로 인해서 벗어날 것이며, 발이 바닥의 반응력에 대한 반응에서 엎쳐지도록 허용한다. B. 우리가 엉덩관절 폄과 발목 발등굽힘으로 들어서면서 그 조직들이 두덩뼈가지의 전면과 안쪽 복사의 후면의 활차들 주위를 감싸므로, 이 연결선은 Z-모양의 늘어남으로 들어선다.

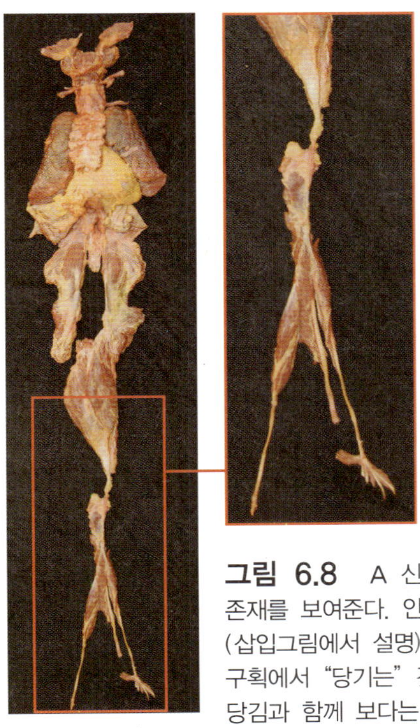

그림 6.8 A 신선한 조직 해부는 골반의 전면으로부터 발의 안쪽까지 이러한 강력한 근육근막성 연결의 존재를 보여준다. 안쪽 위관절돌기 사이, 무릎관절의 안쪽 면을 따라서 오금근으로 그리고 심부의 후방구획(삽입그림에서 설명) 안으로 강력한 힘줄성 요소를 주목하라. 많은 사람들은 운동 6.1을 시행할 때 이러한 구획에서 "당기는" 것을 느끼며, 그 섬유들의 배열은 이것이 그것과 이어지는 오금근으로부터 그 비스듬한 당김과 함께 보다는 걷기로부터 힘의 이러한 수직적인 전달과 함께 더 관여되는 것을 보여준다.

DFL 안에서 만들어진 Z–모양의 늘리기는 측방의 그리고 나선의 연결선에서의 작용을 보완한다. 앞정강근(나선의 연결선의) 의 조직은 엉덩관절에서 발생하는 폄에 의하여 그리고 첫 번째 발허리뼈의 기저면을 들어올리도록 도와주는 정강뼈의 가쪽회전에 의하여 위로 당겨질 것이다. 그 근육들이 가쪽복사 주변을 감싸며 지나가므로, 긴 및 짧은 종아리근(측방의 연결선의) 은 발목의 발등굽힘에 의하여 긴장될 것이다. 긴종아리근은 앞정강근과 만나며 더욱 받쳐주고, 가동적인 첫 번째 살을 안정시키기 위한 자체의 노력을 조합한다(**그림 6.9**).

발목이 발등굽힘 함으로써 짧은종아리근은 가쪽의 안정성을 제공하기 위해서 다섯 번째 발허리뼈를 입방뼈 안으로 끌어당길 것이지만, 이 근육–그리고 연관된 근육–은 반드시 DFL의 안쪽 조직들과 균형을 이루어야 하며 발목관절이 균등하게 발등굽힘 하게 된다. 발바닥근막의 가쪽 띠나 종아리근 힘줄에 대한 공통적인 패턴은 짧아야 한다는 것이며, 이것은 그 근육들이 발을 가쪽회전으로 유지하는 이유가 된다. 이것은 중간발목의 관절들을 사용하기 위해서 반드시 발생해야 하는 발의 교정적인 뒤침을 막아준다.

앞서 살펴본 듯, 중간발목뼈 복합체의 주된 안정화 요소는 심부의 후방구획의 힘줄이다: 뒤정강근, 긴엄지발가락굽힘근 그리고 긴발가락굽힘근. 긴엄지발가락굽힘근은 목말뼈받침돌기를 받쳐줌으로써 아치의 몸쪽 부분을 들어주도록 도와준다. 이어서 이것은 엄지발가락까지 발의 전체 안쪽면을 따라서 긴장의 연결선을 제공하며, 그 발이 발가락 흔들받침으로 진행하면서 엄지발가락 역시 발등굽힘하면서, 이러한 연결선을 더욱 길게 만든다. 긴발가락굽힘근들은 긴엄지발가락굽힘근을 건너가며, 각별하게 발가락 흔들받침 시기 중 그 아치에 대한 매달림을 제공한다(**그림 6.9**).

뒤정강근은 종아리로부터 발의 받침 및 균형잡기 시스템의 가장 마지막 부분이 된다. 이것의 힘줄은 중간발목뼈 관절 복합체의 덩어리를 이루는 뼈(발배뼈, 쐐기뼈 세 개 모두 그리고 입방뼈)들과 함께, 모든 중간의 발허리뼈–두 번째, 세 번째 그리고 네 번째 –로 부착한다. 그러므로 다른 힘줄들이 먼쪽의(두 개의 긴발가락굽힘근), 중간의(앞정강근과 긴종아리근) 그리고 외측의(짧은종아리근) 받침을 제공하는 반면, 중앙의 보다 안정적인 뼈들을 함께 끌어당기는 것은 진정으로 뒤정강근인 것이다(**그림 6.9**).

복사뼈가 강력한 뒤쪽 발 가쪽번짐의 흡수를 요구하는 뒤꿈치닿기 시 높은 스트레스를 받는 부위이므로, 뒤 정강근은 복사뼈 아래에서 자체의 평평한 힘줄의 위치설정에 의하여 어려움을 겪는다. 힘줄의 이러한 구획은 혈관의 과소분포부위이며, 기능장애는 그 발의 나머지 부분의 기전에 상당하게 영향– 그러므로, 전신의 나머지 부분에! –을 줄 수 있으며 바로잡기에 시간이 걸리며 어려운 부위이다.

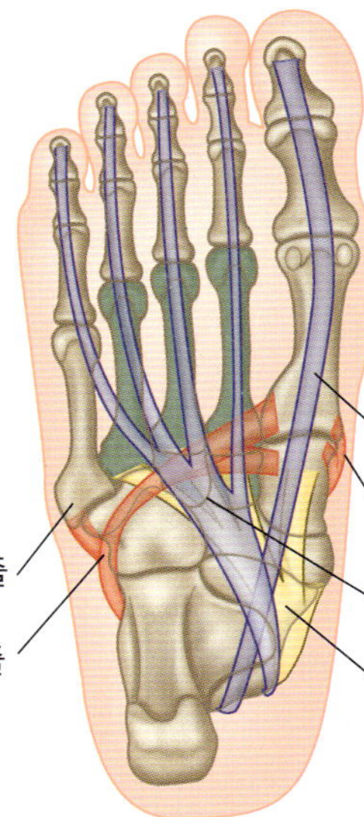

그림 6.9 발바닥 표면으로 부착하는 긴 힘줄들은 발의 아치를 위한 바로잡기 시스템을 만든다. 앞정강근과 긴종아리근(적색)은 일종의 멜빵을 형성한다. 그 근육들이 통상적으로 서로간에 상반적으로 작용하는 반면, 그 근육들은 안쪽의 아치 안으로 첫 번째 발허리뼈의 기저면을 끌어당기도록 반드시 협력한다. 짧은종아리근은 다섯 번째 발허리뼈와 가쪽아치에서 같은 작용을 한다. 종아리근 모두가 목말뼈 관절의 발등굽힘에 의하여 긴장될 때, 앞정강근은 짧아질 것이며 전방의 나선의 연결선의 나머지 부분으로 받침을 필요로 할 것이다(5장을 참조).

두 개의 긴발가락굽힘근인 긴엄지발가락굽힘근과 긴발가락굽힘근(청색)은 안쪽 아치 아래를 건너간다. 그것들이 발목관절과 발가락 흔들받침의 조합된 발등굽힘에 의하여 긴장상태가 되면서, 그 근육들은 먼 쪽 끝부분을 받쳐주며 "접근 – 함께 당겨주는 –"시키거나, 최소한 그것들이 더 멀어지게 벌어짐을 막아줄 것이다.

뒤정강근(노란색)은 발배뼈, 세 개 모두의 쐐기뼈 그리고 입방뼈를 포함하는 거의 모든 것에 부착하며, 앞정강근과 짧은종아리근에 의하여 받쳐지지 못한 세 개의 발허리뼈에 받침을 제공한다. 그러므로 엎침의 이러한 강한 교정 요소는 두 번째에서부터 네 번째 살(녹색)의 발목뼈중간과 발목발허리관절을 건너간다. 이러한 발목발허리관절은 오직 발등굽힘/발바닥굽힘만을 허용하며; 그 첫 번째와 다섯 번째(색없음)는 자체의 움직임에서 더 많은 가변성을 보유하며 이러한 유연성을 허용하도록 상이하게 안정화된다.

발바닥밀기 Push – Off

일단 발이 안쪽번짐, 가쪽회전 그리고 발등굽힘의 조합을 통해서 뒤침된 자세로 다시 가져와진 후, 그 뼈들은 거기에서부터 밀어내기 위한 안정적인 받침을 만든다. 편안한 걷기에서 우리는 발바닥밀기 동안 거의 "밀어내지" 않으며; 대신, 표면의 후방 연결선에서 장딴지근과 가자미근에서 살펴본 것처럼, 등척성 수축으로 소위 발바닥굽힘근의 대부분을 이용한다. 그러므로 그 근육들이 발등굽힘에서 몸쪽으로 길어질 것인 반면, 그 근육들은 발의 뼈들을 함께 모아주기 위해서 먼쪽으로 짧아지고 있을 것이다(5장에서 설명한 "원심구심적(econcentric)"). 발등굽힘을 만들도록 다리가 앞으로 기울어지면서 이러한 근육근막성 요소 모두의 몸쪽 부분이 그 먼쪽 정지부로부터 멀어지게 움직일 것이므로, 수축의 이러한 형태는 필수적이다(**그림 6.10**).

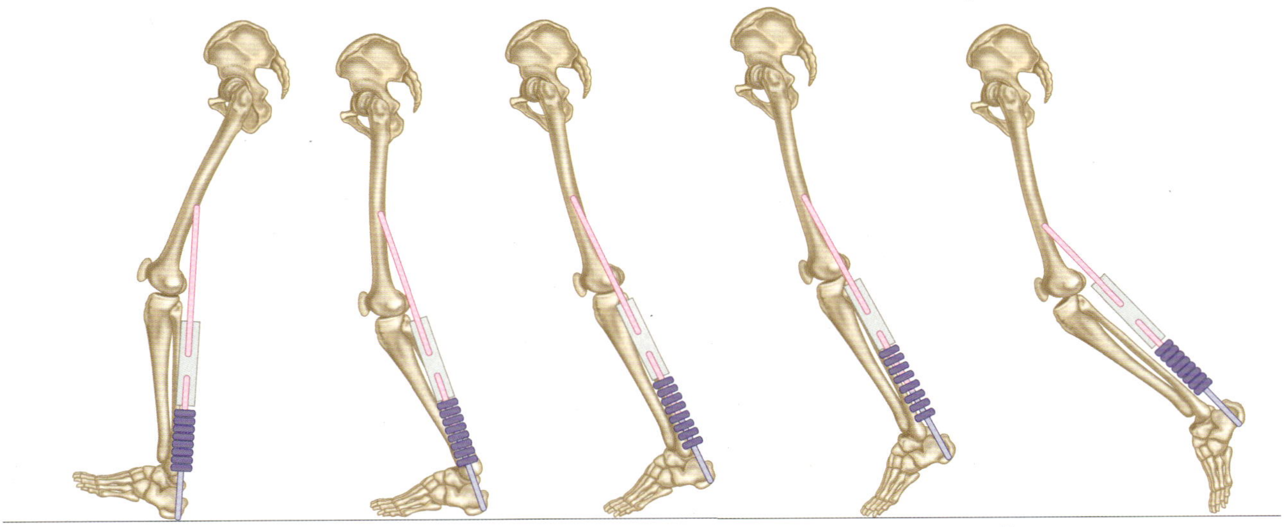

그림 6.10 뒤꿈치닿기로부터 우리가 뒤굼치뼈 위에서 굴러가며 발목관절 전반을 통해서 구르기를 시작하므로, 우리는 발등굽히기를 시작하며 발바닥굽힘근들을 늘려준다(A와 B). 이것은 종아리를 감속시키며, 다른 쪽 다리의 유각기와 함께 넙다리가 더 빠르게 움직이는 것을 허용하며, 발의 볼부분으로 다리를 굴려가면서 무릎을 펴으로 가져간다(C). 발가락 흔들받침과 함께 발가락 발등굽힘으로 도달함은(D) 그 탄력적 조직 내부에서 감아말기의 최종적인 부분을 만들며, 이러한 감아말기는 발바닥밀기(E)에서 투석기 기전과 비슷하게 이완된다.

고유감각수용기 – 내부의 감시기

더 빠르게 걷거나 경사로를 올라갈 필요가 있을 때 우리는 능동적으로 "밀쳐낸다." 이러한 시기에, 긴장력은 장딴지 안의 역학수용기를 통해서 지속적으로 관찰되며 조절된다. 한 가지 독창적인 실험에서, Sawicki는 발바닥굽힘을 도와주는 압축공기의 "근육(작용)"을 보유한 기계적인 부츠(목이 긴 신발)을 적용했다(Sawicki, Lewis 그리고 Ferris 2009). 이것은 대상의 발바닥밀기 시기에 "자유로운" 에너지를 제공했으며, 그 연구팀은 사용자들이 그 부츠로부터 나오는 여분의 힘에 대하여 적응하고 보상하도록 그들이 사용하는 근육 힘의 양을 신속하게 변화시키는 것을 보았다. 이것은 그 대상이 자신들의 보행기전을 비교적 정상적으로 유지하는 것을 허용했다. "사용자의 신경계는 이러한 기계적인 보조에 대한 반응에서 종아리 세갈래근 작용을 감소시켰다." 당연하게 그 일의 요구량은 변했으며, 고유감각수용기들이 그에 따라서 근육 힘을 조절했다.

Sawicki, Lewis 그리고 Ferris가 말하려는 것은 우리의 내부적인 역학수용기들이 걷기에서 관여된 역학적인 힘에 따라서 지속적으로 조절할 수 있으며, 최대의 효율성을 보장하도록 최소한으로 그 근육작용을 유지한다는 것이다. Sawicki는 계속해서 이러한 탄력적 기전을 허용하는 근육배열의 이점을 살펴보았으며 그 근육들이 길쭉한 힘줄을 보유한 날개모양화 되는 성향이 있다는 것을 알았다(**그림 6.11**). 거기에서 근육섬유들이 어떤 각도를 이루고 힘줄로 부착하게 되는 근육의 날개모양화는 더 많은 수의 섬유들이 그 근육의 단위 안에 포함되는 것을 허용한다. 이것은 근육이 더 많은 힘을 만들도록 허용하거나, 지금의 사례에서는 그 근육이 더 많은 길어짐을 견디도록 허용하며, 운동학적 힘은 힘줄의 탄력적 조직(그리고 둘러싸는 근막성 요소들) 안으로 들어가며 하중을 부하하게 된다.

표면 EMG를 사용하므로 Sawicki, Lewis 그리고 Ferris는 가자미근에서 그것의 발견에 집중한 듯 보이지만, 심부의 후방구획의 다른 발바닥 굽힘근들의 배열상태를 살펴보면, 우리는 그 근육들 모두가 길쭉한 힘줄을 보유한 날개모양화의 동일한 패턴을 따르고 있다는 것을 명백하게 볼 수 있다(**그림 6.11**).

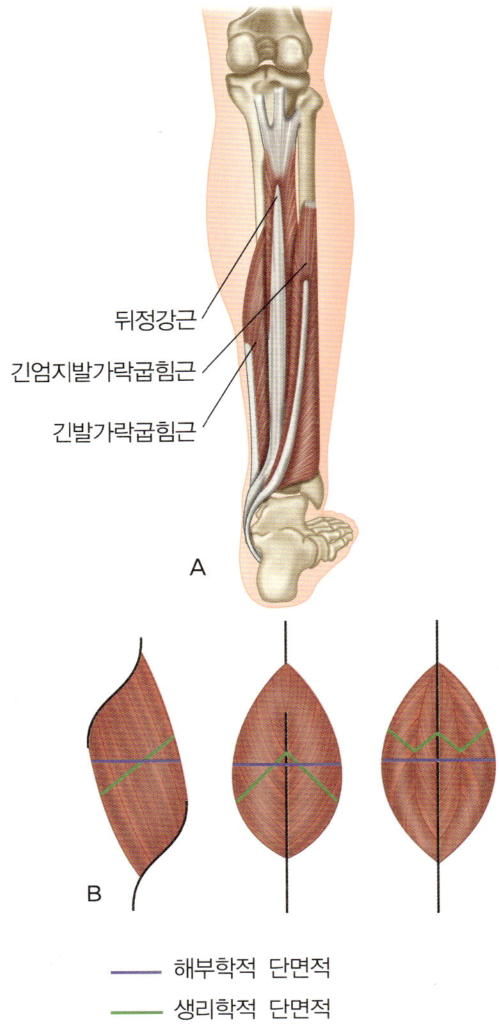

그림 6.11 심부 후방의 장딴지 근육들의 해부학에서(A), 우리는 근육섬유의 각도 형성과 발가락과 발목뼈들로 이어지도록 발 아래에서 갈라지는 그 근육들의 길쭉한, 탄력적인 힘줄을 볼 수 있다. 이러한 배열상태를 이용함으로, 그 근육은 방추형 근육들(나란하게 배열되며 근육 단위의 전체 길이를 이어주는 섬유를 갖는 근육)보다 더 짧은 가동범위를 보유한다. 단면모습에서(B), 우리는 우리가 방추형 근육과 비교해서 하나의 단일한 단위 안에서 담겨있는 근육섬유의 실제적인 수를 설명하도록 날개모양 근육의 일련의 단면모습을 반드시 취해야 하는 그 방식을 볼 수 있으며, 방추형근육에 대하여는 오로지 하나의 단면만이 필요하다. 이것의 결과는 방추형 근육섬유가 보다 긴 가동범위를 보유하지만 보다 짧은 범위의 날개모양의 근육섬유보다 적은 힘을 만든다는 것이다. 우리 다리 근육의 경우, 이러한 파워는 탄력적인 근막성 조직에 하중을 부여하도록 그 운동학적 에너지를 강화시키도록 사용된다. 등척성 수축을 유지함에 의하여 그 근육은 신진대사적 에너지를 절약하며 투석기 체계에서 이용을 위해서 운동학적 에너지는 저장해둔다.

엉덩관절 굽힘 Hip Flexion

앞서 언급한, Z-자 모양의 늘리기는 발의 발등굽힘과 엉덩관절 폄의 조합에 의하여 만들어지며, **운동 6.1**에서, 골반의 전면으로부터 발의 안쪽 안치까지 연결을 느낄 수 있었다. 그렇지만, 골반으로부터 상체를 통해서 올라가는 연결도 역시 느낄 수 있다. 실제로 심부의 전방 연결선은 3장에서 표면의 전방 및 후방 연결선을 사용한 동일한 자세인 엉덩관절 굽힘의 발생을 발바닥굽힘과 조합하고 있다.

운동 6.2
운동 6.1에서처럼 동일한 자세 – 한 발은 뒤에 그리고 안쪽으로 회전된 –를 취함으로 시작하며 스스로를 뒤쪽 발의 안쪽 아치가 들려지기 시작하는 부위인 "묶임의 지점"으로 가져간다.

이어서 자신의 몸을 더욱 더 부드러운 가슴의 폄으로 가져가며, 그러므로 당신의 갈비우리가 위로 향하지만 목갈비근과 심부 전방 목의 조직을 이완시키게 돕도록 깊게 숨을 내쉰다. 당신은 자기 몸의 중심부를 통한 어떤 변화를 감지하겠는가? 그것이 당신의 뒤쪽 다리에 그리고 아치에 영향을 주는가?

이러한 운동으로 당신은 상이한 움직임의 영향을 느낄 수 있다. 하나 이상은 다른 것을 제한할 것이며 – 예를 들어, 더 많은 가슴의 폄은 자신의 엉덩관절을 안쪽으로 회전시키는 능력을 제한할 수 있다. 비슷하게 그리고 더 많은 연관성으로, 어느 한 평면 안에서 충분한 "하중부하"가 없다면 그때 또 다른 움직임은 보상하도록 반드시 증가되어야 한다. 벌림이나 모음에서 감소도 아마 폄에 대한 포함된 근육들에 의하여 만들어져야 하는 더 많은 작용에 대한 필요성을 증가시킬 것이다.

이러한 현상의 의미는 하나의 평면 안에서 지나치게 많은 움직임이 또 다른 평면 안의 조직에서 하중부하를 제한할 것인 반면, 한 평면에서 지나치게 적은 하중부하는 또 다른 평면 안에서 요구된 움직임을 증가시킬 것이며 – 즉, 탄력적 반동력의 부족함을 유발하는 불충분한 하중부하는 그 복귀를 돕기 위해서 그 근육으로부터 더 많은 작용을 요구할 것이다. 이것이 이 책의 주제의 핵심이 된다: 근막성 조직을 늘려주도록 발생하는 그 움직임은 반드시 균형을 이루어야 한다. 가장 효율적인 움직임은 움직임과 하중부하의 정확하게 딱 맞는 정도를 보유하는 "골디록스" 효과이다. 이것은 지금까지 우리가 살펴보았던 모든 다른 부위들에 대하여도 사실이며, 우리는 8장에서 보다 상세하게 설명할 것이다.

허리근은 가장 혼란스러운 설명을 보유한 근육일 것이며 – 이것은 강력한 엉덩관절 굽힘근으로 또는 전혀 엉덩관절 굽힘근이 아닌 속 또는 겉의 회전근으로 그리고 엉덩관절의 벌림근 또는 모음근인 것으로 다양하게 묘사된다. 사실 이 근육은 당신의 시작하는 자세에 따라서, 이 모든 것을 다 수행한다는 것이다. 앞서 많은 것이 이야기 되었듯, 기능을 설명할 때, 우리는 우리 자신을 해부학적인 자세와 움직임의 중심성/원심성 모델을 기반으로 한 논의로 절대로 한정하지 말아야 하며, 신체는 그것보다 훨씬 더 흥미롭다. 불행스럽게도 이것은 훨씬 더 혼란스럽기도 한 것이다.

Gibbons는 허리근의 기능에서 이루어졌던 연구의 대부분을 명료하게 요약했다(Vleeming과 동료에서 2007). 대부분의 조사는 허리근이 허리 앞굽이의 발생을 제외하고는 허리의 움직임에 별다른 영향을 보유하지 않는다는 것을 보여주었지만, 허리근이 요추의 축성인 압박을 만드는 것은 지극히 일관성 있게 보여주었으며, 이것은 허리근이 긴장할 때 그 근육이 허리의 하부 분절을 안정시키도록 돕는다는 것이다. Gibbons는 또한 배가로근, 배속빗근 그리고 골반바닥의 조직 안으로 이어져있는 것으로 허리근의 근막성 해부학을 묘사하며, 다시 이러한 "코어 안정성" 복합체 안에서 허리근의 잠재적인 역할을 강조한다.

흥미롭게도, Gibbons는 허리근을 예상된 근육섬유보다 훨씬 짧은 일종의 반깃근(즉, 그 근육이 날개 모양의, 각도를 이룬 섬유의 한쪽 그룹만 보유한)으로서 묘사하며, 그 섬유가 길이에서 아무런 의미있는 변화를 보여주지 않으므로, 그는 이것을 "일종의 엉덩관절 굽힘근으로 그 근육의 효율성"이란 의문을 제기했다. 그는 엉덩근이 엉덩관절의 보다 능동적인 굽힘근이라고 단정한다. 우리가 심부의 후방구획의 세 개의 힘줄과 Sawicki의 연구에서 앞서 살펴본 것처럼, 효율성은 일종의 날개 모양의 구조를 보유함에 의하여 증가할 것이다. 엉덩관절이 폄으로 진행하면서, 허리근의 근육 조직은 탄력적 조직 안으로 하중을 보내주도록 수축할 것이며, 이어서 그 탄력성 조직은 굽힘으로 반동할 것이다. 동시에, 그 기전은 허리에서 일종의 "힘 폐쇄"를 강화시킬 것이다. 신체의 중력 중심이 신체의 바닥 지지면으로부터 멀어지게 움직이면서 이것이 허리의 안정성을 증가시키므로, 엉덩관절이 폄으로 진행하면서 허리를 압박함은 기능적으로 완전하게 보인다.

그러므로 이것은 엉덩관절 굽힘/발목관절 발등굽힘에서 만들어진 Z-늘리기가 이러한 연결선의 양쪽 말단부에서 안정성의 힘-폐쇄 형태를 도와주는 것으로 보인다(**그림 6.12**). 이것은 발의 느슨한 뼈들을 함께 잡아당기도록 도와주며 취약한 요추를 안정시키도록 도와준다. 날개모양근의 사용은 그 시스템에 신체 운동량의 힘을 감소시키기 위한 근력과 효율성을 허용할 것이다.

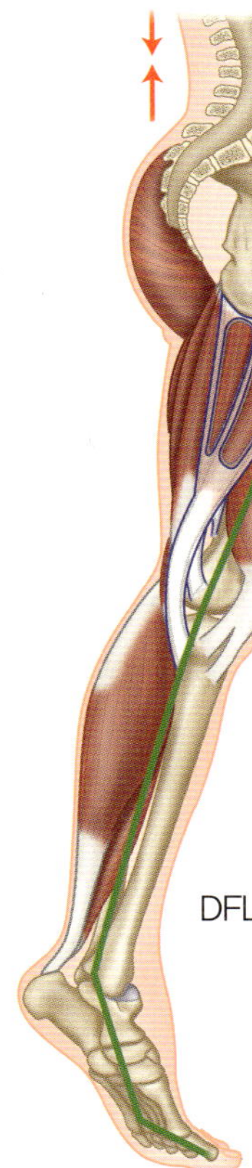

그림 6.12 이러한 일부러 과장한 모습에서, 당신은 Z-늘리기가 발바닥밀기를 위한 보다 안정적인 발판을 만들도록 그리고 힘-폐쇄 효과를 만들도록 발과 허리 모두의 덜-안정적인 뼈들을 함께 잡아당기기 시작하는 그 방법을 볼 수 있을 것이다.

뒤꿈치닿기 시 심부의 전방 연결선과 건강한 골반바닥
Deep Front Line at Heel Strike and a Healthy Pelvic Floor

발꿈치뼈는 발이 바닥과 접촉하기 직전에 약간 안쪽번짐에 의하여 뒤꿈치닿기를 위해 스스로를 준비시킨다. 이것의 일부는 앞정강근 내부의 긴장도에 의하여 성취되지만, 첫 번째 발허리뼈의 기저면에서 그 근육의 부착부는 발꿈치뼈에서부터 상당히 멀리 놓이며, 발꿈치뼈의 움직임에서 작용하고 있는 또 다른 기전이 존재함을 나타낸다. 이것은 큰모음근으로부터 심부의 후방구획까지 만들어진 긴장력의 연결선을 포함할 것이다. 발의 착지에 앞서 굽힘으로 향해 넙다리가 앞으로 이동하면서, 큰모음근은 미리－긴장되며, 더 많은 엉덩관절 굽힘을 막아주기 위한(우리가 앞 장에서 넙다리두갈래근에서 살펴보았듯) 수축의 효율성을 보유한다. 역학적인 힘은 무릎을 가로질러서 그리고 안쪽 아치를 받쳐주는 심부의 후방구회의 근막들 안으로 전해지는 것으로 보인다(**그림 6.13**).

무릎의 내측면을 지나가는 근막은 굽힘근과, 폄근, 모음근에서부터 발까지 긴장력을 전해주는 것이 가능할 것이며, 그 근육들 모두가 약간의 발 뒤침을 만들도록 허용한다. 그렇지만 뒤꿈치닿기에서 발이 빠르게 발바닥굽힘하고, 무릎이 굽어지며 엉덩관절이 모이면서 이러한 연결은 매우 빠르게 사라진다. 이러한 움직임들 모두는 큰모음근의 강력한 수축에도 불구하고 근막성 연속성 내부에서 긴장연결을 끊게 될 것이다.

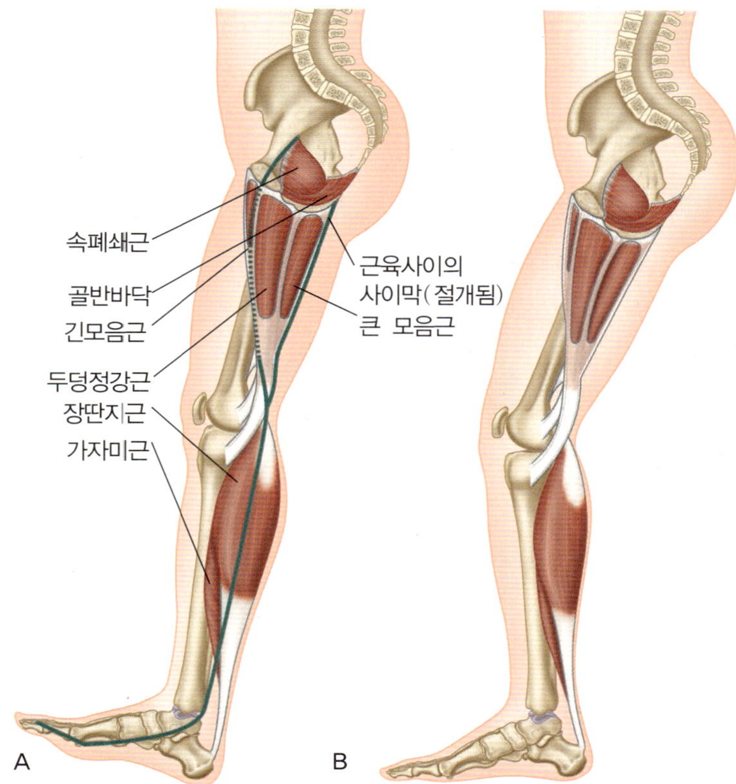

그림 6.13 A, 뒤꿈치닿기에 앞서 DFL의 후방구획은 엉덩관절 굽힘, 무릎 폄 그리고 발의 발등굽힘을 통해서 긴장상태가 되며, 발등굽힘은 큰모음근의 조직들이 안쪽 아치를 받쳐주는 근육근막과 연결하도록 허용한다.
B, 뒤꿈치닿기는 빠른 발바닥굽힘, 무릎 굽힘 그리고 엉덩관절 모음(여기서는 보이지 않음)을 유발하며, 그것들 모두는 관절들을 지나가는 근막성 연결을 감소시키게 된다.

뒤꿈치닿기 후, 무릎은 신체의 전면으로 몰려가며, 무릎 바깥굽이(valgus)를 만든다. 무릎의 안쪽을 지나가는 DFL이란 버팀줄이 전액면 안에서 무릎을 중립자세로 되돌아가도록 밀어줄 것이며, 그것에 의해서 바깥굽이 자세로부터 무릎을 바로 잡아준다(**그림 6.14**).

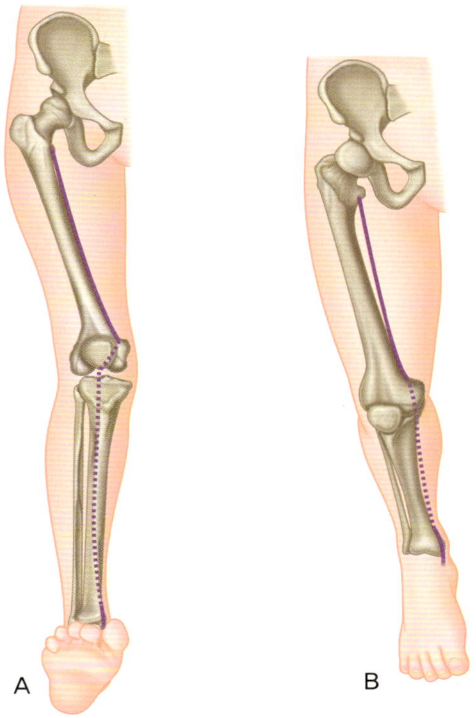

그림 6.14 A. 뒤꿈치뼈가 뒤꿈치닿기에서 기울어지면서, 이것은 무릎을 내측으로 이동하도록 하며 DFL의 이러한 부분으로 원심적으로 하중이 주어지도록 한다. B. 골반의 전면으로부터 안쪽 종방향 아치까지 근육근막의 연결선의 긴장상태는 엉덩관절 폄에 의하여 만들어지며 아치의 내려감을 자동적으로 바로잡아준다.

큰모음근은 뒤꿈치닿기 시 뒤넙다리근, 큰볼기근 그리고 기타 엉덩관절 폄근을 도와준다. 그렇지만 근육의 근막성 연결은 궁둥두덩가지의 다른 측면 위에서 속폐쇄근과 이어지며, 이것은 우리에게 넙다리뼈의 안쪽 회전을 감소시키기 위한 또 다른 방법을 제공한다. 이것은 장래의 연구에서 흥미로운 주제를 제공할 수 있을 것이다: 이러한 두 근육이 굽힘에서 골반을 안정시키도록 함께 작용하지만, 회전에서 서로 반대하는, 이러한 두 근육 사이의 연관성을 조사하기.

뒤꿈치닿기에 뒤따라서 큰모음근과 속폐쇄근으로부터의 역학적인 자극은 골반바닥으로 당김을 전달하며 배가로근으로 향한 그것의 연관성과 함께 허리근으로도 전해진다. 큰모음근은 "코어" 시스템을 각별히 골반바닥 안에서 "작동시키는" 것이 가능할 것이다. 이것은 걷기를 배우는 동안 아기의 수 많은 흔들림 실험에 의하여 골반바닥이 처음에 강화되는 방식에서 볼 수 있다(**그림 6.15**).

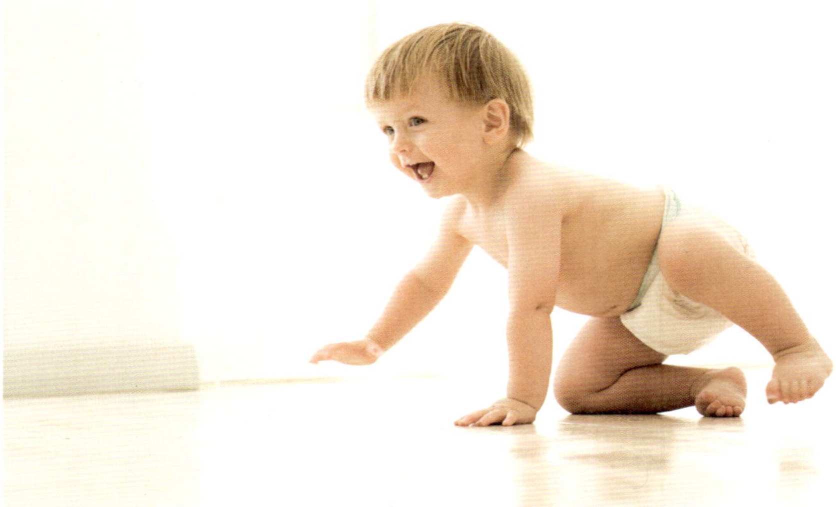

그림 6.15 걷기 시 그 첫 번째 시도의 흔들리는 불안정한 과정에서 아장거리는 아기는 모음근을 사용하며, 이 근육은 골반 바닥 안에서 수축과 긴장도를 자극하게 된다. 이것은 오로지 그 아기가 일어서며 걷는 것을 학습하도록 도울뿐만 아니라 소변과 대변의 조절도 도와줄 것이다.

복부의 공간을 둘러싸는 근육들의 벽(골반바닥, 배가로근 그리고 가로막) 안에서 수축을 자극함에 의하여, 신체는 작용기전의 또 다른 수압증폭기 유형의 이점을 취할 것이다(**그림 6.16를 참조; 그 뒷장도 참조**). 배가로근 내부의 긴장상태를 통해서 신체는 허리근, 허리네모근, 척추세움근 그리고 뭇갈래근 등 허리를 안정시키는 근육들의 근육바깥막(개별 근육 전체를 둘러싸는 바깥막)을 미리-긴장시킨다. 근육의 이러한 상이한 층들은 등허리근막의 상이한 층들을 경유해서 역학적인 긴장을 받아들일 것이다: 심부의 전방 연결선을 포함하는 움직임으로 인해서 배가로근과 등허리근막의 전방 층을 경유하는 허리근; 등허리근막의 중간 층을 사용하는 측방의 및 나선의 연결선 벡터를 경유하는 배속 및 배바깥빗근.

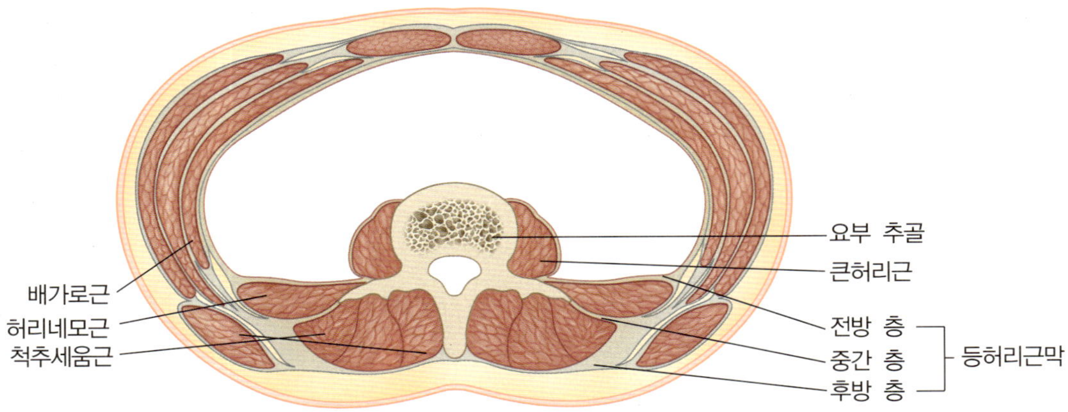

그림 6.16 뒤꿈치닿기 시 큰모음근의 수축은 아마도 골반바닥과 배가로근을 자극할 것이며, 척추세움근을 둘러싸는 근막의 층을 긴장시키며, 허리를 안정시키도록 그리고 세움근을 보조하도록 도와준다. 이것을 7장 후방의 기능적 연결선에서 더 깊이 살펴볼 것이다.

전방과 후방의 균형 Front and Back Balancing

또한 중요한 등허리근막의 후방 층은 5장에서 설명한 듯, 신체의 한 측면의 넓은등근과 그 반대 쪽의 큰볼기근 사이의 연결이기도 하다.

나선의 연결선이 큰돌기에서의 방향전환 지점을 경유해서 후방의 기능적 연결선과 이어지면서, 이것은 Zorn과 Hodeck에 의하여 제안된 "흔들리는 보행자(Swingwalker)" 기전의 후방구획을 형성한다. 이러한 모델에서, Zorn과 Hodeck은 보행의 일종의 "뒤집힌 진자" 모델이 전면과 후면에서 탄력적인 반동의 효율성을 위해서 필요하다는 것을 제안한다(**그림 6.17**). 앞서 설명한 듯, 신체의 전면은 표면의 전방 연결선과 나선 연결선의 앞쪽 부분을 통해서 상당히 기여한다. 그렇지만 이러한 연결선 모두는 우리를 넙다리와 골반으로부터 가슴우리까지 데려간다. 심부의 전방 연결선은 좀 더 깊은 경로를 따라가며, 우리를 엉덩뼈와 전방 요추의 안쪽으로 데려가며 이러한 내부의 경로를 통해서 가로막으로 연결한다.

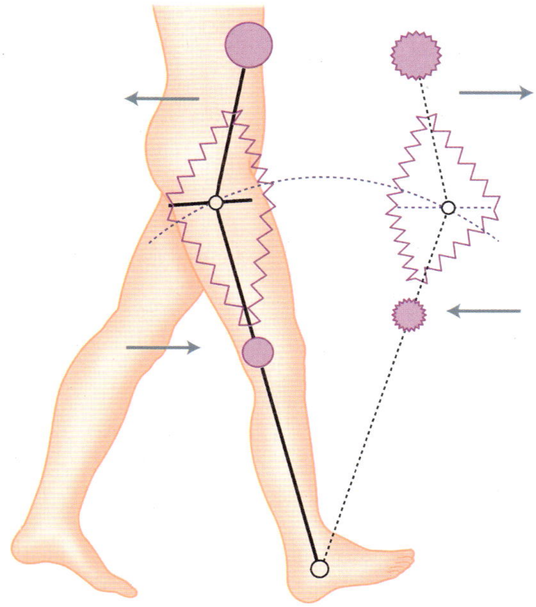

그림 6.17 롤퍼이며 자연과학자인 Adjo Zorn과 Kai Hodeck은 걷기의 컴퓨터 – 계산의 모델을 개발했다. 진자– 형태의 작용으로서 걷기를 살펴보았던 이전의 연구에서 확장해서, 그들은 두 개의 스프링으로 이어진 이차적인 –그리고 뒤집힌–진자를 더해줄 필요성을 깨달았다. 만약 그들이 그 스프링 안에서 긴장력을 올바르게 설정했다면, 그 모델은 그 운동학적 에너지를 탄력의 에너지로 돌려주는 것이 가능했으며 그러므로 에너지의 다른 형태나 엔진(근육)을 필요로하지 않는 움직임의 수동적인 체계를 만들었을 것이다. Dalton과 동료에서(2011) Zorn과 Hodeck 으로부터 인용함.

"우리는 컴퓨터 프로그램에서 한 가지 시상면 모델을 만들었으며 그것에 정확한 인체계측의 자료를 부여했으며....우리는 그 설계작업을 적절하게 만들어준 결정된 스프링 변수(길이와 경도) 그리고 적용된 기전의 몇 가지 수학적인 도구의 도움으로 움직임 공식을 해결했다."(Dalton과 동료들 [2011] 에서 Zorn과 Hodeck)

역학수용기들이 그렇게도 풍부하게 들어있는, 결합조직의 3차원적 그물망은 신체의 컴퓨터 그물망이다. 이것은 움직임을 통해서 지속적으로 자극을 받아들이고 있으며, 패턴 인식을 통해서, 이것은 올바른 반응을 만들도록 근육 긴장도를 조절할 수 있다. 반복을 통해서(유아가 바로 서며, 이어서 돌아다니며, 이어서 걷고 달리는 법을 배우기에 앞서 얼마나 많은 회수를 넘어졌는가?), 비록 단지 구조적이며 기능적인 측면만이 아니라 사회적인 그리고 환경적인 측면도 함께해서 발생해야 하는 많은 필수적인 요소들이 관여되어 있을지라도, 우리는 움직임의 가장 효율적인 방법을 학습하는 것으로 보인다.

효율적인 움직임에서, Zorn과 Hodeck은 각별하게 허리근이 나선의 연결선과 후방의 기능적인 연결선의 후방 멜빵에 대한 대립작용에서 작용하는 탄력적인 요소라는 것을 제안한다. 허리근은 상당한 역할에 대한 많은 신뢰를 받으며, 앞서 언급한 듯 이것은 각별하게 표면의 전방 연결선의 작용 등, 많은 다른 근막의 요소들을 보완한다. 허리근은 종종 신체 내부에서 근육의 중심부 역할에 대하여 그리고 허리 신경얼기를 위한 일종의 도랑으로서 작용한다는 그 사실에 대하여 신체치료사들로부터 상당한 관심을 받는다. 허리근은 허리 신경얼기와 그 밀접함이 신체의 컴퓨터 그물망의 부분 안에서 자체의 "계산작용"에 도움을 줄 수 있는가?

탄력적 효율성 감독하기 Elastic Efficiency Monitoring

Zorn과 Hodeck의 연구는 우리에게 신체가 탄력적 반동의 효율성을 증대시키기 위한 상반적인 배열의 이점을 취하는 것이 가능한 그 방법에 대한 유용한 (컴퓨터 계산을 통해서) 모델을 제공한다. 명백하게, 이것은 컴퓨터 스크린상에서 앞뒤로 반동하는 것만이 가능한 골반보다는 훨씬 더 복잡하다. 그렇지만, 위의 인용은 우리에게 발바닥굽힘근들이 발에 의하여 만들어지고 있는 작용과 조화를 이뤄 근육들의 활성화의 강도를 조절하는, Sawicki의 역학적인 발바닥굽힘의 부츠에서 우리가 일찍이 살펴보았던 그 역학적인 감독의 과정에 대한 통찰력을 우리에게 부여한다. 발바닥굽힘이 도움을 받을 때, 대체로 그 근육들은 적게 일해야 하는 것을 "알고 있다."

완충효과의 다양한 정도와 함께 뒤꿈치닿기의 힘을 조사한 연구들과 같이 다른 연구들에서 발생하는 이러한 유형의 내부적인 그리고 자동적인 조절을 보게 된다. 반드시 발에 제공된 보호의 정도는 거기에서 발이 바닥과 닿게 되는 힘의 양을 변화시킨다. 이것은 며칠간 매우 부드러운 깔창의 신발을 신은 후 상당히 딱딱한 깔창의 신발을 신게 될 때 당신이 느낄 수 있는 그 감각이다: 처음 몇 발짝은 정상적인 것보다 더 딱딱하게 느껴진다. 그렇지만, 신체는 빠르게 적응하며 그 힘을 당신의 몸에서 무의식적인 노력으로 완충하게 된다.

이것에 대하여 몇 가지 이유가 제기되었다. 나는 이것이 우리에게 신체 내부로 수용되는 역학적인 하중부하의 양을 최적하도록 허용한다고 믿는다. 만약 우리가 지나치게 큰 힘으로 착지한다면, 신체는 그 충격을 효율적으로 흡수하지 못할 것이며; 우리가 지나치게 부드럽게 착지한다면, 그 충격을 흡수하도록 필요한 감속의 힘은 탄력적 조직으로 하중을 부여하기에 충분히 강하지 않을 것이며, 신체에 이러한 움직임을 지속하기 위해서 더 많은 에너지를 사용하도록 강요할 것이며—이것은 걷는 것보다 기는 것이 더 많이 에너지 비효율적이다. 그러므로, 적절하게 작용할 때, 고유감각수용기들은 능동적인 작용을 줄여주도록 운동학적 에너지가 탄력적인 조직으로 "딱 알맞게" 하중을 부여하고 탄력적인 반동으로부터 이점을 취하게 되는 이러한 "골드록스" 수준을 추구한다.

Snel에 의한 연구는 충격의 순간 그 힘이 사용된 신발에 상관없이 비교적 일정하게 유지된다는 것을 보여준다(**그림 6.18**) (Dalton 2011에서 Gracovetsky에서 인용함). 이 연구에서 달리기를 연구한 반면, 이것은 신발의 갑작스런 교체에 이어지는 뒤꿈치닿기 충격에서 변화에 관하여 우리에게 정보를 알려줄 것이다. 너무도 빈번하게 충분한 두께의 깔창에서부터 얇은 깔창으로 바꿀 때, 우리는 그 "계산 작용"이 충격흡수체계를 재측정하면서, 처음 한 두 발자국 동안 뒤꿈치 닿기의 충격을 느낄 수 있을 것이다.

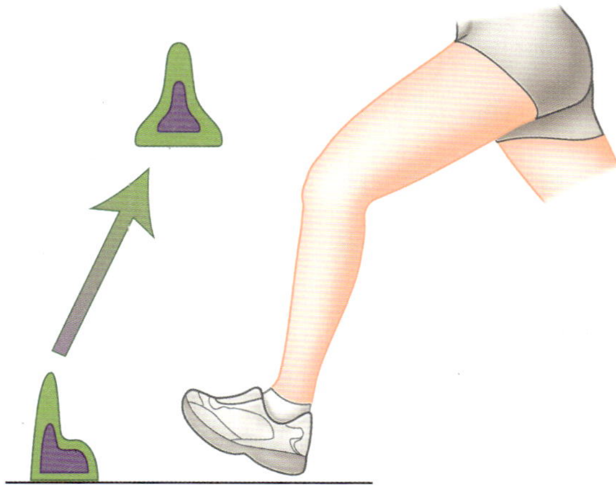

그림 6.18 뒤꿈치닿기 파장(PI)을 조사할 때, Snel은 상이한 깔창으로 신발의 변화를 사용함이(맨발과 함께) 뒤꿈치닿기 파장에 별다른 변화를 만들지 않은 것을 보여주었다. 신체가 그 조직을 통해서 비교적 일정한 하중부하를 유지하도록 자체의 움직임을 조절한다는 것이 제안되었다.

중요한 사건

앞 장에서 이미 동작의 세 평면 – SBL 그리고 SFL과 함께 시상면, LTL과 함께 전액면을, 그리고 SPL과 함께 수평면을 –의 각각을 다루었듯이, 발생하는 사건들의 대부분도 이제 설명될 것이다. 아래에서 개략적으로 설명되는 DFL에 대한 몇 가지 특수함이 있겠지만, 심부의 전방 연결선에 대한 중요한 점은 표면의 연결선의 모두가 동시적으로 하중부하 하는 것이 가능하다는 것이다.

우리의 목적은 어느 한 연결선도 다른 어떤 것보다 더 많은 작업을 수행하거나 더 많은 스트레스를 흡수하지 않도록 그 연결선들의 각각을 통해서 반드시 균등한 하중부하를 확립해야 하는 것이다. 표면의 연결선들은 보다 깊은 조직들로 움직임의 운동량을 전하도록 반드시 충분하게 길어야 하며, 포함된 그 힘의 자신들의 정당한 몫을 흡수할 수 있도록 강해야 한다. 기능장애는 과사용이나 부족한 사용에 의하여 유발된 그 근육근막의 "경직된 충격흡수의 체계"에서의 불균형으로부터 기인한다. 기능장애를 바로잡기 위해서 우리는 반드시 적절한 조직을 표적으로 삼은 근력 강화와 스트레칭 운동을 사용하는 방법을 반드시 찾아내야 하는 한편, 고유감각수용기들의 역할도 알아야 하며 – 모든 기능장애가 조직 제한에 의하여 유발되는 것은 아닐지라도, 이것들은 운동 패턴형성에 의하여 유발될 수 있다.

중요한 사건으로 환자를 부드럽게 격려함은 당신에게 움직임 제한이 고유감각수용적인가 아니면 실제적 조직제한인가 말해줄 수 있다. 우리는 종종 나쁜 습관을 배우며, 이전의 손상이나 단순하게 친한 누군가의 움직임을 흉내내길 원함에 의하여 유발된 움직임 패턴을 통해서 우리의 근육근막의 전체 길이를 사용하지 못한다. 이러한 나쁜 습관은 우리의 역학수용기들이 근막의 효율성을 위해서 이상적이지 못한 패턴을 사용하도록 훈련시킬 수 있으며, 더 많은 작업을 요구하거나 / 또는 뒤꿈치닿기와 발바닥밀기의 진행지점들에서 불균형을 만든다. 한 움직임이 버릇이 되기 전에 필요한 반복의 횟수에 대한 숫자는 다르겠지만, 약 300회 정도일 것이다. 그 습관을 제거하거나 변화시키도록 필요한 횟수는 대략 삼천 번 정도가 되며, 어떤 패턴을 배우는 것보다 그 패턴을 버리는 것은 10배나 더 어려울 것이다.

Z-자 늘리기와 엉덩관절 위치

당신이 위의 두 가지 운동에서 느꼈듯이(**운동 6.1과 6.2**), 또 다른 DFL의 사용은 발바닥밀기의 시점에서 중요한 역할을 담당한다. SBL과 SFL하고는 다르게, DFL은 각각 SBL과 SFL에서 기인된 작업인 발바닥굽힘과 엉덩관절 밀기 모두에서 관여할 것이다.

허리근 힘줄의 완전한 효과적인 사용을 위해서, 허리근은 골반과 연관돼서 모아지고 안쪽으로 회전되어 있는 펴진 엉덩관절에 의하여 성취된 적절하게 늘려진 자세가 필요하다. 단지 그 힘줄의 먼쪽 부착부가 늘려져 있을 뿐만 아니라, 가로막 위의 몸쪽 부착부 역시 반대 쪽으로 옆으로 굽혀져 있을 것이다(**그림 6.19**).

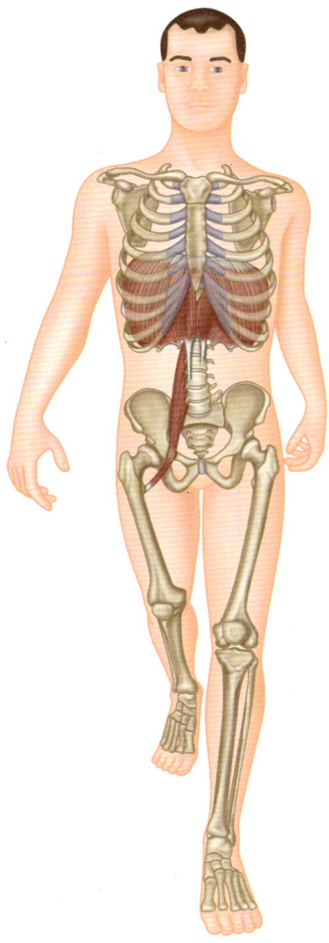

그림 6.19 이러한 약간 강조된 모습은 엉덩관절과 허리 움직임이 허리근 힘줄의 완전한 탄력적 하중부하를 허용하도록 협력한다. 앞에서 설명한 듯 단지 이것이 발바닥밀기를 도와줄 뿐만 아니라, 정상적 범위의 최종 부위에서 최대 어려움의 이러한 순간에 중요한 허리의 안정성에도 기여한다. 허리근은 하나의 움직임에서 두 가지 작업 – 하지의 반대움직임과 허리의 안정작용 –을 수행하도록 작용한다.

뒤꿈치 채찍질 Heel Whip

발바닥밀기 시 뒤꿈치의 짧고 빠른 안쪽의 "채찍질"은 허리근에서 제한의 공통적인 표식이다. 엉덩관절에서 안쪽회전은 굽힘근 복합체 안으로 강력한 힘을 보내며– 아마도 그 근육의 편안한 가동범위를 넘어서 –수평면 안에서 그 조직을 과도하게 감아준다. 이러한 에너지는 발바닥밀기 시 갑작스럽게 배출된다. 이것은 그 다리의 적지만 중대한 가쪽회전에 의하여 그 자체를 가시적으로 만들 것이며, 뒤에서 살펴볼 때 그것은 발꿈치뼈의 빠른 안쪽회전으로 보일 것이다. 이러한 "채찍질"은 아마도 앞쪽발에서 굳은살과 모든 신발의 바닥에서 회전성 마모패턴을 만들 것이다.

이러한 문제의 고질적인 사례에서, 유사한 힘을 만들 수 있는 종아리근– 발에 대한 그 근육의 영향력에서 허리근과 협동작용하는 –들도 확인해 볼 가치가 있을 것이다.

자세의 고려사항

똑바른 기립자세를 유지함은 긍정적인 방식에서 DFL에 영향을 준다. 턱과 목구멍으로부터 가슴공간 안으로 그리고 가로막까지의 연결은 엉덩관절 굽힘근의 몸쪽 부분의 긴장상태를 만드는 것이 가능한 듯 보인다. 단거리선수인 Michael Johnson은 자신의 허리를 펴고 턱을 안으로 당긴 채 달리며, 외견상 전방의 연결선으로부터 이용할 수 있는 여분의 반동의 이점– 상당한 영향으로 –을 취한다(**그림 6.20**).

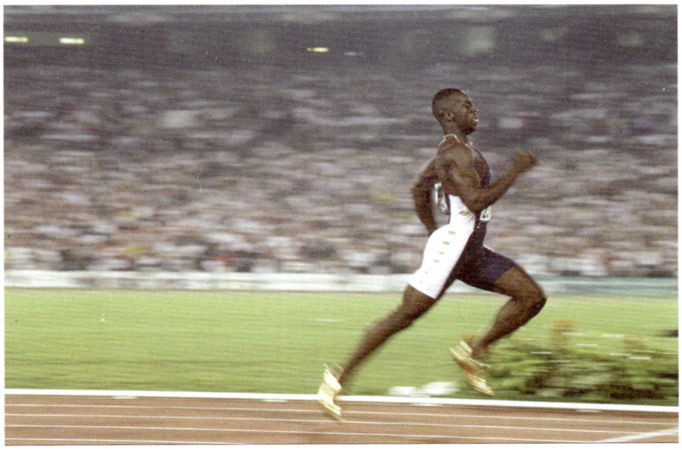

그림 6.20 200과 400미터 경주에서 Michael Johnson의 달리기방식은 그 당시에 혁명적이었다. 짧은 보폭과 조합을 이룬 그의 똑바로 선 자세는 엉덩관절 굽힘을 빠르게 만들도록 심부의 전방 연결선을 통한 탄력적 반동을 극대화시켰을 것이다.

앞으로 향한 머리 위치, 붕괴된 갈비우리 그리고 척추 내부에서 모든 회전과 기울어짐 등은 모두 DFL 안에서 당김의 흐름에 부정적으로 영향을 줄 것이며, 이것은 모든 다른 연결선들 안에서 불균형에 일조한다. 그 작업은 이러한 자세상의 문제를 확인하도록 그리고 방향을 설정한 개입– 운동, 스트레칭 그리고 필요한 물렁조직 도수교정 –을 통해서 적절한 변화를 만들도록 배우는 것이다.

7 팔의 그리고 기능적인 연결선
Arm and Functional Lines

우리가 생생한 자연의 전체 범위로부터 어떤 물체든 선택하며, 그것을 충분하게,
그리고 모든 그것의 관련사항에서 숙고한다면, 우리는 당연히 이러한 결과에 도달할 것이다:
생명의 특성을 부여함에서 자비로움이, 기계적인 구성에선 어떤 설계가 존재한다는 것,
그리고 그 결과는 전체적으로 좋다.
— Charles Bell 1837, 증명해 주는 설계로서, 손과 그 기전 그리고 생명력의 부여.

우리가 신체를 진화된 것으로든 또는 설계된 것으로든(Charles Bell이 본 듯) 간주한다면, 나는 우리가 팔이음뼈에서 이루어진 그 훌륭한 작품에 동의할 것이라고 생각한다. 손의 능숙함과 어깨관절의 가동범위는 둘 다 뛰어난 구조이며, 우리 인간 능력의 너무도 많은 부분을 허용한다.

Bell의 동년배인, Richard Lovejoy는 상지와 하지를 위한 계획이 사실상 동일하다는 것을 처음으로 알아낸 사람으로 생각된다. 그리고 Lovejoy가 설립한 런던의 자연사 박물관을 방문한 방문객들 모두는 이것이 인간에게만 독점적이 아니라는 것을 보게 될 것이다: 사지를 보유한 모든 다른 동물들도 유사한 패턴을 따른다: 어깨뼈/골반뼈, 위팔뼈/넙다리뼈, 노뼈와 자뼈/정강뼈와 종아리뼈. 손 및 발가락 모양의 분열 전략(발굽화된, 물갈퀴가 있는, 손가락 모양의 등등)에 따라서 손목뼈, 발목뼈 그리고 손 및 발가락뼈들에서는 훨씬 더 많은 변화가 존재하지만, 전반적인 구성단위는 동일하다(**그림 7.1**).

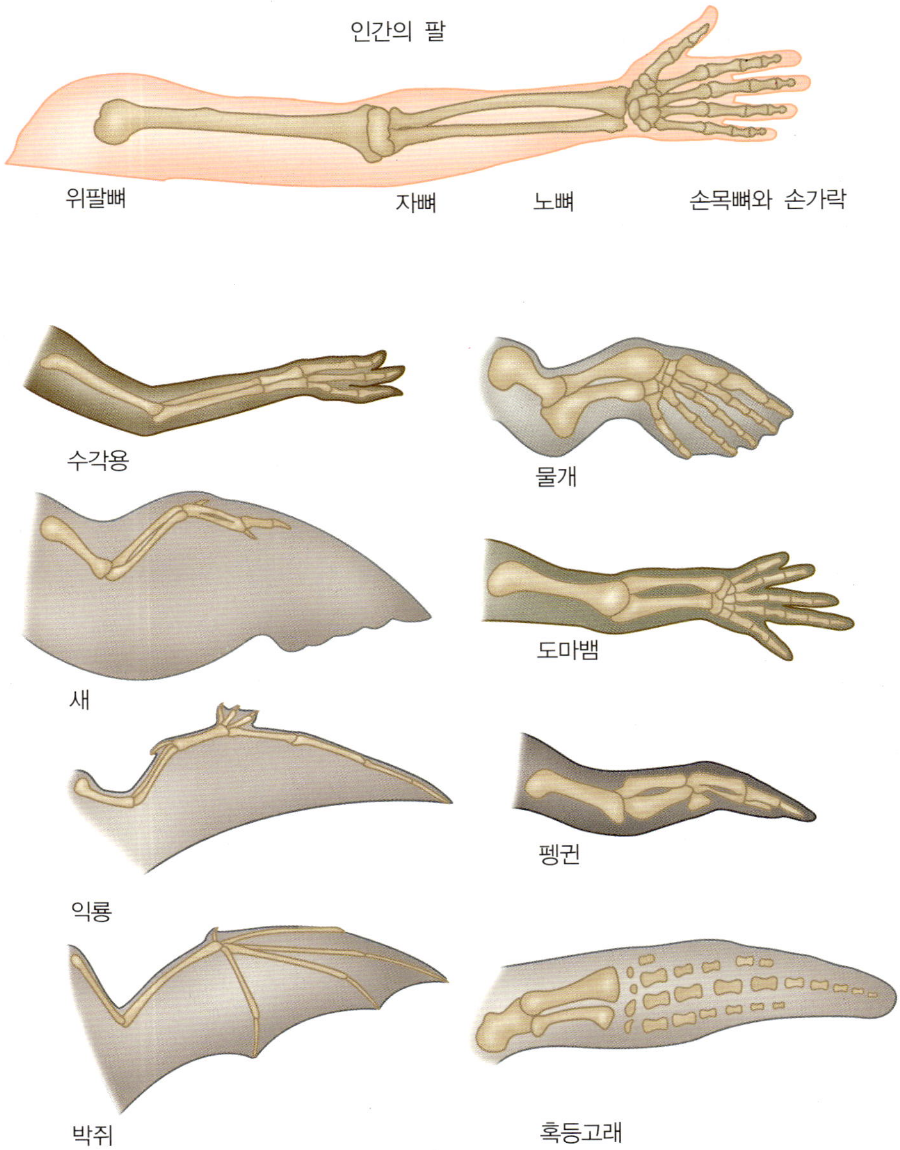

그림 7.1 상지 구조형성의 일반적인 패턴은 하나의 뼈, 이어서 두 개 그리고 다양한 배열을 갖는 보다 작은 여러 개의 뼈라는 유사한 패턴을 보유한다.

고생물학자인 Neil Shubin은 최근에 캐나다의 엘리스메어 섬에서 2004년에 발견한 화석인, 3억 75만년 전으로 거슬러 올라가는 티카알릭(Tikaalik)의 발견에 관한 자신의 연구를 출간했다(**그림** 7.2). 티카알릭은 변이의 화석이며, 연결된 팔과 목뼈의 발생을 보유한 양서류의 화석이므로, 지극히 중요하다. 티카알릭이 발견되기 전에 Shubin은 다른 종들에 대한 연구 후 대략 3억 75만년 전쯤의 화석에서 이러한 특징이 반드시 존재해야 한다는 것을 예측했으며, 그 시기의 올바른 날씨 패턴을 보유했던 지형학적인 지역들을 수색한 후, 그는 위팔과 위쪽 넙다리를 발달시켰던 초기의 화석(3억80만년전)과 손목과 발목의 뼈를 보유한 화석(3억65만년전) 사이의 잃어버린 연결고리가 되는 티카알릭을 발견했다.

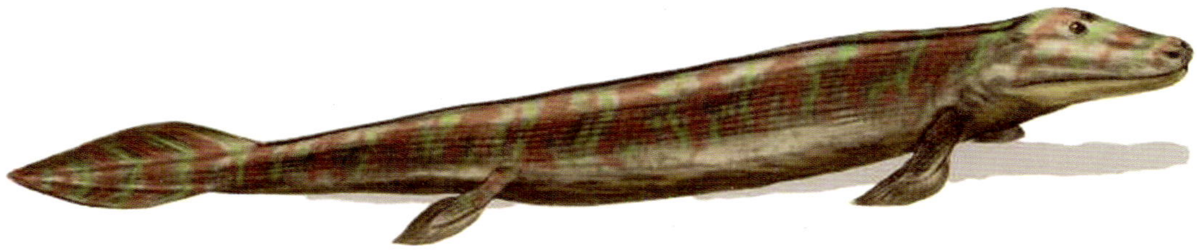

그림 7.2 납작한 머리(원추형의 물고기 머리로부터 변화된), 목뼈 그리고 분명한 상지를 보여주는 유명한 화석인 티카알릭(이 명칭은 담수어에 대한 이누이트어이다). 이러한 화석은 바다에서부터 육지로 성공적인 이전을 보여주는 것으로 널리 인정받았다.

단지 먼 친척인 티카알릭은 우리의 직접적인 선조인 것으로 주장되지는 않는 한편, Shubin은 인간이 우리의 기본적인 모양과 구성을 결정한 Hox 유전자를 통해서 이러한 유사한 특징을 발달하도록 도달한 그 방법을 당연히 설명했다. Hox 유전자에서 약간의 변형은 신체 분절들 내부에서 재배열과 돌연변이를 발생시켰던 초파리(Drosophila melanogaster)의 유전자에 대한 자신의 조작에서 Edward Lewis에 의하여 발견되었던 것처럼 우리가 신체 모양에서 보게 되는 이러한 변화들로 이어진다. DNA의 이러한 부위는 동물계 전반에 걸쳐서 종(種)을 통해서 매우 미미한 변형만을 보여주며 그러므로 일정한 신체 모양을 위한 필수적인 암호입력을 담고 있는 것으로 보이며 – 이것은 Lovejoy에 의하여 발견된 일반적인 상동관계를 설명해준다.

어떠한 돌연변이든 목뼈를 통해서 흉곽으로부터 머리의 분리처럼 상지의 발달이 같은 시기 경에 발생했던 것으로 보인다는 것은 흥미롭다. 3억75만년 전에 목과 같은 것은 존재하지 않았으며, 각별히 자신의 체중의 8%를 목 위에 올려놓는다면, 목은 지극히 불안정한 배열이다. 이러한 연결된 진화는 그러므로 중요한 것이며, 그 부위의 기능적인 해부학을 살펴볼 때 이것은 반드시 설명되어야 한다.

기능적인 연결선들이 상지와 하지 사이에서 어떤 연결을 제공하는 반면, 팔의 연결선들은 우리에게 목의 위쪽에 위치한 새롭게 불안정한 머리를 받쳐주도록 팔이음뼈의 무게를 사용하는 능력을 제공하는 것으로 보인다. 그것들의 최근의 발달로부터 아마도 예상되는 것처럼, 이러한 배열 모두는 우리가 심부의 전방 및 측방 연결선에서 살펴본 오래된 "코어"에 대하여 표면에 위치한다.

팔의 연결선 Arm Lines

보행 중 팔의 역할에 대하여 많은 논란이 존재한다. 모든 사람들이 상지에서 하지와는 상반되는 흔들기가 존재한다는 것을 받아들이는 듯 보이지만, 이것에 대한 이유는 별로 의견이 일치하지 않는다. 일부 사람들은 그 흔들기를 능동적으로 만들어진 것으로 믿으며, 다른 사람들은 그것이 다리에 의하여 만들어진 회전에 대한 수동적인 반응인 것이라고 주장한다.

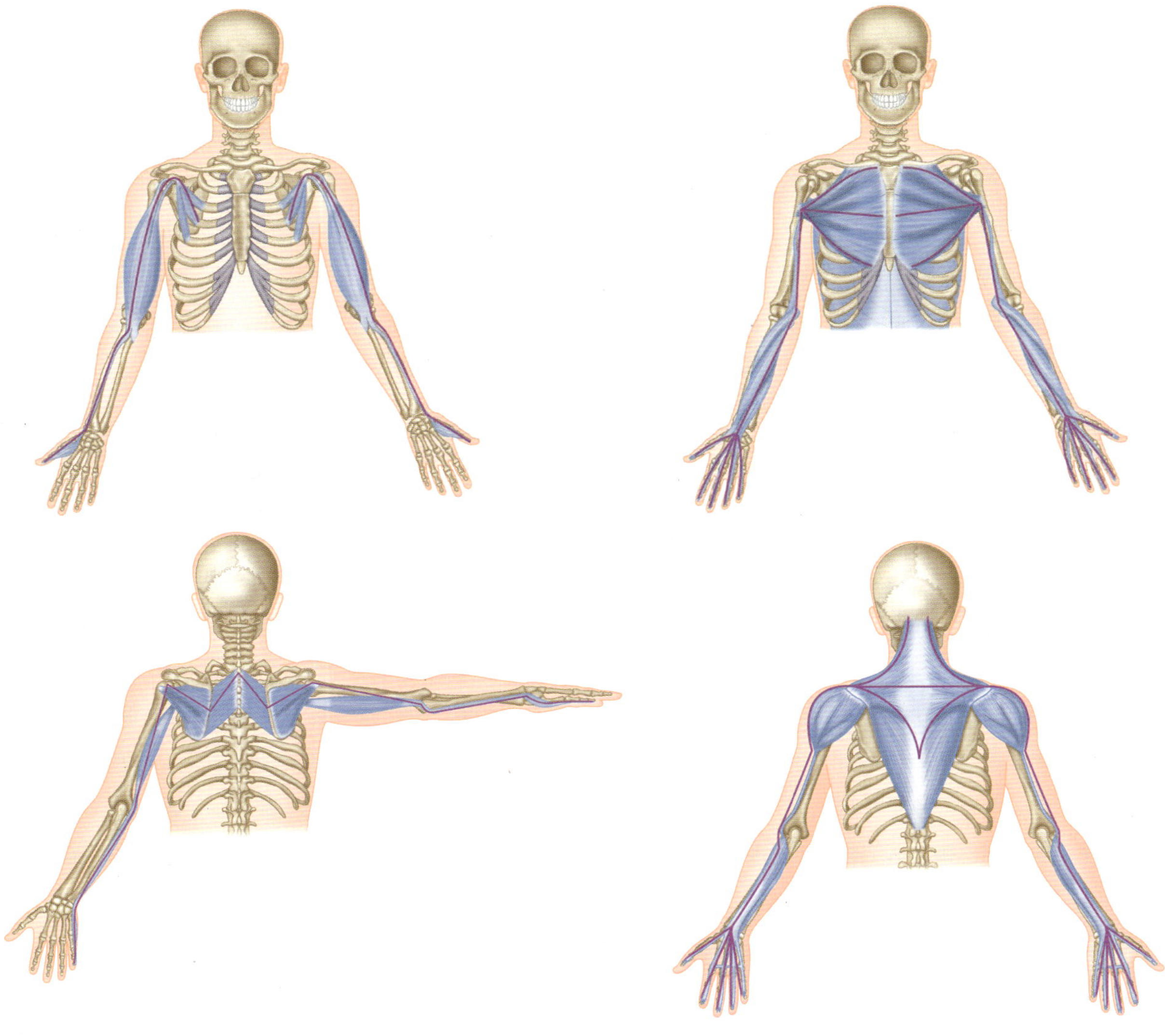

그림 7.3 팔이음뼈는 네 개의 구분되는 근육근막의 연속성을 보여준다. 그렇지만, 팔 부분은 보행에서 우리를 별로 도와주지 않으며; 많은 다른 기능적인 활동 중 팔 부분은 그것들 자체에 속할 뿐이다.

해부학적 연결선의 의미에서 팔이 전체 연결선들을 사용하거나 늘려주는 자세로 결코 위치하지 않기 때문에, 팔의 연결선들은 보행에서 과도하게 관여되지 않는다. 이것은 각별히 심부의 전방 팔 연결선과 심부의 후방 팔 연결선(DFAL과 DBAL)에서 사실이며, 이러한 연결선들은 두갈래근(DFAL) 및 세갈래근(DFAL)(각각 작은가슴근과 돌림근띠로부터 나오는)과 함께 팔을 따라서 내려가도록 위팔오목 관절에서 "방향전환"을 해야 한다. 심부의 후방 팔 연결선(DBAL)은 팔이 90° 이상으로 벌림 그리고/또는 굽힘 또는 폄으로 가져와질 때 신체의 다른 연결선들과 더 많이 연결되며, 이러한 지점에서 근육섬유 다발들의 배열은 나란해진다(**그림 7.4**).

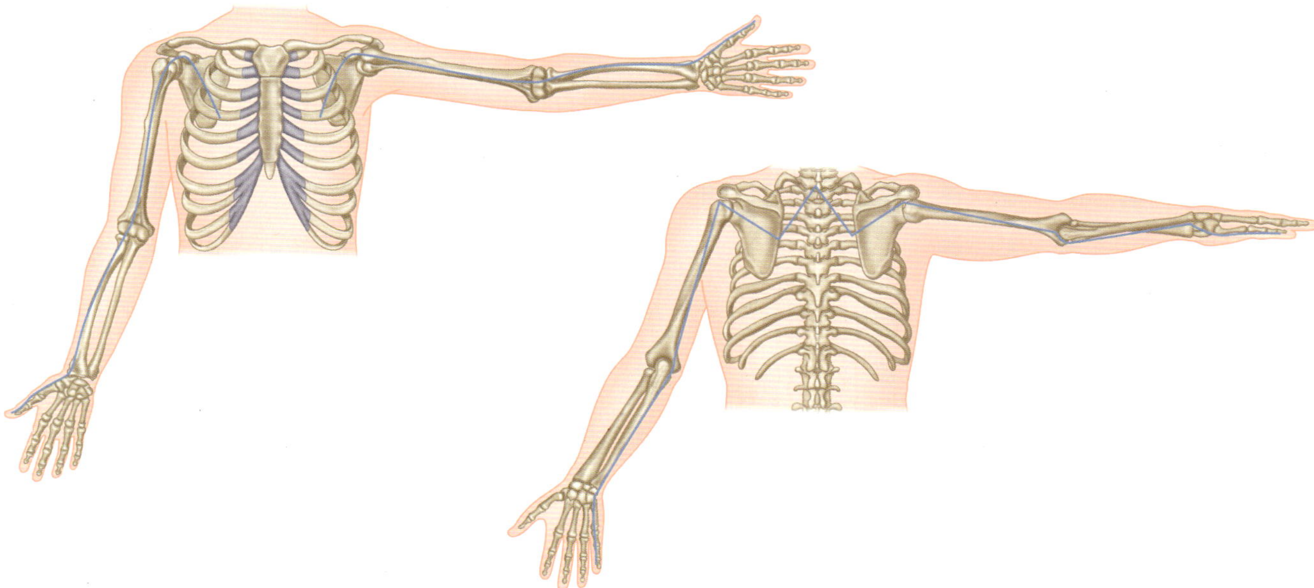

그림 7.4 전액면 그리고/또는 시상면에서 팔이 올려지면서, 심부 팔 연결선들의 조직들은 던지기, 잡아채기, 흔들기 그리고 당기기 등과 같은 활동을 위하여 여분의 안정성과 힘 분포를 제공하도록 협동할 수 있다.

두 개의 표면의 연결선은 걷기에 좀 더 관여되는 것으로 보이지만, 상당히 상이한 방식에서 작용하는 것으로 보인다. 표면의 전방 팔 연결선(SFAL)은 전방의 기능적인 연결선(FFL)과 함께 이어지며 – 두 가지 모두는 아래에서 설명될 것이다. 표면의 후방 팔 연결선(SBAL)은 머리의 안정성에서 팔이음뼈의 한 부분으로서의 역할 수행하는 것으로 보인다.

팔흔들기와 표면의 후방 팔 연결선

Pontzer, Holloway, Raichlen 그리고 Lieberman등에 의한 최근의 연구에서 우리가 예상했던 것처럼, 어깨세모근이 팔흔들기 중 활성화된다는 것을 확인했다(2009). 우리가 예상하지 못했던 것은 어깨세모근의 각각의 부위가 흔들기에 대한 반응– 즉, 흔들기를 만드는 것이 아닌 –에서 수축한다는 것이다. 전방과 후방세모근은 팔 움직임을 시작시키도록 중심적으로 수축하는 것 보다는 원심적인 시기 중에 작용한다. 대립움직임이 다시 한번 그 근육섬유에 대한 자극으로서 작용하며, 이러한 수축은 근막성 조직을 긴장시키며 그 동작을 감속하도록 수축한다. Pontzer는 상지 움직임의 대부분이 발의 발걸음에 의하여 만들어진 반응이라는 것 그리고 상지가 신체를 통해서 만들어진 회전력의 완충기로서 작용하고 있다는 것을 계속해서 보여주었다. 이 연구가 걷기의 운동학을 조사했으며(뼈의 모양과 연관성) EMG 소견도 확인한 반면, 이것은 표면의 후방 팔 연결선의 한 부분으로서, 어깨세모근에 대하여도 그렇게 했을 뿐이다. 그들이 달리고, 걷고 있을 때 모두 팔흔들기의 상이한 수준(흔들지 않기, 정상적인 흔들기 그리고 웨이트를 준 흔들기)을 제공한 그 대상에게서 측정이 이루어졌다. 그 연구는 팔흔들기가 각별히 팔에 여분의 웨이트가 부가되었을 때, 머리의 움직임의 정도를 감소시킨 것을 보여주었다. 팔흔들기를 배제함으로써 약 50% 정도 상지의 움직임을 증가시켰다는 것은 팔이음뼈가 머리를 안정시키도록 상당히 도와주고 있다는 것을 보여주는 것이다.

Pontzer에 의한 연구는 하버드 화석인류학자인 Daniel Lieberman의 이론을 뒷받침하며, 그는 강력한 목덜미인대(lig. nuchae)와 짝을 이룬 호모사피엔스의 낮고, 넓은 어깨는 머리로 올라오는 바닥의 반응력을 감소시키도록 도와준다. 목덜미인대(이것은 가시돌기사이인대와 등세모근으로부터 형성된)는 각별하게 중요한 역할을 담당한다.

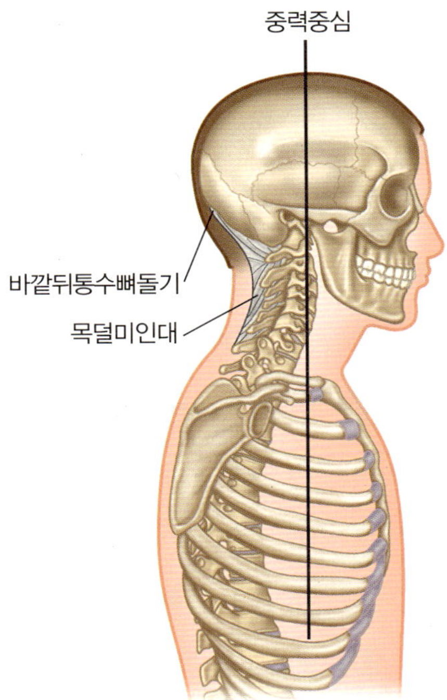

그림 7.5 목덜미인대는 인간을 위한 머리의 받침에서 중요하다. 우리 인간의 선조들 대부분의 머리뼈는 바깥뒤통수뼈 융기의 결절을 보여주지 않는다. Lieberman은 다른 영장류보다 더 넓고 더 낮은 우리의 팔이음뼈에서 변화가 그 인대를 발달시키도록 도와주었으며, 이것이 머리의 탄력적인 안정성을 보조한다는 것을 가정했다.

우리가 표면의 후방 팔 연결선의 각 부분들의 순서 확립을 살펴볼 때 우리는 어깨세모근이 등세모근의 연속이라는 것을 볼 수 있으며; 사실, 어깨세모근의 몸쪽 부착부의 모두는 등세모근의 먼쪽 부착부와 일치한다. 비록 어떤 교재들에서 빗장뼈와 어깨뼈의 반대 쪽에서 그것들을 정리했을지라도, Myers는 그 조직들이 이러한 뼈들을 가로질러 이어져 있는 것을 보여주었다.

이것은 어깨세모근의 수축이 팔흔들기 중 머리와 목의 인대로의 직접적인 연결을 제공하며, 머리가 자신의 안정화를 위해서 움직이는 팔의 에너지를 이용할 수 있도록 허용한다. Pontzer가 보여준 듯 팔흔들기를 막아버리면, 머리의 피치(pitch: 전방으로 기울어진 정도)와 야우(yaw: 한쪽 옆으로 기울어진 정도)가 증가한다. Lieberman은 또한 등세모근의 앞쪽(빗장머리뼈의) 부분은 뒷꿈치닿기 바로 직전에서 수축한다는 것도 주장했으며, 이것은 팔의 질량을 머리의 뒤쪽으로 이어주며 그 충격에서 머리가 앞으로 기울어지는 것을 막도록 도와준다(2011). 그가 지적한 듯, 우리는 이러한 기전이 필요하며, 이것은 머리의 중력 중심이 고리뼈–뒤통수뼈 관절의 전면에 위치하기 때문이며; 그 축의 뒤쪽에서 여분의 보조가 머리의 전방으로 시선응시를 유지하도록 도와준다(**그림 7.5**).

5장은 나선의 연결선이 팔이음뼈를 통해서 골반을 머리로 이어주는 방식을 보여주었다. "물고기" 몸의 근육층들에 대하여 비교적 분리된 층으로, 상지의 "더 새로운" 어깨 근육구성은 상지와 하지 사이에서 대립회전을 허용했으며 수평면 안에서 머리의 안정성을 도와준다. 마름근과 널판근이 목덜미인대를 통해서 부착되므로 그 근육들은 목덜미인대를 긴장시킬 것이며, 시상면 안에서 머리의 앞으로 기울어짐을 예방함에서 등세모근으로 더 많은 보조를 제공할 것이다.

기능적인 연결선

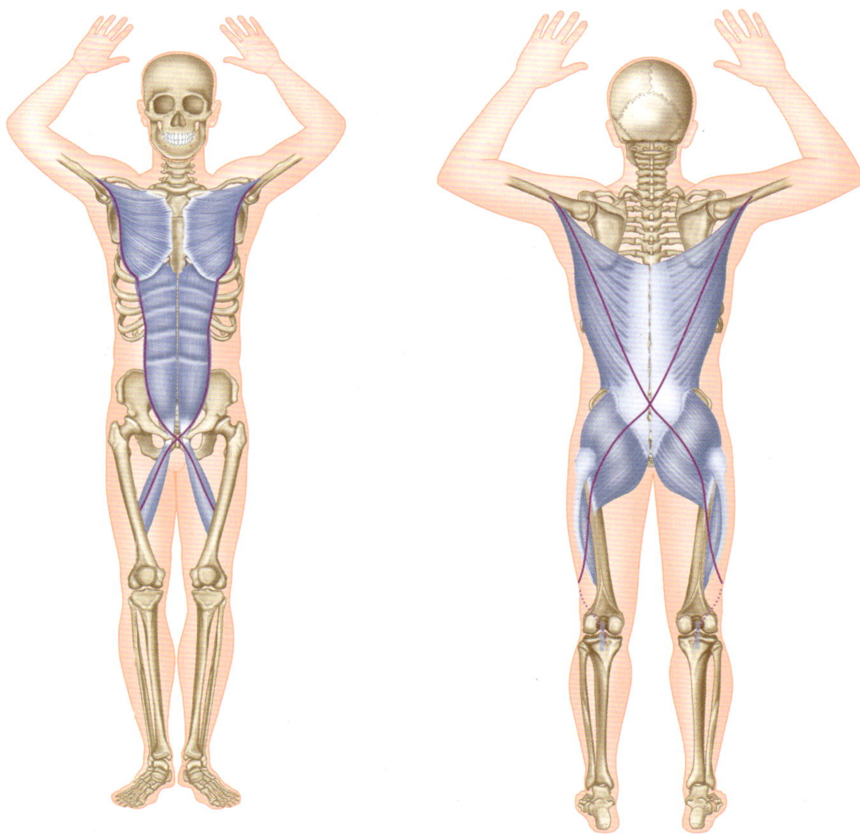

그림 7.6 전방의 기능적인 연결선(FFL)은 발바닥밀기 시 위팔뼈를 사용하도록(반대 쪽 넙다리뼈와 함께) 표면의 전방 연결선 및 심부의 전방 연결선과 함께 중첩된다. 후방의 기능적인 연결선(BFL)은 뒤꿈치닿기 시 나선의 연결선과 연합된 힘의 벡터 안으로 속하게 된다(5장을 참조).

전방의 기능적인 연결선 Front Functional Line

발바닥밀기의 시점에, 반대 쪽 팔의 흔들기와 함께 반대 쪽 위팔뼈는 반드시 발바닥밀기를 하고 있는 다리의 뼈로부터 가장 먼 지점에서 위치해야 한다. 큰가슴근은 그 팔의 뒤로밀기를 감속하도록 약간 수축할 것이며, 이것은 그 팔이 탄력적 조직으로 하중을 부하하도록 전방의 기능적인 연결선을 통한 더 많은 긴장을 만들도록 허용할 것이다 (그림 7.7).

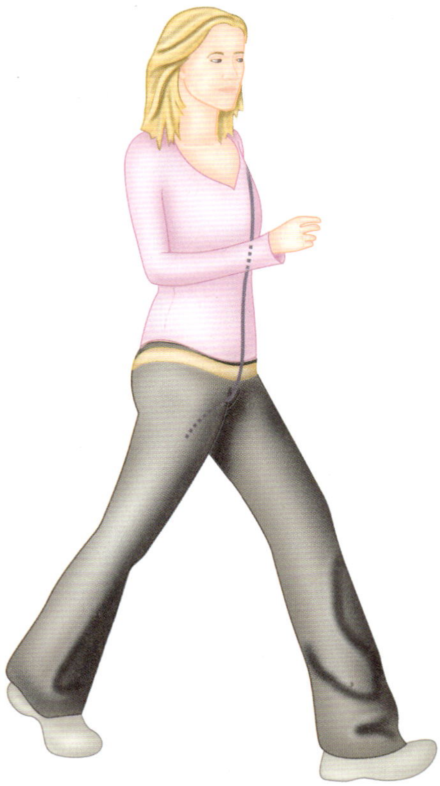

그림 7.7 발바닥밀기 시, 전방의 기능적인 연결선은 가슴의 폄, 엉덩관절 벌림, 그리고 반대 쪽 팔의 뒤로흔들기를 통해서 한쪽 측면에서 작동될 것이다. 이러한 자세는 큰가슴근의 갈비쪽 섬유들을 긴장시킬 것이며, 배곧은근으로 긴장이 이어지며 마지막으로 넙다리뼈까지 긴모음근 안으로 전해지며, 이어서 다른 연결선들과 함께 이러한 긴장력은 역순으로 몸 안으로 복귀한다.

3장에서 설명한 듯 머리의 위치가 표면의 전방 연결선에서 반동력에 영향을 줄 수 있는 것처럼, 유사한 영향(비록 조금 더 적을지라도)은 그 팔이 맞지 않는 팔흔들기나 전혀 흔들지 않기 등에 놓여있을 때 느껴질 수 있다.

Pontzer의 연구에서, 팔흔들기의 존재든 부재든 걷기의 신진대사적 비용에 아무런 차이를 만들지 않았다. 이것은 상체로부터 하체까지 향하는 조직을 통한 탄성력의 전달과 그 탄성력의 사용을 부정할 필요가 있는 것이 아니다. 이것은 지금까지 시행된 연구에서 어떤 하나의 기전이 상실되었을 때 신체가 동원하게 될 다른 보상적인 전략과 탄력적 하중부하를 동시에 측정하도록 충분히 발전되지 않았다는 것이 개연성있을 것이다.

예를 들어, 그들은 "달리기는 더 많은 안정화작용의 근육작용으로 이어질 것이며, 골반, 어깨 그리고 팔 사이에서 보다 강한 연결(즉, 좀 더 단단한 '스프링')이 필요할 것이라고 주장한다. 보다 단단한 '스프링'이 포함된 신체분절에 대한 자연적인 주기를 증가시킬 것이므로, 보다 단단한 '스프링'이 달리기에서 이용된 보다 큰 보폭주기에 의하여 필요해질 것이다." 즉, 신체는 그것을 통해서 작용하는 힘에 적응하며, 효율성을 최적화하도록(가능할 때) 그 경도를 조절한다. 다시 한번, 근육근막은 자기-감독 작용에 놓여있는 것으로 증명되며, 물렁조직의 무의식적인 상태측정을 만들며 "경도조절의 시스템"으로서 근육의 수축적 특성을 이용한다.

거의 모든 성인에게서 팔을 흔들며 또는 흔들지 않고 걸을 수 있다는 것은 분명하며, 걷기에 대한 팔흔들기의 기여(그 움직임에 대한 팔흔들기의 반응에 반대되는)에 대한 증거가 아직은 확보되어야 하는 반면, 대부분의 보행자들은 그 이점과 효과를 느껴왔다. 우리의 결론은 반드시 우리가 어깨로부터 생기는 사건의 하행하는 연쇄작용을 완전하게 이해하길 원한다면 "더 많은 연구가 필요하다"는 것이다.

후방의 기능적 연결선 Back Functional Line

5장에서 우리는 후방의 기능적인 연결선이 나선의 연결선에서의 엎침 감속시키기를 도와주도록 뒤꿈치닿기에서 이용되는 방식을 살펴보았다: 이것은 한쪽 위팔뼈로부터 반대 쪽 넙다리뼈까지의 대립측면의 멜빵을 만든다. 이러한 연관성은 Vleeming과 Zorn에 의하여 충분히 연구되었다. 이제 후방의 기능적 연결선이 등의 보다 심부의 근육과 상호작용하는 그 방법을 살펴볼 필요가 있을 것이다.

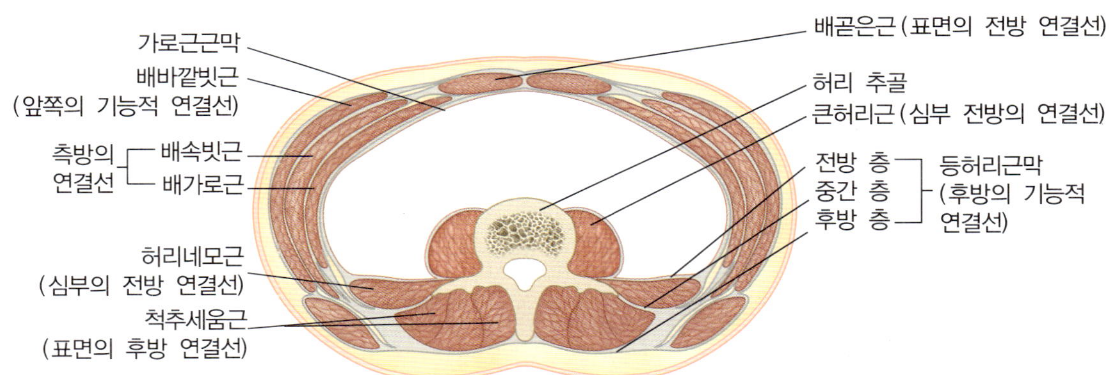

그림 7.8 뒤꿈치닿기 시, 후방의 기능적인 연결선은 엉덩관절 굽힘과 그 반대 쪽 팔흔들기에 의하여 허리를 가로질러 긴장될 것이다. 이러한 미리-긴장은 엎침 동작의 감속을 도와줄 것이지만 또한 세움근 안으로 향하는 압력을 만들 것이다. 세움근(각별히 펴진 팔의 쪽에 위치한)은 꽤 강력하게 자체의 수직적 정렬 안에서 수축할 것이며 그러므로 자체의 용적을 외부로 팽창시킬 것이다. 양쪽 허리네모근 모두는 수축하고 있을 것이며, 양측면 모두에서 가로돌기의 옆으로 굽힘과 회전을 처리할 것이다. 배속 및 배바깥빗근 그리고 배가로근은 몸통 폄, 옆으로굽힘 그리고 회전에 의하여 긴장될 것이며 그러므로 등허리근막의 전면 및 중간 층의 전부를 긴장시킬 것이다. 허리는 상이한 방향에서 미끄러지며 수축하는 근육근막의 복잡한 정렬에 놓이며 개별 근육들의 수축은 수압의 증폭기 영향과 그 조직의 나란한 미리-긴장 만들기를 통해서 그 근육의 이웃한 근육의 수축을 도와준다.

뒤꿈치닿기 시 많은 상이한 방향에서 미리－긴장된 상태에 의하여 그리고 수축함에 의하여, 허리복합체는 일종의 독립적인 체계로서 간주될 수 있다(**그림 7.8**). 한 근육의 팽창은 또 다른 근육의 근막을 긴장시키며, 뒤꿈치닿기 시 위치에 의하여 만들어진 근막의 길어짐은 그 수축으로 더 많은 파워를 더해줄 것이다. 근막성 당김(긴장)의 분포는 Franklyn－Miller에 의하여 조사되었다(2009). 적절한 지점에서 긴장도를 측정하는 장비와 함께 다섯 사체에서 무릎펴고 올리기를 시행함에 의하여, 그들은 그 하지와 허리를 통해서 만들어진 긴장의 양을 기록하는 것이 가능했다(**그림 7.9**).

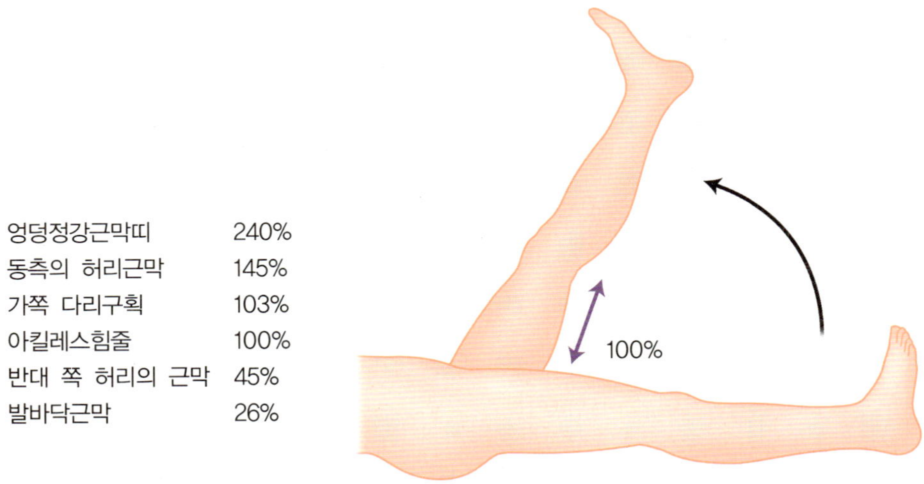

그림 7.9 다음 기록된 지점에 위치한 긴장측정기를 사용해서, Franklyn－Muller는 무릎펴고 다리올리기를 시행할 때 근육근막의 조직 내부에서 긴장분포를 보여주었다. 그 연구는 사체에서 시행되었으며, 조직 긴장상태가 역학적이며 근육 수축의 결과가 아니라는 것을 보여준다. 그 결과는 표면의 후방, 나선의, 측방의 그리고 후방의 기능적 연결선 등을 통한 긴장력을 만들기 위한 엉덩관절 굽힘의 능력을 보여주며, 그것들은 소위 엉덩관절 폄근들의 근육 부착을 넘어서 이러한 긴장의 폭넓은 분포를 보여주었다.

조직긴장은 신체 내부에서 다양한 깊이로 발생하며, 각각의 층들은 **그림 7.8**에서 보여준 그 구획들을 넘어서 움직임을 도와주며, 움직이고 활주하는 것이 가능할 필요가 있다. 감사하게도 근육들 사이의 사이막들의 각각은 그물눈(느슨한 결합)조직에 의하여 "미끄러워져" 있다. 이러한 조직은 근막시스템의 수분을 품고 있는 그리고 늘어날 수 있는 연장부이며 이것은 층들이 서로의 연결을 유지한 채 서로에 대하여 미끄러지는 것을 허용한다.

동측의 기능적 연결선 Ipsilateral Functional Line

"해부학적 연결선"의 두 번째 판에서 Myers는 동측의 기능적 연결선(IFL)을 추가했으며, 이러한 연결선은 넓은등근의 외측면으로부터 배바깥빗근으로 그리고 넙다리빗근까지 진행한다. 이것이 수영에서 크롤 스트로크에 포함된다는 것으로 주장되는 한편, 이러한 연결선은 발바닥밀기 후 다리들기에서 자체의 도움을 주는 보다 일반적인 사용을 보유할 것이다.

발바닥밀기에서 측면의 조직들을 살펴본다면, 엉덩관절과 무릎관절이 펴지며 엉덩관절은 안쪽으로 회전된, 넙다리빗근을 위한 이상적인 하중부하된 것을 보게 된다(**그림 7.10**). 체간은 앞으로 내밀어진 팔과 반대 쪽으로 옆으로 굽혀질 것이며, 또한 넓은등근과 가쪽 배바깥빗근에 하중부하를 위해서 이상적이다.

그 결과적인 하중부하는 우측 엉덩뼈의 내려감을 조절하도록 배바깥빗근의 활성화에 의하여 증가될 것이며, 일단 최종범위에 도달한 후, 전체 연결선은 그때 그 넙다리가 가쪽으로 회전하도록, 무릎과 엉덩관절은 굽어지도록(넙다리빗근의 모든 작용) 도와줄 것이며, 우측 엉덩뼈는 들려지며 좌측으로 회전하고(배바깥빗근) 마지막으로 팔이음뼈는 좌측으로 회전하고 위팔뼈는 펴지게 된다(넓은등근).

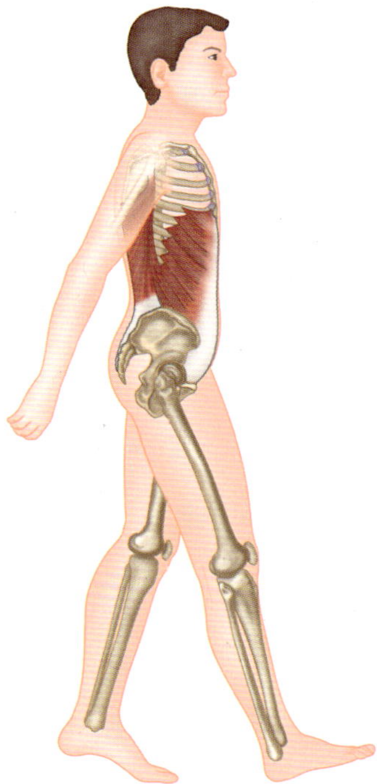

그림 7.10 넓은등근의 가쪽 섬유들은 굽힘으로 팔흔들기와 반대 쪽으로 팔이음뼈의 회전 모두에 의하여 긴장될 것이다. 배바깥빗근의 거의 수직인 섬유들은 엉덩뼈 내려감과 팔이음뼈로부터 반대 쪽 방향으로 회전에 의하여 긴장될 것이다.

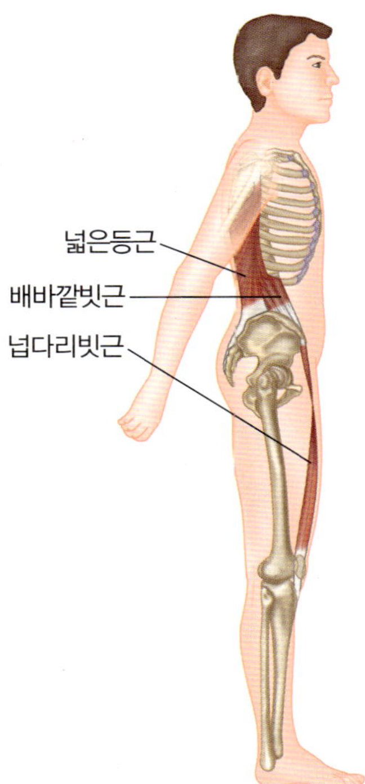

그림 7.11 이러한 절개에서 분명하게 보이듯, 넓은등근의 갈비뼈 부착치점은 가쪽 배바깥빗근 안으로 이어지며, 이것은 우리를 위앞엉덩뼈가시와 넙다리빗근으로 데려간다.

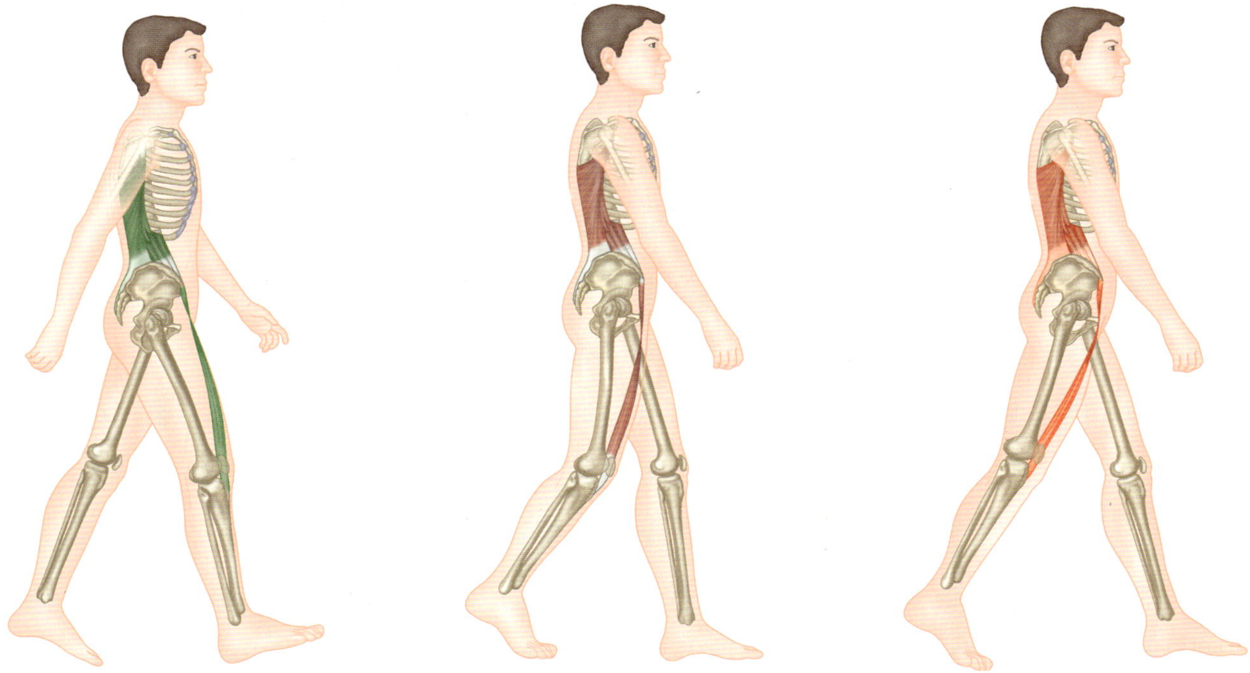

그림 7.12 굽혀진 엉덩관절, 펴진 무릎관절 그리고 넓은등근과 배바깥빗근의 이어짐과 함께 보다 수직으로 배열된 팔이음뼈 등으로 인해서 자연적으로 짧아진 우측의 동측 기능적 연결선에서, 다리는 그것의 착지하는 패턴으로 "내려가는" 것이 더욱 가능하다. 유각기 중 엉덩관절 폄으로 진행하면서 그리고 팔이음뼈가 반대방향으로 반동하면서, 우리는 이러한 연결선의 점진적인 긴장상태를 보게 되며, 이것은 다리회전의 풀어짐을 도와줄 수 있으며 다음 번 유각기 중 필요한 무릎굽힘으로 이어질 수 있다.

요약 Summary

1. 팔흔들기는 두발 보행에 의하여 유발된 회전력의 에너지를 분산시킨다.

2. 팔의 연결선들은 그것들이 자체의 전체 연결선을 통해서 사용되지 않으므로, 보행과 별로 관여되지 않는다.

3. 표면의 전방 팔 연결선의 등세모근과 어깨세모근은 목덜미인대를 통해서 시상면 안으로 머리를 안정시키도록 도와줄 것이다.

4. 전방의 기능적 연결선은 발바닥밀기 시 엉덩관절 굽힘을 도와주도록 위팔뼈 위치를 사용하는 표면의 전방 그리고 심부의 전방 연결선과 중첩된다.

5. 후방의 기능적 연결선은 뒤꿈치닿기 시 나선의 연결선 안으로 섞어지며(6장에서 설명한 듯), 큰돌기를 일종의 "방향 전환장치"로서 사용한다.

6. 허리 근육근막의 복합체는 그 주변 조직의 효율성을 도와주도록 근막성 긴장과 근육 수축을 이용하는 일종의 독립적인 체계로서 간주될 수 있다.

7. 이러한 체계 모두는 느슨한 결합조직에 의하여 제공된 층들 사이에서 가동성을 요구한다.

중요한 사건

팔흔들기 Arm Swing

팔흔들기에서 논란이 이어지는 한편, 우리는 여전히 다른 부위 안에서 무슨 일이 발생하고 있는가의 지표로서 팔흔들기의 크기와 리듬을 사용할 수 있다. 지나치게 많은 흔들기는 체간 내부에서 충분하지 못한 회전적인 능력의 지표인 것이며, 이것은 그것들의 정상적인 양보다 더 많은 흔들기를 팔이 받도록 만들 것이다. 지나친 흔들기가 존재한다면, 가슴의 회전능력을 살펴본다. 이것이 정상으로 보인다면, 발걸음의 길이가 지나치게 길 것이다. 이것은 또한 다른 요소들을 조사할 가치가 있다: 양 팔이 수동적인가 아니면 그것들이 더 많은 흔들기를 만들도록 "작용하고" 있는가? 만약 후자인 듯 보인다면, 지나친 팔흔들기 이면의 병력상의 그리고/또는 심리학적인 동기를 살펴보는 것이 유용한 통찰력을 드러내 줄 것이다.

전방의 기능적 연결선

팔흔들기가 정상적이며 "중요한 사건"의 모두가 바르게 생긴다면, 전방의 기능적 연결선은 당연히 자신의 역할을 수행해야 한다. 이러한 연결선의 주요 역할은 아마도 골반과 가슴 그리고 반대 쪽 팔 펴기 사이에서 연관된 회전과 함께 엉덩관절 폄과 모음, 가슴 펴기가 될 것이다.

후방의 기능적 연결선

이것은 전방의 기능적 연결선에 정확히 반대된다. 여기에서 우리는 엉덩관절 굽힘, 동측에서 엉덩뼈의 후방 기울이기 그리고 팔의 굽힘과 짝을 이룬 골반과 반대 쪽 팔이음뼈 사이의 회전이 필요하다.

동측의 기능적 연결선

이러한 측면의 조직이 사용되기 위해서, 엉덩관절과 무릎관절은 반드시 펴지고 안쪽으로 회전되어야 하며; 골반은 반드시 동측으로 기울어지고 그 팔은 굽혀져야 한다.

8 탄력적인 보행자 : 나를 당겨요, 당신을 밀어 줄께요

Spring Walker: Pull Me, Push You

인간이 야성의 자연의 갑옷을 보유했다면, 그는 더 이상 기술자로서 일하지 않을 것이며, 가슴 갑옷으로 자신을 보호하지도 않을 것이며, 창이나 칼을 만들지도 않을 것이며, 말을 타고 사자를 잡기 위한 재갈을 발명하지도 않았을 것이다. 그는 평화의 기술을 따르지도 않았을 것이며, 피리나 현악기를 만들지도 않았을 것이고, 집을 세우지도, 제단을 건립하지도, 법률을 새기지도 않았을 것이며, 글자와 재능 있는 손을 통해서 한때는 플라톤과 대화하고, 다른 때에는 아리스토텔레스나 히포크라테스와 고대의 지혜와 영적인 교감을 나누지도 않았을 것이다.

— Galen

우리의 두발 보행의 영향은 사백만년에 걸친 진화에 의하여 연마되었으며 성숙해졌다. 똑바로 서기에 의하여, 우리가 자신의 허리와 엉치엉덩관절을 약간의 위험에 빠뜨리기 때문에, 두발로 걷기는 우리의 안정성 위에서 가동성의 타협과 같은 것이지만, 그 이점은 이러한 약간의 희생을 압도한다.

두발로 생활하는 것은 태양에 대한 우리의 노출을 감소시켰으며, 이것은 분명히 도구를 결국 불을 다루기 위하여 우리의 팔을 자유롭게 만들었다. 이것은 신진대사상으로 보다 적게 에너지가 들게했으며, 우리가 우리의 근거지로부터 더 멀리 탐색할 수 있도록 허용했다. 달리기의 발달 그러므로 끈질긴 사냥은 사냥한 동물의 움직임에 대한 예측과 연상작용을 가능하게 한 추상적인 사고의 능력과 함께 생겨났다. 사냥 자체를 위하여 필요한 협동작용과 함께 불로 고기를 익히는 것 그리고 사냥에 대한 생각을(그리고 이어서 사냥에 대한 이야기를) 나누는 것은 우리의 초기 언어를 확대시키도록 도와주었다.

이러한 요소들의 전부는 우리의 적응력에 더해졌으며, 그것에 의해서 우리를 위해서 더 많은 칼로리를 사용하게 만들었다. 우리는 선조로서 보다 크고, 더 강하며 더 커진－두뇌의 사촌을 얻었지만 우리는 여전히 안주하지 못했다. 멸종의 댓가로 공룡들이 보다 큰 것이 반드시 좋은 것이 아님을 배웠듯, 우리의 강건한 사촌인, 네안데르탈인들도 그처럼 사라졌다. 그들은 호모사피엔스보다 훨씬 더 강건하며 더 강했지만, 아마도 생존을 위해서 더 많은 칼로리가 필요했을 것이며 아마도 민첩하지 않았을 것이다.

물렁조직은 드물었으며 있었다고 할지라도 화석 기록으로 남아있으므로, 우리는 우리의 탄력조직과 그들(네안데르탈인) 것 사이의 차이를 정확하게 알 방법이 없다. 그렇지만, 네안데르탈인의 뼈의 경도와 그들 뼈의 성장 패턴 그리고 부착 지점들로부터 판단해볼 때, 우리의 보다 가벼운 골격이 우리의 근막성 체계로부터 이점을 얻는다는 것이 분명할 것이다. 우리의 똑바로 선 자세는 중력을 통해서 그리고 앞으로, 뒤로, 옆으로 그리고 회전의 움직임을 통해서 근막성 시스템에 하중부하 하도록 허용한다. 우리는 전신에 걸쳐서 탄력적 조직을 늘려주며 힘들게 만듬에 의하여 우리의 불안정한 수직적 배열로부터 이점을 얻으며, 움직임을 위해서 가장 일반적으로는 걷기를 위해서 우리가 사용하는 에너지와 함께 조직들에 하중을 부하한다.

아무튼, 우리의 생존은 훨씬 더 의존적이었다. 근육파워와 강도의 의미에서 그저 최소한의 도구만을 보유함으로, 우리는 우리의 다양성을 극대화시켜왔다. 내가 썼듯이 런던이 2012년 올림픽을 유지한 것처럼, 호머사피엔스는 결코 치타를 앞지를 수 없으며, 코뿔소보다 더 무거운 것을 들 수 없으며 또는 돌고래보다 더 빠르게 헤엄칠 수 없는 반면, 우리가 이러한 동작들 모두를 수행할 수 있다는 것이 사실이다. 디즈니는 1973년 영화 로빈후드에서 동물들의 경기의 한 형태를 제작했으며, 이것이 오로지 만화영화로만 이루어질 수밖에 없었던 것도 사실이다. 어떤 다른 동물도 상이한 환경의 다양성에서처럼 움직임의 그와 같은 광범위한 범위를 숙련할 수 없었다.

우리의 다재다능함은 필적할 것이 없으며, 우리는 근막성 효율성의 시금석이 되는 편안함으로, 우아함으로 대부분의 동작을(일단 숙련된다면!) 해낼 수 있다. Fukashiro가 주장한 듯, "스포츠 동작에서 가장 역동적인 움직임은 대립움직임을 포함하며, 거기에서 주동근은 원심성 시기에서 늘려진 후 수축하며, 이것은 일반적으로 늘어남 짧아짐 주기로서 정의된다"(2006). 반드시, 우리가 움직이길 원하는 그 방향에서 반대의 방향으로 진행함으로, 우리는 늘어남 짧아짐 주기의 효율적인 동역학을 이용하며, 이것은 "정상적인 이동에서 근육기능의 자연적인 방식- 가용할 수 있는 재료를 조합하는 자연의 방식- 정점의 수행력과 움직임 경제성 모두가 개별적인 특정한 움직임 상황에서 가장 적절한 방식으로 고려되는 이와 같은 방식"(Komi 2011).

우리가 관절의 정렬상태를 중력의 당김과 바닥의 반응력– 어떠한 움직임에서든 포함된 운동량과 짝을 이루어서–에 일치시킬 때, 그 동역학이 탄력적 조직 안으로 전해지는 방식을 볼 수 있다. 우리의 수직적 정렬과 유연한 관절의 불안정성을 탐색함에 의하여, 우리는 쉽게 대립움직임을 얻게 된다. 우리의 근막성 조직의 훌륭한 3차원적인 그물망 안에 들어 있는 고유감각수용기들은 탄력적인 근막성 조직을 늘려주는 동작을 감속시키도록 필요한 근육을 활성화시키며, 이것은 신진대사상으로 "자유로운" 에너지와 함께 회복의 움직임을 도와줄 수 있다.

우리가 빠른 걸음에서부터 질주까지 이어지는 Muybridge의 말의 달리기 연구를 살펴볼 때, 우리는 굽힘과 폄에서 증가를 보게 되며, 그 움직임이 조직 안으로 받쳐주고 발생시키도록 더 많은 하중을 부여할수록 보다 큰 힘이 필요하다. 네발보행은 보다 분명하게 일종의 전신보행이며; 우리가 이동에서 우리의 신체의 절반은 해부학적 완전한 사용을 아직 충분하게 인식하지 못했다는 것을 보여준다(Perry와 Burnfield 2010).

나는 두 가지 전환의 지점을 취하는 것이－ 뒤꿈치당기 그리고 발바닥밀기 －그리고 단지 그 힘이 전해지는 부위들을 살펴보는 것에 의하여 그것들을 분리해서 살펴보는 것은 흥미로운 연습이라고 생각한다. 발바닥밀기 시, 우리는 신체의 전체 전면을 따라서 긴장력의 연결선을 만들어주도록 뒤쪽 발로부터 앞쪽으로 우리의 골반을 이동시켰다:

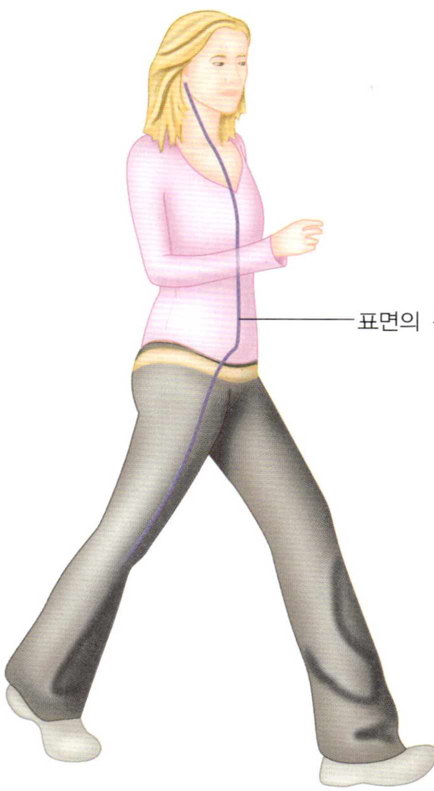

그림 8.1 발바닥밀기 시 펴진 자세는 신체의 전면의 조직 대부분을 늘려주며, 그 늘어나는 조직을 표면의 전방 연결선이라고 부른다. 그러므로 폄으로 진행함에 따라서 우리는 발바닥밀기 시 이완될 많은 굽힘근의 대부분의 안으로 운동학적 에너지를 사용한다.

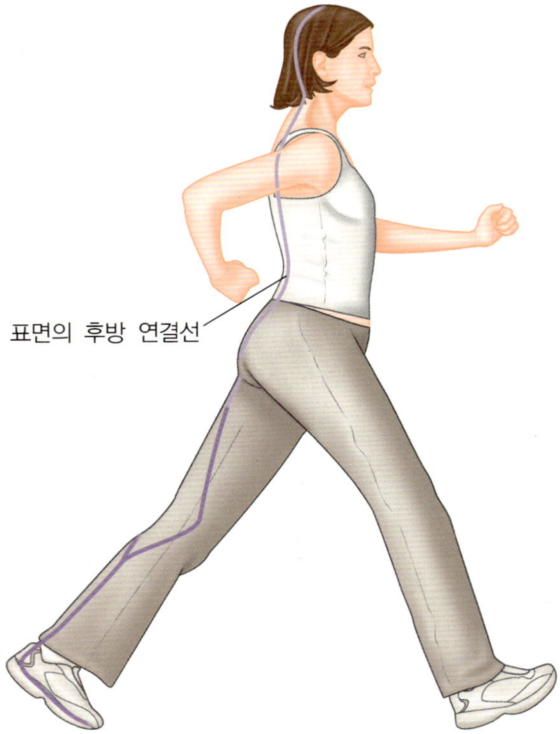

그림 8.2 표면의 전방 연결선이 발목의 전면으로 아랫부분 안에서 보다 짧은 반면, 발등굽힘과 무릎 폄은 표면의 후방 연결선의 하부를 늘려주었다.

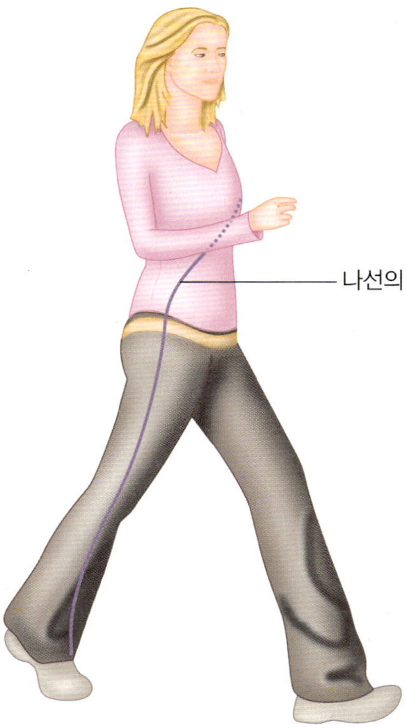

그림 8.3 팔이음뼈의 대립회전은 비스듬한 나선의 연결선을 통해서 그 긴장력을 만들며, 넙다리근막긴장근과 앞정강근을 통해서 이러한 긴장력은 엉덩관절 굽힘과 발의 뒤침을 도와줄 것이다. 동일한 위치는 펴진 넙다리로 여분의 보조를 제공하도록 전방의 기능적인 연결선을 따라갈 것이다.

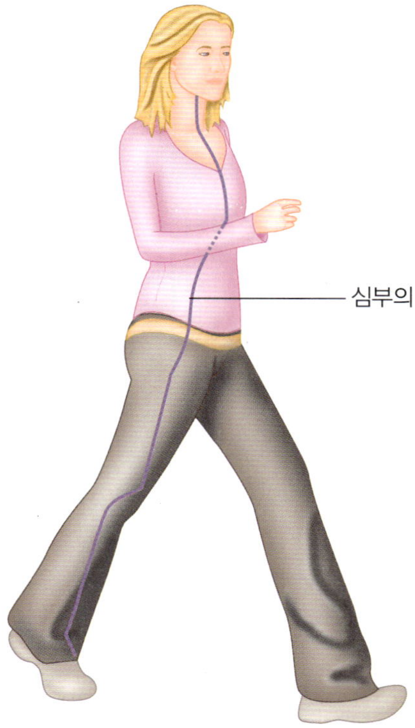

그림 8.4 발등굽힘, 무릎 폄, 엉덩관절 폄, 벌림 그리고 안쪽 회전의 조합은 심부의 전방 연결선을 늘려주기 위한 이상적인 자세에서, 연결선은 발바닥밀기 시 거의 모든 중요한 사건을 도와준다.

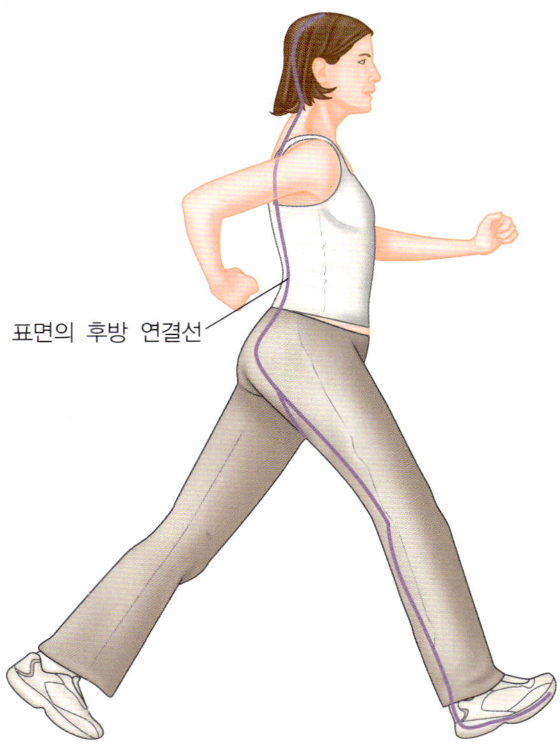

그림 8.5 뒤꿈치닿기 시, 굽혀진 엉덩관절 자세는 엉덩관절 폄근들 모두로부터 받침이 필요할 것이다. 그것들은 굽힘으로 인해서 미리-긴장된 자세로 놓일 것이며, 표면의 후방 연결선은 발목의 발등굽힘으로 인해서 훨씬 더 늘어날 것이다.

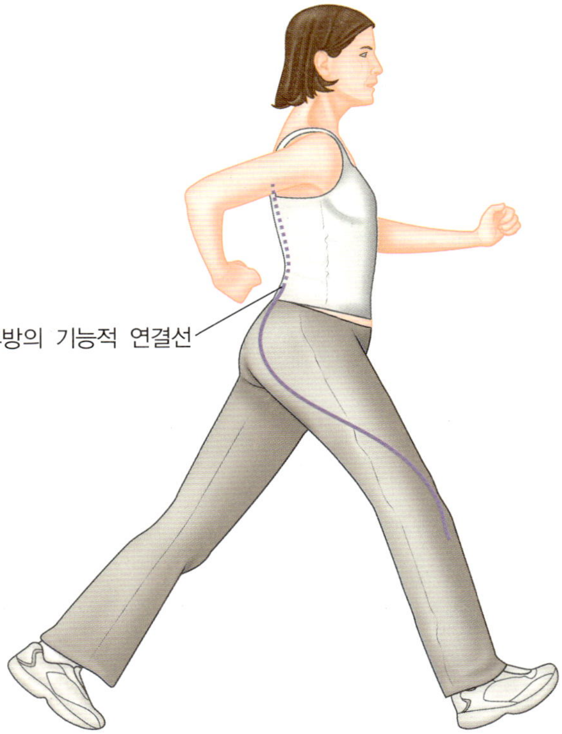

그림 8.6 나선의 연결선은 자체의 넙다리두갈래근의 사용에서 표면의 후방 연결선과 중첩되지만, 뒤꿈치닿기 시 우리는 우리를 앞정강근과 엉덩정강근막띠로부터 큰볼기근의 상부 모서리로 데려가는 발꿈치뼈의 기울어짐에 의해서 유발된 회전의 힘을 따라갈 수 있다. 거기에서부터 우리는 멜빵의 한 형태를 만들도록(Zorn과 Vleeming에 의하여 사용된 것처럼) 넓은등근으로 실행한다. 이러한 표면의 멜빵은 엎침 패턴의 회전적인 측면을 다루며, 한편 나선의 연결선의 보다 깊은 후방 부분은 엉치결절 인대와 반대 쪽의 긴 후방의 엉치엉덩인대로 연결을 통해서 엉치엉덩관절을 균형잡도록 도와준다.

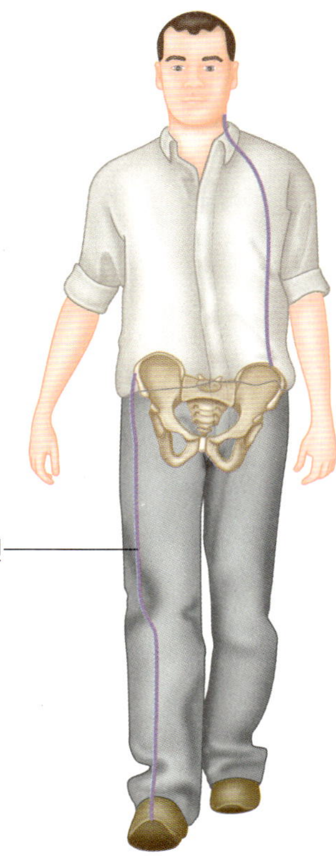

그림 8.7 받침지점으로부터 벗어난 신체의 정중선에서 중력중심과 함께, 엉덩관절은 뒤꿈치닿기의 쪽에서 모음으로 향하도록 강화되며, 이것은 그쪽에서 하부 측방의 연결선으로 하중을 부여한다. 한편, 상부 측방의 연결선은 반대 쪽 옆구리로 벌어진다.

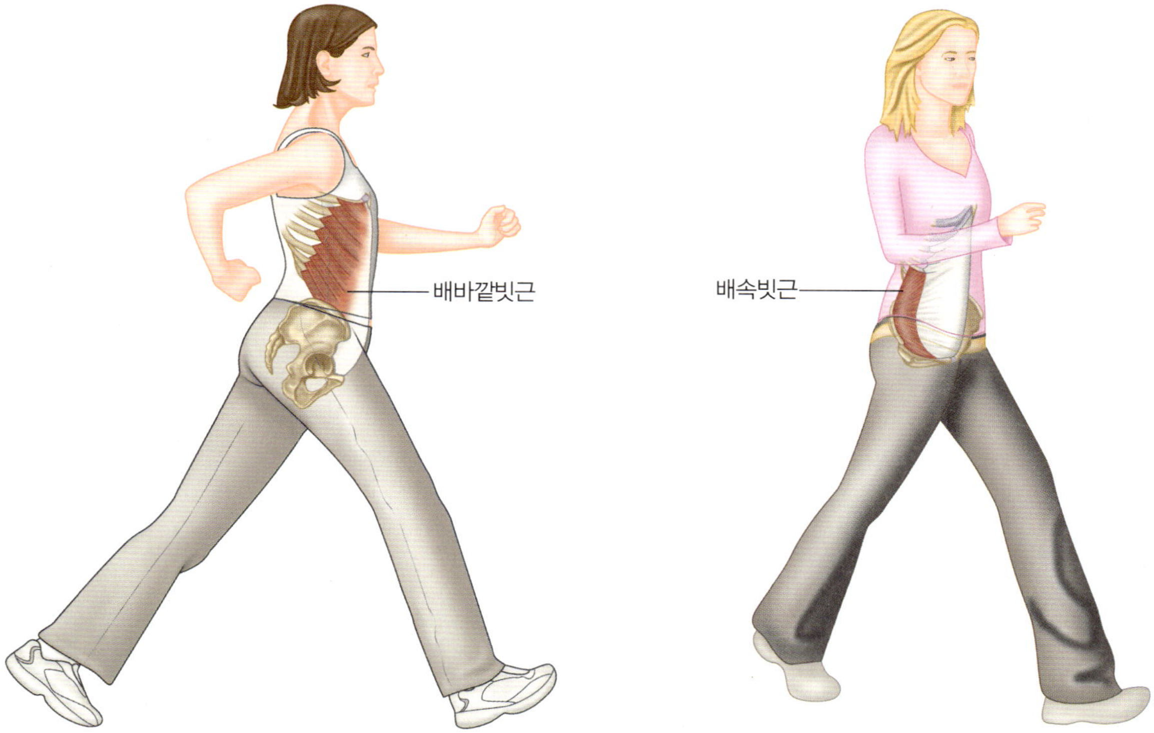

그림 8.8 갈비우리보다 더 멀리 그리고 더 빠르게 움직이고 있는 골반으로, 측방의 연결선의 X들은 각 측면에서 반대 쪽 방향에서 늘려질 것이다. 이러한 "같은 쪽(동측)" 비스듬함은 두발 보행에 의하여 만들어진 회전을 갈비사이근으로 내며-이것은 양팔의 대립회전과 나선의 연결선/전방의 기능적 연결선의 "반대 쪽(대측)" 비스듬함에 의하여 완충된다(그림 8.3).

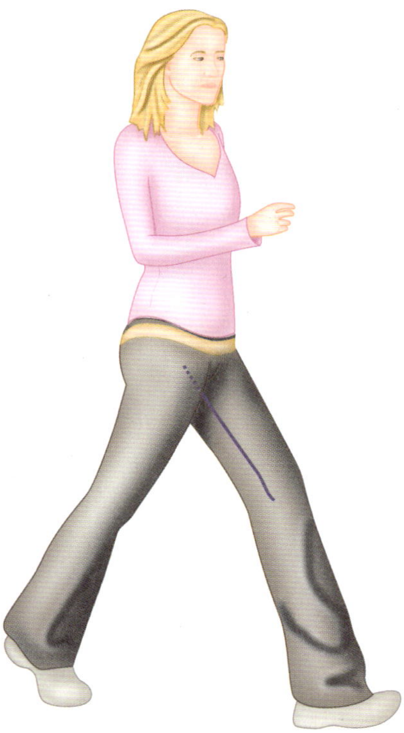

그림 8.9 하지가 엉덩관절 굽힘으로 보행함으로써 이 근육이 더 많은 굽힘에 저항하도록 작용할 때, 뒤꿈치닿기에 앞서 미리-긴장하도록 유각기 다리에서 큰모음근은 늘려질 것이다.

1장에서 언급한 Huijing의 연구(여기에서 그는 둘러싸는 조직 안으로 하나의 힘줄로부터 힘의 전달을 조사했던)를 다시 살펴본다면, 이제 근육근막의 배열의 그 복잡성과 아름다움을 이제 진정으로 알 수 있을 것이다. 하나의 분리요소, 연결요소로서 힘의 집중과 분산의 체계로서 작용하므로 근육근막 시스템은 단지 자체의 섬유를 통해서 직접적으로 역학적인 정보를 전달할뿐만 아니라 어느 한 시점에 작용하는 그 힘에 따라서 부위별 경직도를 감지하고 조절하기도 한다.

신발 Footwear

Mr. Allnut, 자연은 우리가 극복하도록 이 세상에 놓아둔 바로 그것이랍니다.
— 영화 아프리카 여왕호에서 Rose Sayer(Katharine Hepburn이 열연함)

우리가 자연을 극복하려고 시도하는 가장 분명한 방식 중 한 가지는 장식하기를 통하는 것이며, 서로를 손상시키며 죽이려는 새로운 방법을 고안하도록 우리의 시간을 낭비하지 않을 때, 인간성은 종종 자신의 관심사를 우리가 물려받은 신체를 조각내는 새로운 방법으로 그 관심을 돌린다. 끝이 뾰족한 신발로 묶여있는 발에서부터, 뾰족하고 높은 굽에서 납작한 부츠까지, 각각의 세대와 각각의 문화는 우리 발의 자연적인 동역학을 방해할 방식을 찾아왔다. 그 자체로 내버려두었을 때, 우리의 발은 지극히 올바로 작용하며, 양발은 잡동사니의 변덕스러움과 날카로운(또는 때때로 질퍽한) 물체 등으로부터 우리를 지켜줄 약간의 보호적인 덮개 이상은 필요로 하지 않는다.

다행스럽게 이 책의 이쯤에서, 해부학, 기능, 그리고 진화들 사이의 상호작용의 충분한 증거가 그것들의 상호연관성에서 당신을 설득하도록 제공되었다.

그러므로, 미스 Sayer 에게는 미안하지만, 우리는 최소한 발에서 만큼이라도 우리의 자연을 극복하려고 노력하지 않음으로 더 바르게 작용할 것이다. 두꺼운 신발바닥은 우리의 고유감각수용적인 되먹임을 줄여줄 것이다(Saxby 2011). 높아진 뒷굽은 체중의 더 많은 부분을 발허리뼈 머리부분으로 실리도록 강요하며, 그것들에 스트레스를 주며, 이것은 아킬레스 힘줄을 단축시키며, 자세를 왜곡시키고 이러한 연결선들을 통한 연결을 방해한다. 5cm이상 굽을 올림은 신체에 20° 의 경사도를 제공할 것이며, 무릎 전면의 하중부하에서 23%의 증가로 이어진다. 7.5cm이상의 굽은 체중의 76%를 발허리뼈 머리로 실리게 만들며, 발허리뼈 머리는 이러한 지속적인 스트레스를 받아내도록 설계되지 않았다(**그림 8.10**).

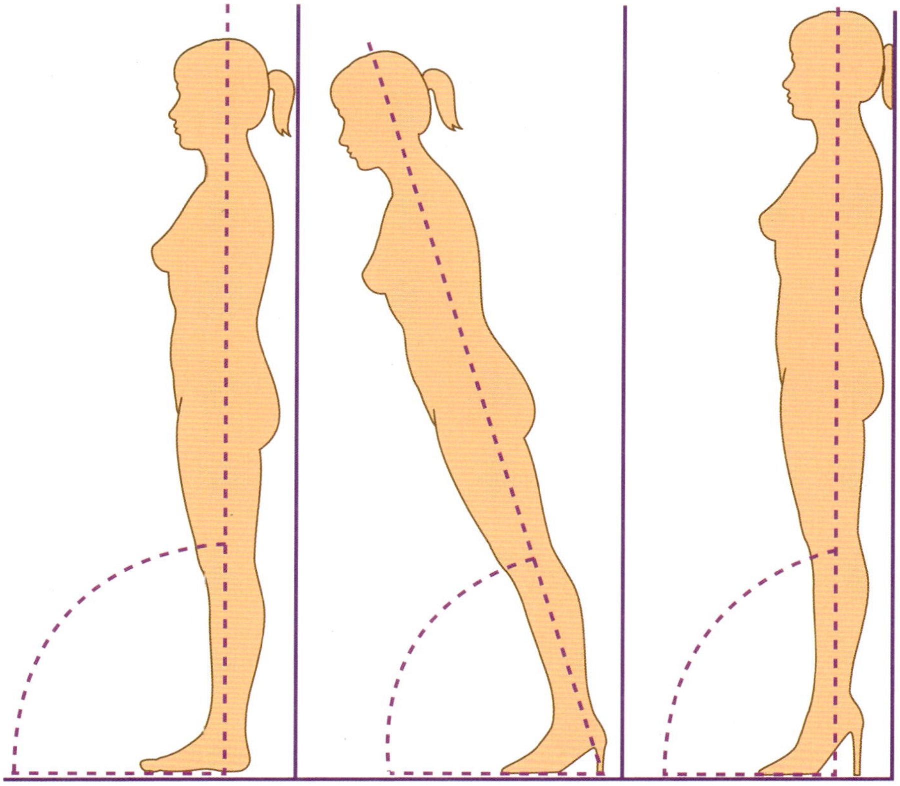

그림 8.10 A. 뒤꿈치의 경사도는 신체 내부의 어딘가에서 반드시 보상되어야 한다: 각 개인의 성향에 따라서 무릎, 엉덩관절, 허리 또는 흉추 등에서. 이것은 이러한 부위의 전체나 특정한 부위에 불필요한 스트레스를 주게 되며, 통증과 기능장애의 개연성을 증가시킨다. B. 뒷굽이 높이에서 증가하면서, 체중의 더 커지는 비율이 발의 볼부분으로 가져와지며, 효율성을 감소시키고 그 뼈들에서 스트레스를 증가시킨다. Dalotn 2011에서 인용.

꽉 죄는 신발앞심은 첫 번째와 다섯 번째 발가락의 오정렬로 이끌리며(주로, 비록 많은 경우에서 다른 발가락들도 역시 영향을 받지만), 이것은 발바닥밀기 시 달라진 각도로 이어진다(**그림 8.11**). 이것은 종종 휘어져있으며, 각별히 선수의 신발에서 더욱 이러한 신발의 종방향의 축에 의하여 더욱 심화될 것이다.

만약 당신이 자신의 모든 고민을 잊고자 한다면, 꽉 죄는 신발을 신어라.
— **Houghton Line**, 1965년, 11월

정상적 발을 위해서, 이상적인 신발은 반드시 평편해야 할 것이다(**그림 8.11 B**). 최소한의 깔창을 신는 것은 분명한 고유감각수용작용을 허용하지만, 이것은 보호를 제공하도록 충분히 강하고 충분히 두꺼워야 한다. 넓은 앞심은 바닥과의 접촉에서 발가락이 충분히 벌어질 공간을 제공하며, 이것은 역학적으로 유용하다. 발허리뼈들이 벌어지면서, 뼈사이근은 늘어날 것이며, 네갈래근에 반사적인 수축의 신호를 보낼 것이다(Michaud 2011). 거기에서 발의 배열이 달라지지 않는 신발의 단순한 설계가 이상적이다. 이것은 관절들이 자체의 정상 범위를 통해서 작용하도록 허용할 것이며, 뒤꿈치닿기로부터 발바닥밀기까지 그 진행과정을 통해서 적절한 조직으로 하중을 부여할 것이다.

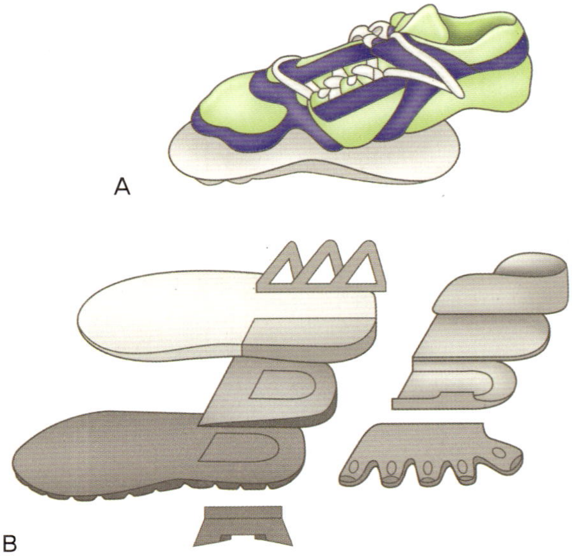

그림 8.11 "정상적인" 신발(A)은 아마도 많은 긍정적 특징을 보유할 것이다. 각별히 달리기신발은 아마도 "동작조절" 여분의 뒤꿈치 쿠션, 그리고 휘어진 종방향의 아치 등을 포함한다. 이러한 특징들의 일부는 힘든 발을 위해 필요하겠지만, 그것들은 자연적인 구성과 기능을 방해할 것이다. 두꺼운 깔창은 고유감각수용작용을 약화시키며; 동작조절은 너무도 이상하게 동작을 막아버리며, 이것은 또한 신체를 통한 고유감각수용작용의 연결을 감소시킬 것이며 이러한 책에서 설명한 정상적인 조직반응의 일부를 억제한다. 꽉 죄는 및 휘어진 신발앞심은 벌어지며 최적한 각도에서 발바닥밀기를 시행할 발의 능력에 영향을 미친다. 최소한의 신발(B)은 여러 요인과 미처 보지 못한 물체로부터 보호를 제공할 뿐이다. 가늘고 유연한 깔창은 그 발이 바닥을 감지하도록 그리고 적절한 반응을 만들도록 허용하며, 한편으로 넓은 신발앞심과 뒤꿈치에서 발가락으로 휘어짐의 부재는 뒤꿈치닿기 시 벌어짐으로부터 발바닥밀기 시 올바른 각도까지 발허리뼈의 작용을 도와준다.

관절의 배열을 방해하는 그 어떤 것도 신체의 보다 긴 스프링을 사용할 신체의 능력에 영향을 줄 것이다. 높은 굽의 신발을 신는 것은 단지 발허리뼈 머리로 더 많은 체중을 실리게 될 뿐만 아니라, 발목관절이 발등굽힘하는 것 역시 막게 될 것이며, 한편으로 꽉 죄는 또는 휘어진 신발 앞심은 발바닥밀기가 이상적인 첫 번째와 두 번째 발허리뼈 머리가 아닌 다른 각도에서 발생하도록 강요한다.

여러 가지 "피트니스" 및 "테크놀로지" 신발들이 지난 십년 동안 시장에 나왔으며 – 많은 것들을 건강과 아름다움을 주장한다. 그것이 "체중감소를 도와준다", "더 많은 칼로리를 태웠다", 또는 "길쭉한 종아리를 선물한다" 등으로 주장하는 그 이유들 중 한 가지는 그것들이 신체의 자연적인 기전을 변화시킨다는 사실 때문이다. 우리는 걷기를 쉽게 그리고 가능한 한 칼로리 효율성이 높게 진화해왔으며, 그러므로 이러한 과정을 방해함에 의하여, 우리는 근육 작용으로 보상하도록 해야 한다. 그렇지만 우리가 그렇게 할 때, 우리는 또한 관절들을 통해서 흐르는 그 힘을 변화시키는 위험에 노출되며, 이러한 "기술적인" 신발을 대부분의 사람들에게 부적합하게 만들게 된다.

많은 사람들은 선천적인 특성, 사고, 또는 잘못된 사용 등으로 인해서 더 이상 양발의 관절들을 통해서 이상적인 정렬을 보유하지 않는다. 그들은 효율성을 유지하도록 보조기의 사용으로부터 도움을 얻을 것이다. 나는 최후의 방법으로 보조기가 고안되어야 한다고 믿으며, 가능한 한 최대로 발을 정상화하도록 도수치료, 도수교정 그리고/또는 운동 등을 선호한다. 만약 보조기가 사용되어야 한다면, 그것들은 능숙하게 맞춰져야 하며, 환자는 보조기의 신체 적응의 나머지 부분을 평가하도록 경험이 풍부한 의사에 의하여 감독되어야 한다. 너무도 빈번하게 정형적 인솔(깔창)이 처방되며, 이어서 그것이 실행된다. 그렇지만 신체는 내부에 위치한 새로운 위치를 알아채도록, 시간을 필요로 하며, 어느 정도의 도움도 필요로 할 것이다. 그리고 "중요한 사건"의 그렇게 완전한 감별검사가 반드시 반복되어야 할 것이다.

나는 두 명의 의사를 갖고 있으며, 바로 나의 왼발과 오른발이다.
— G.M. Trevelyan

걸어라. 신체가 앞으로 나가며, 걷는 동안에는 생각들이 마치 새처럼 그 주위를 빙빙돌 것이다.
— Jules Renard

참고문헌

Compiled with thanks to Robert Miller.

Arampatzis, Adamantios, Andreas Peper, Stefanie Bierbaum, and Kirsten Albracht. 2010. "Plasticity of Human Achilles Tendon Mechanical and Morphological Properties in Response to Cyclic Strain." *Journal of Biomechanics* 43 (16): 3073–79.

Arampatzis, A., S. Stafilidis, G. DeMonte, K. Karamanidis, G. Morey-Klapsing, and G. P. Brüggemann. 2005. "Strain and Elongation of the Human Gastrocnemius Tendon and Aponeurosis during Maximal Plantarflexion Effort." *Journal of Biomechanics* 38 (4): 833–41.

Ardrey, R. 1961. *African Genesis: A Personal Investigation into the Animal Origins and Nature of Man.* London: Collins.

Beach, P. 2010. *Muscles and Meridians: The Manipulation of Shape.* Edinburgh, UK: Churchill Livingstone Elsevier.

Bell, C. 1837. *The Hand: Its Mechanism and Vital Endowments as Evincing Design.* London: William Pickering.

Biewener, Andrew A. 1998. "Muscle-tendon Stresses and Elastic Energy Storage during Locomotion in the Horse." *Comparative Biochemistry and Physiology: Part B, Biochemistry and Molecular Biology* 120 (1): 73–87.

Blazevich, Anthony. 2011. "The Stretch-Shortening Cycle." In Cardinale, Newton, and Nosaka 2011, 209–22.

Böl, Markus, Heiko Stark, and Nadja Schilling. 2011. "On a Phenomenological Model for Fatigue Effects in Skeletal Muscles." *Journal of Theoretical Biology* 281 (1): 122–32.

Bourke, J. 2011. *What It Means to Be Human: Reflections from 1791 to the Present.* London: Virago.

Bramble, D. M., and D. E. Lieberman. 2004. "Endurance Running and the Evolution of *Homo*." *Nature* 432: 345–52.

Calais-Germain, B. 1993. *Anatomy of Movement.* Seattle, WA: Eastland Press.

Cardinale, M., R. Newton, and K. Nosaka, eds. 2011. *Strength and Conditioning: Biological Principles and Practical Applications.* Oxford: Wiley-Blackwell.

Carmont, M. R., A. M. Highland, J. R. Rochester, E. M. Paling, and M. B. Davies. 2011. "An Anatomical and Radiological Study of the Fascia Cruris and Paratenon of the Achilles Tendon." *Foot and Ankle Surgery* 17 (3): 186–92.

Cochran, Gregory, and Henry Harpending. 2010. *The 10,000 Year Explosion: How Civilization Accelerated Human Evolution.* New York: Basic Books.

Dalton, E., ed. 2011. *Dynamic Body: Exploring Form Expanding Function.* Oklahoma City: Freedom from Pain Institute.

Dalton, E., M. Bishop, M. D. Tillman, and C. J. Hass. 2011. "Simple Change in Standing Position Enhances the Initiation of Gait." *Medicine and Science in Sports and Exercise* 43 (12): 2352–58.

Dart, R. 1996. *Alexander Center.* www.alexandercenter.com/dartspirals.html.

DeRosa, C., and J. A. Porterfield. 2007. "Anatomical Linkages and Muscle Slings of the Lumbopelvic Region." In Vleeming, Mooney, and Stoeckart 2007, 47–62.

Doral, Mahmut Nedim, Mahbub Alam, Murat Bozkurt, Egemen Turhan, Ozgür Ahmet Atay, Gürhan Dönmez, and Nicola Maffulli. 2010. "Functional Anatomy of the Achilles Tendon." *Knee Surgery, Sports Traumatology, Arthroscopy* 18 (5): 638–43.

Earls, James, and Thomas Myers. 2010. *Fascial Release for Structural Balance.* Berkeley, CA: North Atlantic Books.

Filler, A. G. 2007. *The Upright Ape: A New Origin of the Species.* Franklin Lakes, NJ: Career Press.

Franklyn-Miller, A., E. Falvey, R. Clark, A. Bryant, P. Brukner, P. Barker, C. Briggs, P. McCrory. 2009. "The Strain Patterns of the Deep Fascia of the Lower Limb." *Fascia Research II.* Edinburgh, UK: Elsevier.

Fukashiro, Senshi, Dean C. Hay, and Akinori Nagano. 2006. "Biomechanical Behavior of Muscle-Tendon Complex during Dynamic Human Movements." *Journal of Applied Biomechanics* 22 (2): 131–47.

Fukunaga, Tetsuo, Yasuo Kawakami, Keitaro Kubo, and Hiroaki Kanehisa. 2002. "Muscle and Tendon Interaction during Human Movements." *Exercise Sport Science Review* 30 (3): 106–10.

Gracovetsky, S. 2008. *The Spinal Engine.* Montreal: Serge Gracovetsky, PhD.

Hawks, John. 2009. "How Strong Is a Chimpanzee, Really?" *Slate.* February 25. www.slate.com/articles/health_and_science/science/2009/02/how_strong_is_a_chimpanzee.html.

Heinrich, B. 2002. *Why We Run: A Natural History.* New York: Ecco.

Hodges, Paul W., and Kyle Tucker. 2011. "Moving Differently in Pain: A New Theory to Explain the Adaptation to Pain." *Pain* 152: S90–S98.

Huijing, P. A. 1999a. "Muscle as a Collagen Fiber Reinforced Composite Material: Force Transmission in Muscle and Whole Limbs." *Journal of Biomechanics* 32 (4): 329–345.

———. 1999b. "Muscular Force Transmission: A Unified, Dual or Multiple System? A Review and Some Explorative Experimental Results." *Archives of Physiology and Biochemistry* 170 (4): 292–311.

———. 2009. "Epimuscular Myofascial Force Transmission: A Historical Perspective and Implications for New Research." *Journal of Biomechanics* 42: 9–21.

Huijing, P., and G. Baan. 2008. "Myofascial Force Transmission via Extramuscular Pathways Occurs between Antagonistic Muscles." *Cells, Tissues, Organs* 188 (4): 400–414.

Huijing, Peter A., Alper Yaman, Cengizhan Ozturk, and Can A. Yucesoy. 2011. "Effects Angle on Global and Local Strains within Human Triceps Surae Muscle: MRI Analysis Indicating In Vivo Myofascial Force Transmission between Synergistic Muscles." *Surgical and Radiological Anatomy* 33 (10): 869–79.

Ingber, D. 1998. "The Architecture of Life." *Scientific American* 278 (1): 48–57.

Ingold, Tim. 2004. "Culture on the Ground: The World Perceived through the Feet." *Journal of Material Culture* 9 (3): 315–40.

Inwood, S. 2003. *The Forgotten Genius: The Biography of Robert Hooke, 1635–1703.* San Francisco: MacAdam/Cage.

Ireland, Mary Lloyd, John D. Willson, Bryon T. Ballantyne, and Irene McClay Davis. 2003. "Hip Strength in Females with and without Patellofemoral Pain." *Journal of Orthopaedic and Sports Physical Therapy* 33 (11): 671–76.

Jaspers, R. T., R. Brunner, U. N. Riede, and P. A. Huijing. 2005. "Healing of the Aponeurosis during Recovery from Aponeurotomy: Morphological and Histological Adaptation and Related Changes in Mechanical Properties." *Journal of Orthopaedic Research* 23 (2): 266–73.

Jielile, Jiasharete, Jing Ping Bai, Gulnur Sabirhazi, Darebai Redat, Tuoheti Yilihamu, Baoltri Xinlin, Geyang Hu, Bin Tang, Bing Liang, and Qi Sun. 2010. "Factors Influencing the Tensile Strength of Repaired Achilles Tendon: A Biomechanical Experiment Study." *Clinical Biomechanics* 25 (8): 789–95.

Kawakami, Y., T. Muraoka, S. Ito, H. Kanehisa, and T. Fukunaga. 2002. "In Vivo Muscle Fibre Behaviour during Counter-movement Exercise in Humans Reveals a Significant Role for Tendon Elasticity." *Journal of Physiology* 540 (2): 635–46.

Kendall, F. P., E. K. McCreary, P. G. Provance, M. M. Rodgers, and W. A. Romani. 2005. *Muscles: Testing and Function with Posture and Pain.* Baltimore, MD: Lippincott, Williams and Wilkins.

Kjaer, M. 2004. "Role of Extracellular Matrix in Adaptation of Tendon and Skeletal Muscle to Mechanical Loading." *Physiological Reviews* 84 (2): 649–98.

Kjaer, M., H. Langberg, K. Heinemeier, M. L. Bayer, M. Hansen, L. Holm, S. Doessing, M. Kongsgaard, M. R. Krogsgaard, and S. P. Magnusson. 2009. "From Mechanical Loading to Collagen Synthesis, Structural Changes and Function in Human Tendon." *Scandinavian Journal of Medicine and Science in Sports* 19 (4): 500–510.

Komi, P., ed. 2011. *Neuromuscular Aspects of Sport Performance.* Chichester, UK: Blackwell.

Kongsgaard, M., C. H. Nielson, S. Hegnsvad, P. Aagaard, and S. P. Magnusson. 2011. "Mechanical Properties of the Human Achilles Tendon, In Vivo." *Clinical Biomechanics* 26 (7): 772–77.

Latash, M. L. 2012. *Fundamentals of Motor Control.* Waltham, MA: Academic Press.

Levin, S. M. 2007. "A Suspensory System for the Sacrum in Pelvic Mechanics: Biotensegrity." In Vleeming, Mooney, and Stoeckart 2007, 229–38.

Lichtwark, G. A., and A. M. Wilson. 2007. "Is Achilles Tendon Compliance Optimised for Maximum Muscle Efficiency during Locomotion?" *Journal of Biomechanics* 40 (8): 1768–75.

Lieberman, D. E. 2011. *The Evolution of the Human Head.* Cambridge, MA: Belknap Press of Harvard University Press.

Lovejoy, C. O. 2007. "Evolution of the Human Lumbopelvic Region and Its Relationship to Some Clinical Deficits of the Spine and Pelvis." In Vleeming, Mooney, and Stoeckart 2007, 141–58.

Maloiy, M. O. et al. 1986. "Energetic Cost of Carrying Loads: Have African Women Discovered an Economic Way?" *Nature* 319: 668–69.

Malvankar, S., and Khan, W. S. 2011. "Evolution of the Achilles Tendon: The Athlete's Achilles Heel?" *Foot* 21 (4): 193–97.

Maus, H. M., S. W. Lipfert, M. Gross, J. Rummel, and A. Seyfarth. 2010. "Upright Human Gait Did Not Provide a Major Mechanical Challenge for Our Ancestors." *Nature Communications* September 7.

McArdle, W. D. 2010. *Exercise Physiology: Nutrition, Energy and Human Performance.* New York: Lippincott, Williams and Wilkins.

McCredie, S. 2007. *Balance: In Search of the Lost Sense.* New York: Little, Brown.

McDougall, C. 2010. *Born to Run: The Hidden Tribe, the Ultra-runners and the Greatest Race the World Has Never Seen.* London: Profile Books.

McNeill Alexander, R. 1986. "Human Energetics: Making Headway in Africa." *Nature* 319: 623–24.

—. 1992. *The Human Machine: How the Body Works.* London: Natural History Museum.

—. 1995. "Elasticity in Mammalian Backs." Second Interdisciplinary World Conference on Low Back Pain: The Integrated Function of the Lumbar Spine and Sacroiliac Joints.

—. 2002. "Tendon Elasticity and Muscle Function." *Comparative Biochemistry and Physiology: Part A, Molecular and Integrative Physiology* 133 (4): 1001–11.

—. 2005. *Energy for Animal Life.* Oxford: Oxford University Press.

—. 2006. *Principles of Animal Locomotion.* Princeton, NJ: Princeton University Press.

Meredith, M. 2011. *Born in Africa: The Quest for the Origins of Human Life.* London: Simon and Schuster.

Michaud, T. 2011. *Human Locomotion: The Conservative Management of Gait-Related Disorders.* Newton, MA: Newton Biomechanics.

Middleditch, A., and J. Oliver. 2005. *Functional Anatomy of the Spine.* Edinburgh, UK: Elsevier.

Morgan, E. 1990. *The Scars of Evolution: What Our Bodies Tell Us about Human Origins.* Worcester, UK: Billing and Sons.

Morton, D. J. 1952. *Human Locomotion and Body Form: A Study of Gravity and Man.* Baltimore, MD: Williams and Wilkins.

Muller, D., and R. Schleip. 2011. "Fascial Fitness: Fascia Oriented Training for Bodywork and Movement Therapies." *Terra Rosa* 7: 2–11. www.terrarosa.com.au/articles/Terra_News7.pdf.

Muscolino, J. 2006. *Kinesiology: The Skeletal System and Muscle Function.* St. Louis, MO: Mosby.

Myers, T. W. 2009. *Anatomy Trains: Myofascial Meridians for Manual and Movement Therapists.* Edinburgh, UK: Churchill Livingstone Elsevier.

Nicholson, G. 2009. *The Lost Art of Walking: The History, Science, Philosophy, and Literature of Pedestrianism.* New York: Riverhead Books.

O'Keefe, James H., Robert Vogel, Carl J. Lavie, and Loren Cordain. 2011. "Exercise Like a Hunter-Gatherer: A Prescription for Organic Physical Fitness." *Progress in Cardiovascular Diseases* 53 (6): 471–79.

Olsen, B. D. 2009. *Understanding Human Anatomy through Evolution.* Morrisville, NC: Lulu Press.

Ortega, J. D., and C. T. Farley. 2005. "Minimizing Center of Mass Vertical Movement Increases Metabolic Cost in Walking." *Journal of Applied Physiology* 99 (6): 2099–107.

Oschman, J. 2003. *Energy Medicine in Therapeutics and Human Performance.* Edinburgh, UK: Butterworth Heinemann.

Parker, P. J., and C. A. Briggs. 2007. "Anatomy and Biomechanics of the Lumbar Fasciae: Implications for Lumbopelvic Control and Clinical Practice." In Vleeming, Mooney, and Stoeckart 2007, 63–74.

Perry, J., and J. M. Burnfield. 2010. *Gait Analysis.* Thorofare, NJ: Slack.

Pichler, W., N. P. Tesch, W. Grechenig, O. Leithgoeb, and G. Windisch. 2007. "Anatomic Variations of the Musculotendinous Junction of the Soleus Muscle and Its Clinical Implications." *Clinical Anatomy* 20 (4): 444–47.

Pontzer, H., J. H. Holloway, D. A. Raichlen, and D. E. Lieberman. 2009. "Control and Function of Arm Swing in Human Walking and Running." *Journal of Experimental Biology* 212 (6): 894.

Powers, Christopher M. n.d. *Biomechanical Factors Contributing to Patellofemoral Pain; The Dynamic QAngle.* Musculoskeletal Biomechanics Research Lab, University of Southern California.

———. n.d. *Dynamic Stabilization of the Patellofemoral Joint: Stabilization from Above and Below.* Musculoskeletal Biomechanics Research Lab, University of Southern California.

———. 2003. "The Influence of Altered Lower-Extremity Kinematics on Patellofemoral Joint Dysfunction: A Theoretical Perspective." *Journal of Orthopaedic and Sports Physical Therapy* 33 (11): 639–46.

———. 2010. "The Influence of Abnormal Hip Mechanics on Knee Injury: A Biomechanical Perspective." *Journal of Orthopaedic and Sports Physical Therapy* 40 (2): 42–51.

Powers, Christopher M., Samuel R. Ward, Michael Fredericson, Marc Guillet, and Frank G. Shellock. 2003. "Patellofemoral Kinematics during Weight-bearing and Non-weight-bearing Knee Extension in Persons with Lateral Subluxation of the Patella: A Preliminary Study." *Journal of Orthopaedic and Sports Physical Therapy* 33 (11): 677–85.

Premkumar, K. 2004. *The Massage Connection: Anatomy and Physiology.* Baltimore, MD: Lippincott, Williams and Wilkins.

Richards, J. 2008. *Biomechanics in Clinic and Research.* Edinburgh, UK: Churchill Livingstone Elsevier.

Sahrmann, S. A. 2002. *Diagnosis and Treatment of Movement Impairment Syndromes.* St. Louis, MO: Mosby.

Sawicki, Gregory S., Cara L. Lewis, and Daniel P. Ferris. 2009. "It Pays to Have a Spring in Your Step." *Exercise and Sport Sciences Reviews* 37 (3): 130–38.

Saxby, L. 2011. *Proprioception: Making Sense of Barefoot Running.* London: Terra Plana International.

Schleip, R., T. W. Findley, L. Chaitow, and P. Huijing. 2012. *Fascia: The Tensional Network of the Human Body.* Edinburgh, UK: Churchill Livingstone Elsevier.

Shubin, N. 2008. *Your Inner Fish: A Journey into the 3.5-billion-year History of the Human Body.* London: Allen Lane.

Solnit, R. 2002. *Wanderlust: A History of Walking.* London: Verso.

Stringer, C. 2011. *The Origin of Our Species.* London: Allen Lane.

Stringer, C., and P. Andrews. 2011. *The Complete World of Human Evolution.* London: Thames and Hudson.

Tattersall, I. 2007. *Becoming Human: Evolution and Human Uniqueness.* Oxford: Oxford University Press.

Tudge, C., and J. Young. 2009. *The Link: Uncovering Our Earliest Ancestors.* London: Little, Brown.

Verkhoshansky, Y., and M. Siff. 2009. *Supertraining.* Rome: Ultimate Athletic Concepts.

Vleeming, A., V. Mooney, and R. Stoeckart, eds. 2007. *Movement, Stability and Lumbopelvic Pain: Integration of Research and Therapy.* Edinburgh, UK: Elsevier.

Vleeming A., R. Stoeckart, A. C. W. Volkers, and C. J. Snijders. 1990. "Relation between Form and Function in the Sacroiliac Joint. Part 1: Clinical Anatomical Concepts." *Spine* 15 (2): 130–32.

Vleeming A., A. C. W. Volkers, C. J. Snijders, and R. Stoeckart. 1990. "Relation between Form and Function in the Sacroiliac Joint. Part 2: Biomechanical Aspects." *Spine* 15 (2): 133–36.

Vogel, S. 2001. *Prime Mover: A Natural History of Muscle.* New York: W. W. Norton.

White, Tim D., and Pieter A. Folkens. 2005. *The Human Bone Manual.* Edinburgh, UK: Elsevier.

Wrangham, R. 2009. *Catching Fire: How Cooking Made Us Human.* London: Profile Books.

Wynn, T., and F. L. Coolidge. 2012. *How to Think Like a Neandertal.* New York: Oxford University Press.

Yahia, L. H., P. Pigeon, and E. A. DesRosiers. 1993. "Viscoelastic Properties of the Human Lumbodorsal Fascia." *Journal of Biomedical Engineering* 15 (5): 425–29.

Zorn, A. 2007a. "Physical Forms about Structure: The Elasticity of Fascia." *Structural Integration* (March): 15–17.

—. 2007b. "The Swingwalkers of Zambia." *Structural Integration* (December): 20–21.

Zorn, A., and K. Hodeck. 2011. "Walk with Elastic Fascia: Use the Springs in Your Step!" In Dalton 2011, 96–123.

찾아보기

ㄱ

ㄴ

ㄷ

ㅁ

ㅂ

ㅅ

ㅇ

ㅈ

ㅊ

ㅋ

ㅌ

ㅍ

ㅎ

기타